고맙다
줄기세포

100년 건강의 비밀, 성체줄기 세포
고맙다 줄기세포

초판 1쇄 발행 2017년 4월 6일
초판 5쇄 발행 2023년 4월 6일

지은이 라정찬

펴낸이 김찬희
펴낸곳 끌리는책

출판등록 신고번호 제25100-2011-000073호
주소 서울시 구로구 연동로11길 9, 202호
전화 영업부 (02)335-6936 편집부 (02)2060-5821
팩스 (02)335-0550
이메일 happybookpub@gmail.com
페이스북 www.facebook.com/happybookpub
블로그 blog.naver.com/happybookpub

ISBN 979-11-87059-20-2 03510
값 18,000원

100년 건강의 비밀,
성체줄기세포

고맙다 줄기세포

라정찬 지음

끌리는책

《고맙다, 줄기세포》 개정판을 내게 되어 매우 기쁘게 생각합니다. 그동안 줄기세포 연구와 적용에 있어서 많은 일이 있었습니다. 지금 생각해보면 모든 것이 다 감사할 일입니다.

줄기세포를 연구하고 개발하면서 얼마나 서로 사랑하는 것이 중요한지를 깨닫게 되었습니다. 2010년 12월에 있었던 한국에서의 자가성체줄기세포의 사람에 대한 안전성 논란을 지켜보면서 21세기 재생의학의 꽃 줄기세포의 연구개발 적용이 우리 인류에게 젊음과 건강을 선사하기 위해서는 적지 않은 희생도 따라야 한다는 사실도 알게 되었습니다. 그 희생의 의미는 줄기세포의 안전성이 충분히 과학적으로 확보되었음에도 불구하고 그것을 적용하는 단계에서의 적절하고도 안전한 환자의 적용도 중요하며 이러한 적용에 있어서 새로운 의료기술을 환자에게 적용하는 선구자적 의사들이 많이 확보되어야 한다는 것도 알게 되었습니다.

지난 몇 년 동안 많은 불치병으로 고생했던 환자들이 자신의 몸속 줄기세포를 통해 질병의 고통으로부터 벗어나 건강한 삶으로 돌아온 것을 확인하면서 다시 한 번 외롭고, 오해 받는 현실 속에서의 노력이 결코 헛되지 않는다는 것도 알게 되었습니다. 한국 다발성경화증협회 유지현 회장님의 줄기세포 경험담 속에서 "정말 극심한 통증이 줄어들게 되어 너무 행복하다"라는 말씀을 들으면서 얼마나 극심한 통증을 수반하는 난치성 질병이 우리 주위의 가족, 친구들을 괴롭히고 있는지도 보게 되었고 더욱더 그들을 그 고통으로부터 빨리 벗어나게 해주기 위해 잘못된 그룹으로부터 오해와 비난을 받을지라도 꿋꿋이 옳은 길을 가야겠다는 다짐도 하게 되었습니다.

《고맙다, 줄기세포》초판 발행에서 추천의 글을 써주었던 미국 휴스턴의 외과의사 닥터 스탠리 존스가 미국에서도 치료하지 못했던 심한 류머티스 관절염을 자신의 지방조직 속 성체줄기세포인 중간엽줄기세포를 배양하여 다시 투여 받음으로써 완치하였고, 개정판에서 그의 체험사례를 싣게 되었다는 것이 자못 흥미롭기도 합니다. 지난 2011년 3월 16일은 매우 뜻깊은 일이 있었고, 아마 앞으로 우리 줄기세포 연구가 전 세계인의 건강과 젊음을 지켜주는데 길이 남을 순간이라고 생각합니다. 미국 텍사스 주지사 릭 페리와 부주지사인 데이비드 듀허스트 일행이 저를 초청한 만

남의 자리에서 성체줄기세포 연구개발과 환자에의 적용이 활발히 이루어지도록 노력하고 지원을 아끼지 않겠다고 약속하였습니다. 특히 다발성경화증과 같은 현대 의학으로는 아직 치료하지 못하고 있는 이런 난치병 환자들을 고통에서 벗어나게 해주도록 저자에게 부탁하였고, 미국 텍사스 주 슈가랜드에 난치병 환자들을 고칠 수 있는 줄기세포 센터가 자리 잡게 되었습니다.

하나님께서는 보통사람, 그렇게 훌륭한 학력과 멋진 사회적 지위를 갖고 있지 않는 보통사람들을 선택하셔서 인류를 위해 훌륭한 일을 하게 만드시고 하나님의 일을 성취함으로써 그 업적을 자신의 공로로 돌리기보다는 함께한 많은 다른 사람들과 기쁨을 나눌 수 있도록 하는 겸손한 지혜를 주십니다. 저자는 저자와 같은 줄기세포 연구자들의 시대적 소명이 바로 하루빨리 난치병에서 고생하는 환자들에게 건강한 삶을 되찾아줄 수 있는 희망을 선사하는 것이라고 생각합니다. 이를 위해서 뜻을 같이 하는 연구자들과 전문가들이 전 세계적으로 함께 뭉쳐 그 시기를 앞당겨야 한다고 생각합니다.

이번 개정판을 통해 난치병으로 고생하는 환자와 그 가족들이 희망을 갖고 줄기세포 관련 연구자와 전문가들이 비판보다는 긍정적 판단을 하게 되기를 바라고 또한 관련 전공 학생들이 성체줄기세포 연구에 더욱 관심을 갖고 함께 연구하는 데 참여하기를 기대합니다. 그리고 하나님께서 창조하신 우리 사람의 몸속에 우리 생명을 되살릴 수 있는 보물인 성체줄기세포가 얼마나 중요하고 무한한 가능성을 갖고 있는지 알게 되기를 희망합니다. 또한 이 책을 읽으면서 우리 인간이 하등동물에서 진화되어 왔다는 진화론이 아닌 하나님께서 당신의 형상대로 사람을 창조하셨다는 사실을 믿게 되기를 희망합니다.

이번 개정판을 발간할 수 있도록 열심히 연구하고 노력해온 강성근 박사를 비롯한 바이오스타 연구원 가족들에게 고마움을 전합니다. 그리고 항상 성체줄기세포 연구를 격려하고 용기를 북돋아주시는 김장환 목사님, 조용기 목사님, 하용조 목사님, 엄기호 목사님, 이재창 목사님, 권태진 목사님, 한기만 목사님, 고명진 목사님, 김요셉 목사님 등 많은 목사님들의 기도가 힘들지만 난치병 환자들에게 도움을 줄 수 있다는 희망을 갖고 저를 꿋꿋이 버티게 해주심에 감사드립니다. 그리고 항상 기도와 격려로 새벽부터 밤까지 성원해주는 바이오스타 연구원 가족들에게도 감사를 드립니다. 무엇보다 항상 감사로 매일 아침 겸손한 마음을 갖게 하고 꿋꿋이 이 길을 가도록 축복해주시는 우리 주님께 감사드립니다.

라정찬

차례

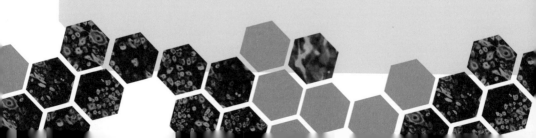

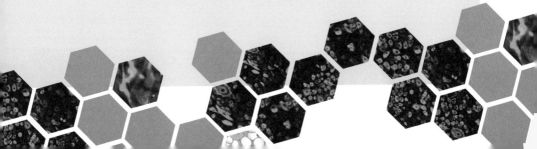

08 피부재생과 줄기세포

09 간질환과 줄기세포

10 골격계질환과 줄기세포

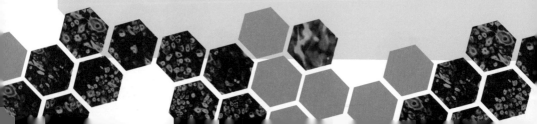

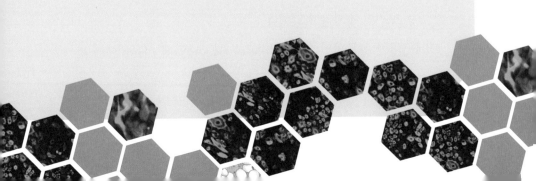

나는 지금 미국 로스앤젤레스에서 서울로 향하는 비행기에 타고 있다.

지난 며칠 간 나는 미국에서 줄기세포에 대한 강의를 했고, 많은 의사와 환자를 만났다. 그중 유명 성형외과 전문의인 닥터 왓슨 Dr.Watson으로부터 한 가지 질문을 받았다.

"한국의 성체줄기세포 치료 기술이 전 세계적으로 가장 앞서게 된 이유가 무엇이라고 생각합니까?"

이 질문에 대한 나의 답변은 간단하고도 명료했다. 그것은 한국인들의 줄기세포에 대한 특별한 관심과 바이오스타 연구원의 용기 있는 도전의 결과라고 말이다.

또한 내과 전문의인 닥터 갤리Dr. Galli는 나에게 사우디아라비

아를 포함한 중동지역에 당뇨병 치료를 위한 줄기세포 치료센터를 함께 개설하자고 제안했다. 지난해에 만났던 닥터 크레어리Dr. Creary는 파킨슨병이 악화되어 손이 심하게 떨리고 잠을 잘 이룰 수가 없다고 하면서 자신의 줄기세포를 투여 받을 2010년 6월을 손꼽아 기다리고 있다고 기대감을 표명했다. 이제 미국에서도 줄기세포 열풍이 불기 시작한 것이다. 참 감사한 일이다.

화제를 바꾸어 당신이 뉴욕 맨해튼에 위치한 60층짜리 빌딩 꼭대기층의 레스토랑에 있다고 생각해보자. 시간은 밤 12시, 일부 건물의 불은 꺼졌지만 대부분의 건물은 밤새 찬란한 빛을 발하고 있다. 이처럼 맨해튼의 야경은 늘 불야성을 이루고 있다.

이번에는 당신이 미국 켄터키주의 어느 시골에서 밤 12시를 맞이한다면 어떨까? 대부분의 사람들은 집 안의 불을 모두 끄고 깊은 잠에 빠져 있을 것이다. 당신이 볼 수 있는 것은 고요한 어둠의 세계뿐이다.

당신이 건강 전성기에 있는 동안 몸속 줄기세포는 강력한 힘으로 약 100조 개에 이르는 체세포가 제 기능을 발휘할 수 있도록 한다. 맨해튼이 밤 12시에도 불야성을 이루는 것처럼 말이다. 그런데 노화와 질병을 겪으면서 당신의 신체는 조금씩 기능을 잃게 된다. 그야말로 어둠의 세계로 가는 것이다.

당신의 신체가 늙어가고 있고, 질병의 고통에 시달리고 있는 어두운 지금, 하나님께서는 당신 신체에 다시 빛을 밝혀줄 씨앗을 숨

겨두셨다.

이 책을 읽는 동안 당신은 하나님께서 창조하신 인체의 신비로움과 당신의 몸속에 있는 줄기세포의 무한한 가능성을 확인하게 될 것이다. 2000년 미국에서 시작된 지방 속 성체줄기세포 연구가 한국 바이오스타 연구원에 의해 완성되어 전 세계인들과 함께 노화와 난치병과의 성전聖戰을 승리로 이끌 수 있는 시작점에 도달하였다.

당신은 이미 당신을 건강 전성기로 되돌려줄 열쇠를 간직하고 있다. 그 열쇠를 이 책 속에서 찾게 되기를 바란다.

라정찬 박사가 쓴 이 책은 줄기세포의 역사와 현재의 줄기세포 치료법에 대해 매우 교육적인 내용을 담고 있습니다. 잘못 알려진 의학 지식을 바로잡는 설명을 듣는다는 것은 고무적인 일이라 할 수 있습니다.

이 책에서는 지방유래중간엽줄기세포가 어디에 쓰이는지 어떤 기전으로 효과를 나타낼 수 있는지에 대해 구체적으로 설명하고 있습니다. 라 박사는 알기 쉬운 설명을 통해 어떻게 줄기세포가 질병을 치료하는지, 어떤 질병에 효과가 좋은지를 보여주고 있습니다.

또한 지방유래줄기세포가 어떻게 분리되어 어떻게 사용되는지도 설명하고 있으며 우리의 병들고 노화된 장기가 줄기세포로 어떻게 회복될 수 있는지도 다루고 있습니다.

현재 우리 사회에서는 자가면역 증후군이 점점 흔한 질병이 되어 가고 있습니다. 자가중간엽줄기세포는 여러 형태의 자가면역 질환에 효과를 나타내는데, 이 책에서 구체적인 사례가 소개되고 있습니다. 저 또한 자가면역성 관절염을 앓아 외과의사로서의 삶을 포기할 위기에 있었지만 줄기세포의 도움으로 완전히 회복되었습니다. 루푸스, 류머티스 관절염, 파킨슨병, 맥관염, 난청, 알러지성 비염, 만성비염, 부비강염, 당뇨병에 이르기까지 많은 환자들이 줄기세포 치료를 통해 좋은 효과를 경험하였습니다.

몇 가지 치료 사례 역시 소개되었는데 이는 놀라운 성공 사례이며 각 환자의 실제 체험담이 실려 있습니다. 라 박사의 책에 언급된 이 환자들의 사례는 줄기세포의 혜택을 볼 수 있는 다른 수많은 환자들의 이정표가 될 것입니다.

저는 라 박사가 바이오스타를 설립하여 진정한 미래의학의 신세계를 개척해왔음을 믿어 의심치 않습니다. 직접 체험한 의사로서 감히 말씀드릴 수 있는 것은 앞으로 자가지방유래중간엽줄기세포는 현재 의학의 한계를 뛰어넘어 다양한 질환을 고칠 수 있는 새로운 치료법으로 자리 잡을 것이라고 확신합니다.

미국 휴스턴 외과의사

닥터 스탠리 존스Stanley C. Jones, M. D.

세계는 농업, 산업 그리고 지식사회로 무한 변천하면서 시대에 맞는 인재상도 빠르게 변화하고 있습니다. 최근 부도 직전의 로쉬는 연구개발을 통해 확보한 AI백신 타미플루로 돈방석에 올랐습니다. 그 개발 주역은 바로 창의성으로 무장한 이공계 출신들입니다. 과거 이공계의 주요 활동 무대가 연구 분야에만 머물렀다면, 이제는 정치, 경영, 금융 등 다양한 방면에서 주도적인 역할을 하고 있습니다. 그런데 우리는 어떤가요? 학생들은 이공계를 기피하고 우수한 과학기술자들은 보다 나은 환경을 찾아 외국으로 떠나고 있습니다.

국가를 나무에 비유한다면 과학기술은 흙 속의 뿌리와 같습니다. 비록 나무의 뿌리는 보이지는 않지만 나무의 생존에 꼭 필요한 자양분을 흡수하고, 나무 곳곳에 보내는 역할을 합니다. 나무의 뿌리가 부실하다면 그 나무의 미래는 너무나도 자명합니다. 세계 각국이 과학기술의 부흥을 위해, 그리고 이공계 육성을 위해 국가적 총력을 기울이는 것은 바로 이 때문입니다. 이제는 우리 국가와 사회도 적극 나서야 할 때입니다. 과학기술에 더 많은 투자와 관심을, 그리고 이공계 사기 진작을 위한 대책 마련이 시급합니다. 제가 국회의원으로 재직하던 시절 유전공학육성법, 대체에너지개발촉진법, 항공우주개발촉진법, 생명공학육성법 등을 발의한 것 또한 이러한 위기의식에서 나온 것이며, 대한민국이 제2의 과학기술 전성기를 맞이하기 바라는 마음 때문이었습니다.

올림픽 육상에서 메달 따기는 어렵지만 적어도 양궁에서는 메달을 독식하는 우리입니다.

과학기술에서 그 양궁에 해당하는 분야를 찾는다면 그것은 바로 바이오입니다. 그 바이오 분야 중 특히 난치병 치료에 엄청난 잠재력을 가진 줄기세포는 향후 커다란 의료 혁명의 주역이 될 것이라 기대됩니다.

과학기술의 기본은 첫째도 둘째도 R&D(Research and Development)입니다. R&D를 다른 말로 Risk and Danger라고도 합니다. 즉 연구개발에는 항상 위험이 따른다는 말입니다. 위험을 무릅쓰는 모험정신이 없으면 과학적 진보는 없습니다. 특히 미개척 분야일수록 실패와 시행착오를 두려워하지 않는 모험가 정신이 필요합니다. 과감히 성체줄기세포 분야에 뛰어든 라정찬 박사야말로

이 시대에 꼭 필요한 분입니다.

그동안 국가와 사회의 무관심, 구시대적 각종 규제, 부정적 이슈만 부각시키는 사회정서 등 온갖 어려움에도 불구하고 난치병 환자들의 희망을 위해, 대한민국의 과학기술을 위해 정진해오신 라정찬 박사께 힘찬 응원의 박수를 보냅니다.

라정찬 박사의 이번 저서 《고맙다, 줄기세포》는 그동안 생소했던 줄기세포기술의 현재와 미래에 대해 누구나 쉽게 이해할 수 있도록 써졌습니다. 이 책을 통해 과학의 대중화와 함께 국민적 공감대가 형성되어 줄기세포 연구가 올림픽의 양궁처럼 우리에게 많은 금메달을 안겨주리라 기대하며 추천사를 적어봅니다.

전 과학기술처 장관 | 대한변리사회 회장

이상희

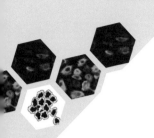
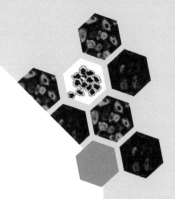

1부

질병, 노화
그리고 줄기세포

인간은 왜 늙고 병에 걸리나?

●

줄기세포, 그것의 정체는 무엇인가?

●

줄기세포와 질병 치료

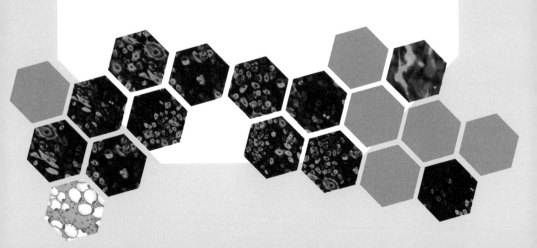

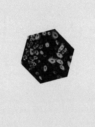

01

인간은
왜 늙고 병에 걸리나?

노화와 질병의 원인은 무엇인가?

흔히 젊을 때처럼 신체가 제 기능을 발휘하지 못하면 '늙었다'고 표현한다. 신체가 제 기능을 발휘하지 못하는 데에는 여러 이유가 있다. 그중 가장 강력한 이유로는 '공장 이론'을 들 수 있다. 즉 너무 많이 그리고 오래 사용한 기계에 부하가 걸려 제 기능을 다하지 못하게 된 것과 같다. 신체는 다양한 기계가 긴밀하게 연관된 큰 공장이다. 공장 내 기계들이 유기적으로 잘 작동하면 건강한 상태라고 할 수 있고, 어떤 기관이 제 역할을 다하지 못하면 병에 걸렸다고 할 수 있다. 노화는 신체가 과부하되었을 때 일어난다. 즉 너무 많이 사용해서 마모가 되거나 기능을 더 유지할 수 없는 상태에 이른 것이다. 그리고 신체의 일부가 제 기능을 발휘하지 못하게 되면 결국 질병에 걸리고 만다. 물론 젊은 사람이라고 해서 질병에 걸리지 않는 것은 아니다. 질병은 태어나는 순간부터 평생을 따라다닌다. 질병의 원인을 우리는 염증 이론에 기반하여 이해할 수 있다. 몸에 생기는 염증은 공장에서 일어나는 기계의 과부하와 같다. 이때 과부하가 생긴 곳에 적절한 조치를 하면 기계가 다시 작동하듯 염증이 치료되면 몸의 노화는 더뎌지고 질병은 치료된다.

염증 이론에 대해 조금 더 자세히 살펴보자. 최근 의학계는 기존의 염증성 질병을 관절염, 천식, 여드름처럼 분명하고 급성인 염증 상태로 한정했던 것에서 벗어나 자각하기 어려운 만성적 염증이 존재한다고 밝혔다. 이 조용한 염증은 심장병, 알츠하이머병, 당뇨병, 특정 유형의 암 등을 일으킨다. 급성염증은 염좌, 과로, 골절 등 상해 및 세균, 바이러스, 알레르기성 질환 등이 발생하면 쉽게 자각할 수 있다. 반면 잠복염증이라고도 부르는 만성염증은 잠재해 있는 해로운 유전자를 활성화시키면서 나타난다. 예를 들어 노화 과정은 특정의 '노화 유전자'들이 활성화되는 것이다. 이 경우 잠복염증을 최소화시키는 것으로 인간의 장수 해법을 찾을 수 있다.

텔로미어telomere(세포의 염색체 끝 부분의 유전자 조각) 이론은 현재 가장 많은 노화 연구자들이 주장하는 이론이다. 생명체는 세포 분열을 통해서 끊임없이 새로운 세포를 만들어낸다. 그런데 세포 분열이 일어날 때마다 텔로미어의 길이는 조금씩 짧아지고, 텔로미어가 일정 길이 이하로 짧아지면 세포는 더 이상 분열하지 못하고 수명을 다하게 되어 비로소 노화가 진행된다는 것이다.

활성산소에 의한 손상설도 있다. 활성산소란 산화력이 크고 불안정한 산소로 세포조직을 심하게 손상시킨다. 초기에는 이런 조직들이 자연 치유되지만 일정 기간이 지나면, 즉 나이가 들면 활성산소에 대한 방어 한계가 줄어들어서 몸이 약해지고 노화가 일어난다.

또 다른 노화 이론으로는 DNA의 손상이 축적되어 노화가 일어난다는 DNA손상설, 오염된 공기나 방사능, 중금속 같은 물질들이 세포 내의 작은 분자단을 결합시켜서 세포가 제 기능을 못하게 한다는 크로스링크설, 불포화지방산이 산화되면서 생기는 과산화지질이 활성산소를 촉진시키거나 활성산소처럼 작용한다는 과산화지질설 등이 있다.

그리고 이런 이론을 기반으로 노화를 억제하기 위해 활성산소 같은 유해물질을 줄이는 법과 텔로미어를 복구하는 법이 연구되고 있다. 활성산소는 우리 몸에 피해만 주는 게 아니라 외부 침입자를 제거하기도 하므로 없어서는 안 될 존재이다. 따라서 활성산소의 양을 적절히 조절하는 연구가 진행 중에 있다. 텔로미어를 복구하기 위해 텔로머라제telomerase 유전자를 활성화시키는 호르몬을 주사하는 방법이 연구되고 있다. 이러한 연구가 진행됨에 따라 장수의 꿈이 실현되는 것은 그야말로 시간문제라고 할 수 있다.

인간은 얼마나 오래 살 수 있는가?

전 세계의 100세 이상 장수 노인은 2009년 7월 기준 34만 명으로 집계되었으나 2050년에는 이 숫자가 63만여 명으로 증가할 것으로 전망된다. 참고로 최장수 노인은 우즈베키스탄에 거주하는 유수포바 할머니로 그녀는 2010년 1월 129세로 기록되었다.

경제개발협력기구OECD가 2009년 11월에 발표한 자료에 따르면 한국인의 평균수명은 79.1세(남자 76.1세, 여자 82.7세)로 나타났다. 그리고 이 평균수명은 과학이 발달함에 따라 점점 더 늘어날 것으로 전망된다.

애초에 인간은 얼마나 오래 살았을까? 성경에 기초해 살펴보자. 성경에는 인간이 현재보다 과거에 더 장수했다고 기록되어 있다. 창세기에는 인간의 수명에 대한 믿기지 않는 기록들이 가득하다. 아담Adam으로부터 그 10대 후손인 노아Noah까지의 수명이 대략 900세 이상이었다. 아담은 930세, 최장수를 기록한 므두셀라Methuselah는 969세, 노아는 950세로 기록되어 있다.

어떻게 이런 일이 가능했을까? 창세기를 읽은 사람이라면 누구나 가졌을 의문이다. 현재와 비교하면 평균수명이 터무니없이 길어서 사람들은 창세기에 기록된 내용을 설화나 전설로 취급한다. 과연 성경의 기록을 오늘날 과학은 얼마나 설명할 수 있을까?

이 문제를 해결하기 위해서 만들어진 주장 중 하나는 노아의 홍수 이전의 나이 계산법이 오늘날과 달랐다는 것이다. 아담부터 노아까지는 1년에 10살 정도씩 나이를 먹었을 것이라는 주장으로, 예를 들어 아담이 실제로는 93세까지 살았을 거라고 생각하는 것이다. 이것은 매우 그럴듯한 풀이로 생각된다.

그러나 성경의 기록이 오늘날과 다른 상황을 기록하고 있다고 해서 그것을 오늘날의 상황에 맞게 억지로 해석하는 것은 더 큰 혼란과 문제를 일으킨다. 아담이 93세까지 살았다고 치면 곧바로 일어나는 문제는 카인Cain과 아벨Abel 이후에 출생한 셋Seth이다. 창세기 5장 3절에 '아담이 130세에 아들을 낳아 이름을 셋이라 하였고'라고 기록되어 있다. 나이 계산법의 차이로 해석한다면 아담이 셋을 낳은 나이는 13세밖에 되지 않는다. 13세에 아이를 낳는 일은 매우 어렵다. 혹 아담이 조숙하여서 13세에 아들을 낳을 수 있었다고 치자. 더 큰 문제는 아담의 4대 후손인 마할랄렐Mahalald이다. 마할랄렐은 야렛 Jared을 65세에 낳은 것으로 기록되어 있는데, 나이 계산법의 차이로 따지면 6살 반에 아들을 낳은 셈이 된다. 결국, 900세 이상의 수명이 비현실적이라고 생각하여 그럴듯한 이론으로 성경을 이해하려 하였지만, 그 결과는 더욱 비현실적이게 되었다.

창세기에 나타난 인간의 수명 변화를 기록된 살펴보면 아담의 10대 후손인 노아 때부터 수명이 급격히 감소된다. 노아가 600세 되던 해에 지구상에 대홍수가 일어났다고 기록되어 있다. 대홍수 직후 사람들의 평균수명은 450세 정도로 홍수 전에 비해 반으로 줄어들었고, 벨렉Peleg의 때에 또 반으로(약 200세) 줄어들었다.

그 후에도 수명은 점차 줄어들었다. 아브라함Abraham(175세), 이 삭Isaac(180세), 야곱Jacob(147세), 요셉Joseph(110세) 그리고 출애굽 당시의 평균수명(70~80세)은 모세Moses의 기도(시편 9장 10절)에 나타나 있으며, 현대인들의 수명과 비슷하다.

그러나 성숙한 현대 여성의 몸속에 여전히 40만 개의 난모세포 가 있다는 사실이 시사하는 바가 무엇이겠는가? 난모세포는 생식 주기에 따라 한 달에 1개씩 난자로 성숙하여 배출됨으로써 자녀를 생산하는 데 이용된다. 이 많은 난자를 생산할 수 있는 능력을 주 신 하나님의 섭리는 아마도 한때는 지금보다도 장수하면서 많은 자녀를 낳을 수 있었음을 시사하는 것이 아닐까?

그렇다면 왜 인간은 과거보다 현재에 더 빨리 늙고 오래 살 수 없는 것인가? 오늘날 조금씩 밝혀지고 있는 노화의 가장 큰 원인 으로는 고주파에 의한 유전정보의 파괴, 급격한 기온 변화 등과 같 은 환경 스트레스, 인간의 죄악에 따른 스트레스에 의한 활성산소 와 그로 인한 염증 등이 있다.

노화의 원인은 창조의 신비를 푸는 놀라운 열쇠가 될 수 있다. 하나님께서는 현재와 달리 지구환경을 완전하게 창조하셨다. 단 적인 예로 지금의 지구가 오존층으로만 보호되고 있는 것과는 달 리 당시에는 '하늘 위의 물(수증기)층'에 의해 이중으로 보호를 받 았다(창세기 1장). 하늘 위의 물은 매우 중요한 것으로서 하나님이 고안하신 매우 특별한 옷이다. 그 첫 번째 역할은 빛을 선별적으로 차단하는 것이다. 지구에 들어오는 빛의 대부분은 태양으로부터 오는데 인간의 눈에 보이는 가시광선 외에도 그보다 강한 자외선, 엑스선(X-ray), 감마선(우주선) 등이 있다. 이러한 빛들은 생명체 내의 세포들을 파괴시키는 빛으로서 그중 자외선은 피부 노화의 원인이 되며, 결국 사람의 수명을 감소시킨다. 이와 반대로 약한 빛인 적외선, 원적외선, 마이크로파, 라디오파 등도 있는데, 그중에서도 원적외선은 생명체의 활성을 유지시키는 작용을 한다. 그래서 채소나 고기 등의 음식물에 원적외선을 쏘이면 싱싱하게 보존되는 것이다.

음주, 흡연, 증오, 미움 등 인간 내부의 문제 또한 수명을 단축시킨다. 인간의 죄악이 이러한 보호막을 파괴하기 전에는 창세기 5장에 기록된 대로 대부분의 인간이 900세 이상을 살면서 800여 년간 자녀를 낳을 수 있었던 것이다.

어떤 사람들은 창세기의 장수에 대하여 '아마도 그때 사람들은 꽤 지겨웠을 것이다. 100살도 되기 전부터 늙었을 텐데 주름살 투성이의 얼굴에 머리는 다 빠지고 이빨도 다 빠지고 허리는 구부러져서 지팡이를 짚고 다니면서 900년 동안을 살아야 했다니'라고 생각할지도 모른다. 그러나 이런 생각은 큰 오해이다. 노아의 홍수 이전의 사람들은 늙지 않으면서 젊음을 유지한 채로 1,000년에 가까운 세월을 살았다.

살펴보면 사람이라는 존재는 참으로 신비하고 정교하게 설계되어 있다. 그런데 오늘날 사람들은 25세 정도까지 성장을 해놓고서 그 젊음을 단 몇 년도 유지하지 못하고 곧바로 늙어가기 시작한다.

이것은 매우 이상한 일이다.

그러나 사람이 원래부터 젊음을 누리지도 못하고 곧바로 늙어 죽도록 창조된 것은 결코 아니다. 오늘날 인간이 이토록 빨리 늙고 병들어서 죽게 된 것은 인간의 죄악으로 말미암은 것이다. 하나님이 창조하신 원래의 인간은 영원한 생명과 젊음을 누리고 살았다. 그런데 오늘날 죄악 가운데 태어난 우리들은 유전적·환경적으로 타락하고 피폐해진 상태에서 살게 되었기 때문에 원래 하나님께서 누리게 하고자 하셨던 영원한 생명을 소유하지 못한 채로 짧은 인생을 고통과 슬픔 가운데서 사는 것이다.

오늘날 우리가 살고 있는 세상은 하나님께서 처음 창조하신 세상과는 다르다. 하나님이 지으셨던 처음 세상은 노아의 홍수 때에 철저하게 파괴되어 사라져버렸으며, 그 후 노아로부터 다시 시작한 두 번째 세상에서 우리가 살고 있는 것이다. 우리는 홍수 이전의 지금보다 훨씬 아름답고 좋았던 세상을 잃어버리고 만 것이다. 우리가 바라보는 모든 피조세계는 탄식 가운데에서 하루 속히 회복되기를 고대하고 있다.

질병, 노화의 해답은 왜 줄기세포인가?

우리가 흔히 볼 수 있는 상품의 광고 문구 중에는 '세포'와 관련된 것이 많다. 안티에이징을 선전하는 화장품 중에는 '잠자는 사이

세포가 살아난다'라는 표현을 쓰는 것이 있는가 하면, 건강 보조
식품 중에서도 세포의 활성화를 돕는다는 제품이 많다. 건강하게
살아가기 위해서는 우리 몸을 구성하고 있는 60~100조 개의 세
포가 건강하게 살아 움직여야 하기 때문이다. 조직이나 장기를 구
성하고 있는 세포가 건강하지 못하다는 것은 우리 몸 어딘가가 편
치 않음을 의미한다.

피부에 상처가 나면 시간이 지나면서 새로운 피부가 만들어진
다. 이것은 피부 아래쪽에 피부세포를 만들어내는 줄기세포가 있
기 때문이다. 독감에 걸리면 뇌에 있는 후각 신경세포의 기능이 일
시 정지되거나 없어져 냄새를 맡지 못하다가 독감이 다 나으면 다
시 냄새를 맡을 수 있는 것도 후각을 담당하는 줄기세포가 재생되
었기 때문이다.

그러나 아쉽게도 줄기세포는 조직이나 장기에 소량으로 존재한
다. 나이가 들거나 환경요인에 따라 줄기세포 생성 숫자가 감소하
게 되면 성인병이 발생할 수 있고, 상처가 나도 쉽게 아물지 않는
다. 하루에 수십억 개의 세포가 산화성 물질에 의해 파괴된다. 황
산화제는 이를 방어, 예방하는 중요한 역할을 한다. 마찬가지로 줄
기세포는 각종 조직과 장기들을 유지, 관리하고 재생시킨다. 줄기
세포가 우리의 건강을 좌우하는 것이다.

줄기세포는 출생 후부터 몸에 있는 여러 종류의 조직에 존재하
는 성체줄기세포adult stem cells와 생명의 시초가 되는 수정란에서
유래하는 배아줄기세포embryonic stem cells로 나뉜다. 성체줄기세포

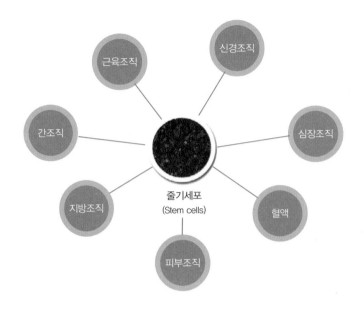

| 줄기세포가 존재하는 부위 |

는 특정한 조직을 구성하는 세포로서 몸속에 극히 미량으로 존재하면서 항상 건강한 상태를 유지하는 데 필요한 최소한의 세포를 제공한다. 줄기세포는 우리 몸이 스스로 살아남게 하기 위해서 세포를 유지, 관리하고 잘못된 세포를 재생시키는 자가 치유력을 발동한다. 즉 우리가 지금 숨 쉬고 말하고 생각할 수 있는 것은 우리몸속 줄기세포가 활동하고 있다는 증거이다. 줄기세포는 우리 몸을 직접 치료하는 치료제인 셈이다.

줄기세포는 아직 분화하지 않은 미성숙 상태의 세포다. 적절한조건을 맞춰주면 줄기세포는 다양한 조직세포로 분화할 수 있다.

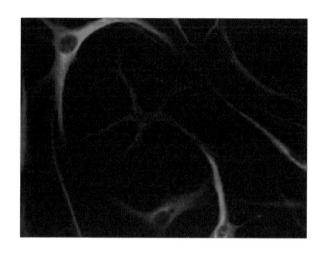

| 지방줄기세포로부터 분화된 신경세포 |

다시 말해 줄기세포는 아직 운명이 결정되지 않은 세포로서 뇌, 뼈, 심장, 근육 등의 모든 세포로 전환될 수 있는 가능성을 가지고 있다.

우리 몸 여러 종류의 조직에 존재하는 성체줄기세포는 자신들이 있는 조직의 세포뿐만 아니라 다른 종류의 세포로도 분화할 수 있는 능력을 가졌다. 신체조직에 어떤 손상이 발생하면 다른 장기에 있던 줄기세포가 몰려와서 손상된 조직으로 변하는 분화의 유연성이 있다.

골수에서 생성되는 줄기세포는 혈액순환계를 순환하면서 몸의 조직재생에 필요한 곳에 가서 새로운 세포로 분화할 수 있다. 어떤 장기에 노화 현상이 일어나 재생 회복이 필요한 경우에는 이 장기에서 줄기세포 생성 장소인 골수로 줄기세포 생성을 요구하는 물질을 보내고, 줄기세포를 혈액으로부터 들어오게 하여 필요한 장기의 새로운 세포로 분화하게 된다.

성체줄기세포는 몸 안에 존재하는 자연치유물질이다. 이것을 잘 활용하면 질병 치료보다 예방에 더 효과적일 수 있다. 즉 인간의 노화를 늦추고 건강한 삶을 유지하는 데 더 큰 효과를 보인다는 얘기다.

사례

뇌동맥류 수술 후유증을 줄기세포 치료로 극복하고
젊음과 부부금슬을 되찾은 채희형 목사

채희형 목사(1946년생)는 2007년 8월에 병원에서 MRI 진단 결과 심한 뇌동맥류라는 판정을 받았다. 당시 그의 상태는 시한폭탄이나 다름없었다. 언제든 발병 20~30분 내에 사망할 수 있다는 말에 큰 충격을 받았다. 설상가상 그가 찾아간 두 병원의 신경외과 전문의들은 모두 수술이 어려운 상태라고 진단을 내렸다. 한 의사는 시한폭탄과 같은 상태를 방관할 수만은 없다고 생각하여, 기도하며 수술을 하라고 권유할 정도였다. 채 목사는 어려운 결정을 내리지 않을 수 없었다. 결국 채 목사는 담당 의사로부터 2007년 10월 30일 오전 8시부터 저녁 10시 30분까지 대수술을 받았다.

이틀 후 깨어났을 때는 눈을 뜰 수도 볼 수도 없었으며, 기억 또한 정상적으로 돌아오지 않아 사람이나 물건을 분별하기가 어려웠다. 여기에 심한 우울증 및 치매 증상까지 나타났다. 매일 많은 약을 복용하고 주사를 맞는 등 수개월 간 치료를 받아 어느 정도 개선은 되었으나 후유증은 떠나지 않았다. 지속된 약물 치료가 장과 간, 신장을 손상시켜 전체적으로 기력이 쇠진했고 손발이 떨려 홀로 걷기가 힘들었다.

이런 상황에서 2009년 2월 16일 성체줄기세포에 대한 정보를 접했다. 당시 한 체험자를 만나 그의 사례를 들었는데, 채 목사처럼 상태가 좋지 않은 환자는 없었다고 했다. 그러나 그는 포기하지 않았다. 그는 자신의 성체줄기세포를 강력한 젊은 세포로 만들어 상처 부위를 재생시켜준다는 설명을 들었고, 이러한 치료법에 부작용이나 악화될 가능성이 조금도 없다는 긍정적인 판단을 하게 되었다. 그리고 바로 줄기세포를 채취하여 2009년 4월 21일에 투여를 받았다.

치료의 첫째 목적은 기억력을 회복시키고 치매의 고통으로부터 해방되는 것이었다. 치료 후 놀랍게도 기억이 맑아지고 치매약 및 우울증약을 비롯한 모든 약의 복용을 중단할 수 있었다. 이외에도 생각지도 않았던 질병들이 치료되었다.

1. 뇌 수술 후 왼쪽 눈 주변 및 왼쪽 얼굴이 시리고 저렸던 증상이 사라지고, 무감각증이 치료됨.
2. 류머티스 관절염으로 손가락 마디마디가 붓고 통증이 있었는데 개선되었음.

3. 무릎관절염으로 운전 시 통증이 심하였으나 치료됨.

4. 요도염 및 전립선염으로 25년 간 항생제 과다 치료를 받았지만, 항생제의 도움 없이도 통증이 사라짐.

5. 오른쪽 어깨 뼈마디가 아파 팔을 움직일 때마다 고통이 심하여 수술을 계획하였지만 증상이 사라짐.

6. 중학교 재학 시절 시냇가에서 수영을 하다 귀에 물이 고여 심하게 앓던 것이 만성중이염으로 변해, 계속적으로 염증이 생기고 물이 고였던 증상이 깨끗해짐.

7. 2009년 7월 18일 음주 운전자의 과실 교통사고로 차가 전부 파손되면서 발목, 무릎, 허리, 목, 가슴을 다쳐 정형외과에서 2개월 이상 입원 치료를 받아야 할 상황이었으나, 줄기세포 치료 후 일주일만에 정상 활동을 할 수 있게 되었음.

8. 5년 전 허리를 다쳐 한때는 움직일 수조차 없어 MRI 검사를 해보았더니, 척추 3번, 4번 뼈가 심한 디스크, 4번과 5번 사이는 협착증으로 나타났음. 그 결과 계단을 오르고 내릴 때 가다 쉬다 할 정도로 통증이 심했으며, 승차 시 심하게 차가 움직일 때는 통증이 심해 엉덩이를 들고 타야 할 정도였음. 그 고통으로 인해 매주 양방·한방·물리 치료를 통해 척추 교정을 쉬지 않고 받아왔으나, 줄기세포 치료 후 단 한 차례도 양방·한방·물리 치료를 받지 않게 되었음.

9. 생각치 못했던 30대의 젊음이 회복되었음.

채 목사의 이런 호전을 보고 의심 많던 그의 아내 박은희 씨도 줄기세포를 투여받고 10여 년간의 무릎관절통에서 벗어났다. 그리고 채 목사 부부는 젊은 시절의 건강과 활력을 되찾았다.

02

줄기세포,
그것의 정체는 무엇인가?

줄기세포란 무엇인가?

우리 몸은 피부를 이루는 세포, 간세포, 뇌세포, 근육세포 등 다양한 모습과 기능을 가진 세포들로 이루어져 있다. 이 세포들은 수정란 단계에서 한 종류로 이루어져 있던 세포가 주변의 환경과 호르몬, 화학물질의 영향으로 여러 종류의 각기 다른 세포로 분화된 것인데, 이렇게 하나의 세포가 가지를 치듯 다른 세포로 분화된다고 하여 줄기세포라고 한다. 이 세포를 근육에 이식하면 근육세포가 되고 뼈에 이식하면 뼈세포도 될 수 있기 때문에 근간이 되는 세포라 하여 줄기세포라고 부른다.

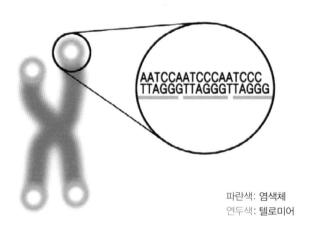

파란색: 염색체
연두색: 텔로미어

| 염색체와 텔로미어 |

　진핵생물의 세포에는 텔로미어telomere가 있다. 텔로미어는 그리스어 telo(끝)와 meros(부위)의 합성어로 염색체 양 끝의 일부분이다. 특정 염기서열이 수천 번 이상 되풀이되는 독특한 구조를 지니고 있어서, 염색체의 말단 부위가 분해되거나 염색체끼리 서로 융합하지 못하게 하는 역할을 한다. 또한 체세포(분화된 일반 세포)는 세포 분열을 할 때마다 텔로미어가 조금씩 없어지는데, 나이가 들고 체세포의 분열이 반복될수록 텔로미어 길이가 짧아져서 체세포는 노화와 죽음에 이르게 된다. 따라서 텔로미어는 노화의 정도를 알려주는 시계와 같다고 할 수 있다.

　반면 줄기세포는 체세포와는 달리 텔로머라제가 발현하고 있기 때문에 텔로미어의 길이가 유지된다. 이 텔로머라제라는 효소는

	존재하는 곳	분화 가능 세포
조혈줄기세포	골수, 말초혈액, 제대혈 골수와 혈액	골수와 혈액
중간엽줄기세포	골수, 말초혈액, 제대혈, 지방, 태반	뼈, 연골, 신경 등 모든 조직
신경줄기세포	중추신경계의 뇌실막세포 및 성상세포	신경, 성상세포, 희소돌기아교세포
간줄기세포	담세관 말단 부위	간세포
췌장줄기세포	네스틴(nestin) 양성세포	베타세포
근육줄기세포	근다발	근다발
피부줄기세포	표피의 기저층	표피, 모낭

| 성체줄기세포의 종류와 분화 가능한 세포 |

텔로미어의 길이를 유지시키고 보호하는 기능을 한다. 텔로머라제로 인해 줄기세포의 텔로미어 길이가 짧아지지 않기 때문에 줄기세포는 체세포보다 더 많이 분열하면서 생존할 수 있는 것이다. 이러한 성질이 줄기세포의 자가복제 능력이며, 이것이 가장 대표적인 일반 세포와 줄기세포의 차이점이다.

줄기세포는 아직 분화하지 않은 미성숙 상태의 세포로 체외 배양에서도 미분화 상태를 유지하면서 무한정으로 분열, 복제할 수 있는 능력을 갖고 있다. 즉 분화 능력은 가지고 있으나 아직 분화는 일어나지 않은 '미분화'된 세포이다. 미분화 상태에서 적절한 조건을 맞춰주면 줄기세포는 다양한 조직세포로 분화할 수 있다. 다시 말해 줄기세포는 아직 운명이 결정되지 않은 세포로 뇌, 뼈,

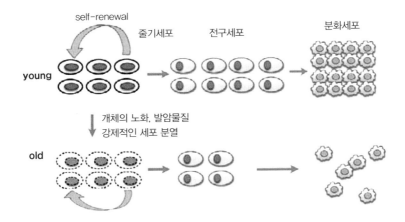

| 노화에 따른 줄기세포의 분화 비교 |

심장, 근육 등으로 전환될 수 있다. 따라서 줄기세포의 분화 능력을 이용하여 손상된 조직을 재생하는 치료에 응용하기 위한 연구는 얼마든지 진행이 가능하다.

하지만 줄기세포의 이러한 능력들은 개체의 연령 증가에 의해서 영향을 받을 수 있다. 개체의 노화, 발암물질, 강제적인 세포 분열 등으로 인해 줄기세포는 분화하는 능력이 감소하여 궁극적으로 최종 분화세포의 개체 수가 감소되어, 특정 조직의 줄기세포에 의한 재생력을 감소시키게 된다. 이러한 줄기세포의 능력이 나이가 들면서 감소하면 파괴된 세포가 재생이 되지 않아 질병에 걸리게 되는 것이다.

줄기세포의 역사

1800년대 중반 배아embryo 연구가 시작되면서 어떤 세포가 다른 세포를 만들 수 있다는 사실이 알려졌다. 그리고 1900년대 초반 생체 밖에서 포유동물의 난자를 만드는 과정 중에 어떤 세포가 혈액세포를 만드는 능력을 가진 것이 발견되면서 줄기세포에 관한 연구가 시작되었다. 그리고 1908년 베를린에서 있었던 혈액학회에서 러시아의 조직학자 알렉산더 막시모프Alexander Maksimov에 의해 '줄기세포'라는 용어 사용이 제안되면서 '줄기세포'라는 단어가 등장했다.

줄기세포의 연구가 본격화되고 그 성과가 나타나기 시작한 것은 1963년 쥐의 골수에서 자가증식하는 세포를 맥콜로치McColloch와 틸Till이 설명하면서부터다. 이후 1978년엔 사람 탯줄에서 혈액 줄기세포가 발견되었고, 1981년 쥐의 내부세포괴로부터 분리한 배아의 줄기세포를 마틴 에반스Matin Evans, 메튜 카우프만Matthew H. Kaufman이 '배아줄기세포embryonic stem cells'라고 명명하였다. 이후 줄기세포와 관련한 연구는 괄목할 만한 성과를 나타낸다. 1998년 제임스 톰슨James Thomson과 그의 동료들이 위스콘신대학에서 사람 배아줄기세포주를 확립했고, 2001년엔 배아줄기세포를 만들기 위해 처음으로 사람 배아가 복제되었다. 2004~2005년 황우석 박사가 사람의 미수정 난자와 체세포를 이용하여 환자 맞춤형 복제 배아줄기세포를 만들어냈다고 주장했으나 이 세포주는 조작된 것으로 밝혀지면서 실망을 안겨줬다. 하지만 배아줄기세포와 달리 성체줄기세포abult stem cells는 동물실험을 통해 사람 질병을 치료할 수 있는지에 대한 연구가 꾸준히 진행되었다.

특히 바이오스타 연구원은 2006년 사람 복부에서 얻은 지방중간엽줄기세포adipose mesenchymal stem cells의 분리배양법을 표준화하는 데 성공했으며 GMP 생산센터 구축을 통해 지방줄기세포의 상용화 기틀을 마련하였다. 중간엽줄기세포mesenchymal stem cells는 1970년 프리덴슈타인Friedenstein에 의해 골수bone marrow에 존재한다는 것이 처음 밝혀진 이후로, 1999년 피팅거Pittinger 등에 의해 연구가 심화되어 골수와 지방조직 등에 존재하는 중간엽줄기세포가 배아줄기세포처럼 인체를 구성하는 다양한 조직 즉 신경, 골, 연골, 지방, 근육 등으로 분화 가능한 것으로 알려져서 새로운 세포치료제로서의 가능성이 확인되었다. 지방조직에 존재하는 중간엽줄기세포는 골수에 비해 1,000배 정도 많이 존재하는 것으로 알려졌다. 2000년에는 주크Zuk 등에 의해 지방중간엽줄기세포의 능력이 규명되었다. 이후 지방줄기세포 질병 치료에 대한 동물모델 연구가 계속되었고 마침내 2006년 바이오스타 연구원이 표준화된 지방줄기세포 배양법과 성체줄기세포 은행을 구축하여 지방줄기세포의 상용화의 초석을 마련하였다.

2007년 10월, 마리오 카페키Mario Capecchi, 마틴 에반스, 올리버 스미시스Oliver Smithies는 생쥐의 배아줄기세포에 유전자 기술을 이용한 업적을 인정받아 2007년 노벨생리학상을 수상했고, 2008년

1월, 어드밴스트 셀 테크놀로지에서 로버트 란자Rovert Lanza와 그의 동료들이 배아의 파괴 없이 사람의 배아줄기세포를 만들어냈고, 2009년 3월, 앤드러스 내기Andras Nagy와 케이스케 카지Keisuke Kaji는 정상 성인세포로부터 배아줄기세포를 만들어내는 방법을 발견하는 등 발전의 속도에 가속이 붙었다 해도 과언이 아니다.

성체줄기세포 vs. 배아줄기세포

우리는 이미 줄기세포라는 단어에 익숙해져 있다. 특히 사람까지 복제할 수 있다고 하는 배아줄기세포에 대해서는 정확한 뜻을 몰라도 누구나 한마디쯤은 할 수 있을 정도가 되었다. 그러나 우리가 여기서 이야기하고, 많은 사람의 노화와 질병 예방에 힘이 되는 것은 배아줄기세포가 아니라 성체줄기세포이다. 그렇다면 배아줄기세포와 성체줄기세포는 어떤 차이가 있을까?

난자와 정자가 수정되어 처음 생긴 수정란이 분열을 거듭하여 세포 수가 많아지게 되면 어느 세포가 뼈가 될 세포인지, 또 어느 세포가 뇌가 될 세포인지 등이 정해지는 시기가 있다. 이것이 결정되어 특정한 세포로 진행되는 것을 분화라고 한다.

미분화 상태에서 조건을 맞춰주면 줄기세포는 다양한 조직세포로 분화할 수 있다. 줄기세포의 이러한 분화 능력을 이용하여, 손상된 조직을 재생하는 등의 치료에 응용하기 위한 연구가 진행되

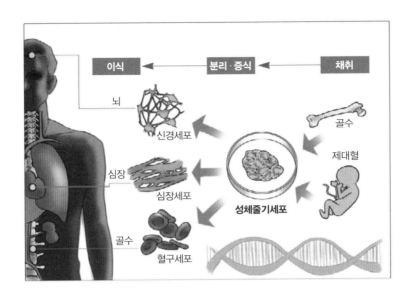

| 성체줄기세포를 이용한 치료 개념도 |

고 있다. 이것이 성체줄기세포를 이용한 세포 치료인 것이다. 서로 다른 두 종류 이상의 세포로 분화하는 능력뿐만 아니라 자기복제 능력을 동시에 가지고 있는 세포가 바로 줄기세포다.

줄기세포는 두 가지로 분류된다. 수정란이 처음으로 분열할 때 형성, 분화 가능한 배아줄기세포와 성숙한 조직과 기관 속에 들어 있는 성체줄기세포가 그것이다.

성체줄기세포는 조직이나 장기에 있는 미분화세포로 재생할 수 있고, 그 조직이나 장기의 주된 기능을 하는 세포로 분화할 수 있는 능력이 있으며, 수정란의 발생 초기에 얻게 되는 배아줄기세포와 구별되는 세포로서 발생 과정 후 발견되는 줄기세포를 말한다.

성체줄기세포는 단일한 종류의 줄기세포가 아니며, 다 자란 성인의 골수, 제대혈umbilical cord blood, 피부, 지방조직, 신경조직, 간, 장, 췌장, 담도 등에서 발견되는 줄기세포의 총괄적 집합체를 일컫는다. 또한 이것은 뼈와 간, 혈액 등 구체적 장기의 세포로 분화되기 직전의 원시세포이다.

장기에서 발견되는 성체줄기세포는 각 장기별 기원에 따라 각기 다른 특성을 나타내며, 분화할 수 있는 영역에 있어서도 차이를 보인다. 과거에는 한 조직에 있는 성체줄기세포는 오직 그 조직의 세포로만 분화한다고 알려져 있었으나, 최근에는 다른 조직의 세포로도 분화할 수 있다는 연구 결과들이 보고되고 있다.

성체줄기세포의 종류로는 조혈모세포hematopoietic stem cells와 재생의학의 재료로 각광 받고 있는 중간엽줄기세포, 신경줄기세포neural stem cells 등이 있다.

배아줄기세포란 배아의 발생 과정에서 추출한 세포로서 모든 조직의 세포로 분화할 수 있는 능력을 지녔으나 아직 분화되지 않은 세포이다. 배아는 생식세포인 정자와 난자가 만나 결합된 수정란을 의미하며 일반적으로 수정된 후 조직과 기관으로 분화가 마무리되는 8주까지의 단계를 가리킨다.

수정란은 세포 분열을 통해 배반포를 형성하는데 그 안쪽에 내부세포괴라는 세포덩어리inner cell mass가 있어 이것이 배아를 형성한다. 이 내부세포괴를 배반포로부터 분리하여 배양하면, 분화는 일어나지 않지만 여전히 분화 능력을 가지는 배아줄기세포가 되는 것이다.

수정된 지 14일이 안 된 배아기의 세포인 배아줄기세포는 장차 인체를 이루는 모든 세포와 조직으로 분화할 수 있기 때문에 '전능세포' 혹은 '만능세포'로 불린다.

복제배아줄기세포는 체세포를 핵을 빼낸 난자에 주입해 적당한 화학 처리와 전기 충격을 가해 마치 수정란처럼 분열할 수 있는 복제배아를 만드는데, 이렇게 만들어진 체세포 복제배아는 2세포기, 4세포기, 8세포기 등 2배수로 분열해 5~6일 뒤 배반포 단계가 된다. 이러한 배반포 내에 존재하는 내부세포괴(30~40개의 세포)를 분리하면 이것이 복제배아줄기세포가 된다.

일정 조건 하에서 배아줄기세포를 배양하면, 배아줄기세포는 분화되지 않은 상태를 유지하지만, 배아줄기세포가 서로 뭉쳐서 자라도록 방치하면 배아 모양의 세포덩어리를 형성하고, 스스로 분화하기 시작한다.

하지만 배아는 장차 태아로 자랄 엄연한 생명의 씨앗이다. 이러한 점에서 조직이나 장기를 만들 수 있는 줄기세포를 얻기 위해 배아를 이용하는 것은 '살인행위나 마찬가지다'라고 주장하는 반대 여론도 만만찮다. 바로 이 점이 종교계에서 배아줄기세포에 반기를 드는 이유다.

만능이라는 단어가 붙을 만큼 배아줄기세포의 역할은 다양하지만 단점도 있다. 전분화 능력pluripotency을 가지고 있기 때문에 증

사람 난자와 핵 이식을 통한 줄기세포

여성의 기증
난자에서
핵 제거

환자의 체세포 또는 핵

구체적
장기세포

냉동 수정란을 이용한 줄기세포

불임 부부   잉여 수정란   영하 190도 냉동 보관   해빙

배양

배양

줄기세포

뼈

피부 등 체세포를 이용한 줄기세포

환자의 몸에서 세포 떼어냄

줄기세포 찾아냄

배양

심장

유도만능줄기세포

체세포 또는 성체줄기세포를
이용한 유도만능줄기세포

유전자 또는 단백질을 이용하여
만능세포로 유도

배양

간

| 여러 가지 줄기세포 만드는 방법 |

식이 좋고 다양하게 분화되지만, 조절이 어렵고 기형종teratoma과 같이 암세포화 될 수 있다는 점, 계대수가 얼마 지나지 않아 변이가 나타난다는 점이 가장 결정적인 단점이다. 이러한 단점으로 인해 현재 사람 임상에 적용되지 않고 있다.

이에 반해 성체줄기세포는 골수, 제대혈, 지방조직 등에서 얻을 수 있어 윤리적인 문제는 피할 수 있으나 배아줄기세포보다 분화

종류	장점	단점
체세포복제배아 줄기세포	• 이식거부반응이 없음 • 이론상 환자 맞춤형으로 만들어 이식할 수 있음 • 황우석 박사가 시도했던 방법	• 아직 성공한 사례가 없음 • 난자를 대량으로 사용해야 하므로 윤리 문제 봉착 • 인간 복제 가능성
수정란배아 줄기세포	• 다양한 세포로 분화 가능하여 많은 연구 성과가 나옴 • 줄기세포 은행 만들면 면역거부 반응 어느 정도 해결	• 수정란을 사용하기 때문에 생명윤리 문제 상존 • 면역거부반응 • 암이 발생할 수 있어 현재까지 임상적용이 불가능
유도만능 줄기세포	• 수정란을 사용하지 않아 윤리적 문제 해결 • 다양한 세포로 분화 가능 • 면역거부반응 없음	• 암이 발생할 수 있어 현재까지 임상적용이 불가능 • 분화과정에서 조기 노화로 인한 분화와 증식능 제한
성체줄기세포	• 수정란줄기세포 다음으로 세계 주력 연구 분야 • 다양한 연구 성과 나옴 • 면역거부반응 없음(자가성체줄기세포) • 안전성이 입증되어 임상에 적용되고 있음	• 배아줄기세포에 비해 분화가능성 떨어지나 다분화능이 입증됨 • 채취되는 부위에 따라 줄기세포 증식능이 제한됨

| 성체줄기세포의 종류와 분화 가능한 세포 |

능력이 떨어진다는 단점이 있다고 알려져왔다.

하지만 과거에는 한 조직에 있는 성체줄기세포는 오직 그 조직의 세포로만 분화한다고 알려져 있었으나 최근에는 다른 조직의 세포로도 분화할 수 있다는 연구 결과들이 보고되었으며, 특히 지방조직에 존재하는 성체줄기세포인 중간엽줄기세포는 분화 능력이 매우 우수한 것으로 밝혀졌다.

이렇듯 다양한 조직으로 분화 가능한 성체줄기세포는 인간 배아에서 추출한 배아줄기세포와 달리 지방, 골수 또는 뇌세포 등 이미 성장한 신체조직에서 추출할 수 있고, 치료에 이용할 경우 치료하고자 하는 환자로부터 직접 성체줄기세포를 얻을 수 있기 때문에 배아줄기세포에 비해 윤리적인 문제가 없고, 환자 자신의 세포를 이용하는 것이기 때문에 면역거부반응이 없다는 장점이 있어 현재 줄기세포 치료 임상에 적용되고 있다. 성체줄기세포는 여러 종류의 성체줄기세포를 사용하여 실제 의학에서 필요로 하는 장기재생을 할 수 있을 뿐 아니라 이식된 후 각 장기의 특성에 맞게 분화할 수 있는 특성을 가지고 있다.

기형종

테라토마는 비정상적으로 분화된 세포를 말하는데 종양학에서는 '기형종'이란 의미를 가진다.

줄기세포의 개념에서 기형종은 피부, 근육, 신경세포 등 다양한 세포와 조직으로 이루어진 종양이다. 보통의 종양은 단일한 세포들로 구성되는데 반하여 테라토마는 다양한 세포와 조직들로 이루어져 있으며 생식세포에 생기는 경우가 많아 여성의 난소나 남성의 정소에서 주로 나타난다.

보통 암은 외형상 혹처럼 보인다. 하지만 테라토마는 손톱이 나고,

털이 생기는 등 기형적 형태로 관찰된다. 배아줄기세포의 경우 암처럼 무한정 증식하는 특성을 가지고 있다. 때문에 이를 면역 결핍 증상 쥐(스키드마우스)에 주입하면 테라토마가 만들어진다.

따라서 테라토마는 배아줄기세포의 분화 능력을 검증할 때 자주 이용되며 모든 조직의 세포로 분화하는 특성 때문에 실험동물에 배아줄기세포를 주사하면 다양한 종류의 세포와 조직으로 분화하여 테라토마를 형성한다. 배아줄기세포는 윤리적으로 문제가 있을 뿐만 아니라 테라토마라는 기형종을 유발하는 심각한 문제를 가진다. 이러한 기형종 형성으로 인해 배아줄기세포는 현재 임상에 적용되지 않고 있다. 이에 반해 성체줄기세포는 암이 발생되지 않는다고 밝혀져 안전한 것으로 보고됨에 따라 현재 여러 가지 난치성 또는 퇴행성 질병을 치료하기 위해 임상에 적용되고 있다.

유도만능줄기세포 iPS

배아줄기세포의 윤리적 문제, 면역거부반응, 성체줄기세포 능력의 한계를 극복하기 위한 새로운 세포 개발의 필요성이 제기됨에 따라 연구자들은 성체세포를 역분화시켜 유도만능줄기세포 induced pluripotent stem iPS cells 가 만들었다. 1997년 복제양 돌리가 탄생하면서 세포의 리프로그래밍의 가능성을 보여준 이후 2007년 일본 교토대학 야마나카 신야 Yamanaka Shinya 교수와 미국 위스

콘신대학 제임스 톰슨James A. Thomson 교수가 바이러스 매개체에 4종의 유전자를 결합시켜 성인의 피부세포에 주입, 성인 피부세포를 배아줄기세포와 같은 능력을 지닌 줄기세포로 유도하는 데 성공했으며 이를 '유도만능줄기세포'라고 명명했다. 즉, 유도만능줄기세포는 줄기세포 능력을 가지고 있지 않던 세포가 인위적인 방법에 의해 줄기세포 능력을 가지는 세포로 만들어진 것이다. 유도만능줄기세포는 분화된 성체세포를 가지고 만들어져서 법적 및 윤리적 문제가 없고, 배아줄기세포와 유사하게 자가재생산 능력이 뛰어나 다량의 세포를 공급할 수 있고 분화능력이 뛰어나 세포치료에 활용될 가능성이 높다. 무엇보다도 유도만능줄기세포는 줄기세포 치료제 개발에 있어 이식되는 세포가 면역학적으로 환자와 일치하여야 하는 면역적합성 문제를 환자의 세포를 이용하여 만들기 때문에 배아줄기세포에서 야기될 수 있는 면역거부반응을 극복할 수 있다.

유도만능줄기세포는 질병 치료를 위한 세포치료제에 적용될 수 있을 뿐만 아니라 신약의 독성을 평가하는 세포로도 활용 가능해 신약 개발과정에서 동물실험을 획기적으로 줄여줄 것으로 예상된다. 초기에 만들어진 유도만능줄기세포는 사용된 바이러스와 유전자가 암 및 여러 가지 질환을 유발할 위험성이 제기되어 임상 적용에 한계가 있었다. 이후 많은 연구를 통해 2008년에 야마나카 신야 교수에 의해 비非바이러스성 매개체를 이용하는 방법, 2009년에 제임스 톰슨 박사에 의해 게놈 내 삽입되지 않은 바이러스 매개체를 이용하는 방법, 미국 스크립스Scripps 연구소 셍딩Sheng Ding 박사에 의해 화학물질을 이용하는 방법, 영국 캠브리지대학 어스틴 스미스Austin Smith 박사와 토론토대학 앤드러스 내기Andras Nagy 박사에 의해 게놈 내 삽입된 유전자를 제거하는 방법 등이 개발되어 유도만능줄기세포를 이용한 난치병 질환 치료의 가능성이 제시되었다.

하지만 현재까지 개발된 유도만능줄기세포도 배아줄기세포와 마찬가지로 기형종을 발생시키므로 실제 임상에 적용하기 위해서는 암 발생을 일으키지 않은 유도만능줄기세포의 개발이 필요하다. 바이오스타 연구원은 기존의 유도만능줄기세포 연구에 사용된 피부세포가 아닌 성체줄기세포인 지방줄기세포를 바이러스를 이용하지 않은 방법을 이용하여 유도만능줄기세포로 만드는 데 성공하였다. 현재 이러한 연구 결과를 더욱 발전시켜 암 발생과 염색체 이상이 없는 환자 맞춤형 지방줄기세포 유래 유도만능줄기세포를 개발하는 연구를 수행하고 있다.

이러한 유도만능줄기세포 연구를 주도하고 있는 일본은 2008년 교토대학교 야마나카 신야Shinya Yamanaka 교수가 총괄하는 iPS 세포연구센터CiRA를 설립한 이래로 2014년까지 1,000억 엔의 연구비를 유망연구팀 30개에 지원하기로 하였다. 이 중 유도만능줄기세포의 국제표준화 및 일본인 90% 이식 가능 세포은행 구축에 50억 엔의 연구비를 지원하였으며, 교토대학교 iPS 세포연구센터를 거점으로 게이오의대Okano, 동경대학Nakauchi, 이화학연구소

Sasai의 4개 그룹을 통해 iPS 세포 네트워크를 형성하고 재생의료 실현화 프로젝트를 발족하고 27억 엔을 투자하였다. 이러한 연구 개발을 통해 일본은 유도만능줄기세포를 인간 질병 치료의 세포 치료제로 활용할 계획이다. 우리나라는 2009년부터 2011년까지 역분화 유도물질 발굴 및 역분화 줄기세포주 확립에 10억 원의 예산을 지원한 프로젝트를 통해 인간 체세포를 이용한 역분화 유도기술, 면역적합성 줄기세포 기술개발, 줄기세포 기반 신약개발 지원 및 약효·독성 검색기술, 줄기세포 기반 조직공학기술 등을 개발한다는 것이다.

줄기세포와
질병 치료

03

줄기세포 치료의 원리

우리가 건강하게 살아가기 위해서는 우리 몸을 구성하고 있는 60~100조 개의 세포가 건강하게 살아 움직여야 한다. 만약 어떤 조직이나 장기를 구성하고 있는 세포가 건강하지 못하다면 우리의 몸 또한 건강하지 못할 것이다. 이는 곧 세포의 활동이 인간 생명의 원천이기 때문이다.

우리 몸은 스스로 살아남기 위해서 세포를 유지, 관리하고 잘못된 세포를 재생시키는 자가치유력을 발동한다. 이러한 자가치유력은 우리 몸에서 만들어지는 줄기세포를 통해서 이루어진다. 줄기세포는 우리 몸을 직접 치료하는 치료제인 셈이다.

하지만 나이가 들면서 조직 내에 존재하는 줄기세포의 수가 감소하고 활성도 줄어들게 된다. 이로 인해 성인병이 발생하고 상처 또한 쉽게 아물지 않는다. 이는 하루에 수십억 개의 세포가 산화성 물질에 의하여 파괴되는데 항산화제가 이를 방어, 예방하는 차원에서 중요하듯이 각종 조직과 장기들을 유지, 관리하고 재생하는 능력을 가진 것이 바로 줄기세포다. 줄기세포가 우리의 건강을 좌우하는 것이다.

줄기세포는 호밍 효과homing effect라 하여 신체 내에 주입되었을 때 우리 몸의 손상된 기관, 재생이 필요한 부분으로 이동하여 세포를 재생하는 특징을 가지고 있다. 이러한 줄기세포의 호밍 효과와 재생 능력으로 인해 척추손상으로 다리근육이 마비된 쥐에게 줄기세포를 주입하여 다리 운동을 일정 부분 회복시키는 치료나 뇌, 심장, 무릎 관절연골 등 특정 기관이나 신체 일부의 손상을 치료하기 위해 줄기세포 치료를 시도하는 연구가 이제 세계적인 추세가 되고 있다.

성체줄기세포에 대하여는 이미 많은 사람들이 목욕탕에서 몸의 때(죽은 표피세포)를 밀면서 그 존재를 감지하였으리라 생각한다. 반복해서 밀어내도 왜 피부가 닳아 없어지지 않고 그대로 있을까? 그것은 표피 바로 밑에 있는 피부줄기세포 때문이다. 이로 인해 우리 몸의 피부는 오래된 것은 사라지고 새로운 것이 생기면서 일생 동안 유지되는 것이다. 피부뿐만 아니라 우리 몸의 거의 모든 조직은 이처럼 오래된 세포들은 없어지고 새로운 것이 생기면서 생존한다. 새로운 세포가 지속적으로 생성되는 것은 바로 줄기세포가 건강하게 뿌리를 내리고 있기 때문이다. 즉 건강한 줄기에서 새로운 줄기가 가지를 내듯 줄기세포는 끊임없이 새로운 세포 생성의 원천이 되고 있는 것이다.

줄기세포의 개념이 생긴 것은 조혈모세포hematopoietic stem cells 에서다. 1945년 8월 6일 히로시마에 원자폭탄이 투하되었다. 그때 인구의 3분의 1에 해당하는 7만여 명의 사람들이 즉사했고 살아남은 자들 중 반은 심각한 질병을 앓거나 서서히 죽어갔다. 당시에는 사람들이 죽어가는 이유를 알지 못했다. 거듭된 연구 결과 원자폭탄 폭발 시 방출된 방사능으로 혈액세포에 문제가 생겨서 죽어가는 것으로 밝혀졌고, 동물모델 실험을 기초로 건강한 사람들의 골수를 환자들에게 이식하였더니 치료가 됨으로써 골수 속에 있는 조혈모세포가 확인되었다. 불행한 역사적 사건이었지만 이를 계기로 조혈모세포가 세상에 알려지게 되었고, 줄기세포는 자신과 똑같은 세포들을 생산(자가복제 능력)할 뿐만 아니라 적혈구, 백혈구 등 여러 혈액세포들을 만드는 능력(분화 능력)을 가진 세포로 정의되었다.

성체줄기세포는 골수, 제대혈, 피부, 지방조직, 신경조직, 간장, 췌담도 등에서 발견되는 모든 줄기세포를 포괄하는 이름이다. 성체줄기세포 중 가장 오랫동안 연구되어 온 것은 조혈모줄기세포로 임상적으로 골수 이식에 널리 이용되고 있다.

한편 성인의 뇌조직에서 신경줄기세포, 췌담도에서 췌도줄기세포 등이 확인되었으나 이들 세포를 얻는 과정에는 많은 어려움이 따른다. 이에 상대적으로 세포를 얻기 쉬운 골수, 제대혈, 지방 유래성체줄기세포가 관심을 끌고 있으며 간, 신경, 신장, 심장세포 등의 다양한 세포로 분화할 수 있는 분화 유연성이 확인되었다. 지방, 골수, 제대혈에서 얻은 줄기세포는 식약청의 임상허가를 받아 치료를 통해 실제로 사람에게 적용되고 있다.

우리 몸 어디에 성체줄기세포가 있는가?

지방

지방조직은 인체에 비교적 광범위하게 분포되어 있고 지방세포, 혈관, 신경, 물 등으로 이루어져 있다. 이 지방조직은 영양소를 저장하는 일만 하는 것이 아니다. 지방조직에는 골수의 1,000배에 달하는 줄기세포가 존재하고 있다. 이것이 중간엽줄기세포mesenchymal stem cells인 지방줄기세포다. 중간엽줄기세포는 섬유모세포의 모양을 띠고 있으며 시험관에서 무한 증식이 가능하다. 그림의 섬유성 결합조직fibrous CT 사이에 붉게 표시된 핵이 지방줄기세포다.

지방줄기세포는 지방세포보다 지방조직 내 혈관 주위에 가장 많이 존재하고 있다. 지방조직은 복부의 피하지방에 집중되어 대체로 이곳에서 채취하지만 이 밖에도 복강 내, 무릎 안쪽, 허벅지

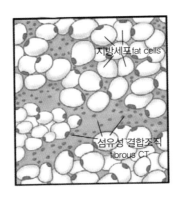

| 지방줄기세포 |

안쪽, 옆구리, 엉덩이, 가슴 등에서도 지방조직을 채취해 지방줄기세포를 얻을 수 있다. 보통 1g의 지방흡입 조직에서 40~50만 개의 세포를 분리할 수 있다. 개인마다 체지방의 양은 다르지만 세포 성분의 양은 차이가 없다.

재미있는 것은 같은 방법으로 지방을 채취하여도 채취 부위에 따라 지방줄기세포의 농도가 다르다는 것이다. 〈PRS Plastic and Reconstructive Surgery〉에 실린 논문에 의하면 복부, 무릎 안쪽, 허벅지 안쪽, 옆구리, 엉덩이에서 지방을 채취해 실험한 결과, 복부와 허벅지 안쪽에서 채취한 지방에 줄기세포가 더 많이 존재하였고 하복부의 줄기세포 농도가 상복부보다 5배나 높게 나왔다는 것을 확인할 수 있다.

골수

골수는 적혈구나 백혈구, 혈소판과 같은 혈액세포를 만들어 공급하는 뼈 사이의 공간을 채우고 있는 부드러운 조직이다. 골수는 어떻게 혈액세포를 생산해낼까? 골수는 두 종류의 줄기세포를 가지고 있다. 골수의 혈액에는 조혈모세포라는 것이 약 1% 존재하는데 이것은 모든 혈액세포를 만들어낼 수 있는 능력을 갖고 있다. 조혈모세포는 자기와 같은 세포를 만들어낼 수 있는 자기복제 능력과 산소를 운반하는 적혈구, 우리 몸에 침입하는 균들을 막아내는 백혈구, 지혈을 담당하는 혈소판으로 분화할 수 있는 혈구 분화 능력을 갖고 있어 혈액질환이나 면역질환 등의 난치성질환을 치료하는 데 유용하게 사용된다. 이러한 조혈모세포는 말초혈액 또는 제대혈에서도 얻을 수 있다. 말초혈액에 존재하는 조혈모세포는 골수에서 유래한 것이다.

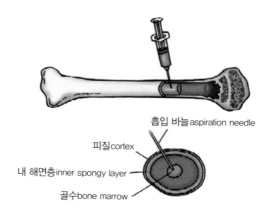

흡입 바늘aspiration needle

피질cortex

내 해면층inner spongy layer

골수bone marrow

| 골수가 채취되는 부위와 조혈모세포의 구성 |

조혈모세포의 수가 부족한 경우 재생불량성 빈혈이 발생하거나 과도한 방사선에 노출 후 빈혈이 발생할 수 있다. 이러한 경우에는 동종 이식을 하여 타인의 조혈모세포를 이식 받아 치료해야 한다. 조혈모세포가 병든 경우 급성 및 만성백혈병과 골수이형성 증후군등이 발병할 가능성이 있다.

골수에는 또 다른 한 가지의 줄기세포가 존재한다. 바로 중간엽 줄기세포이다. 중간엽줄기세포는 골수뿐만 아니라 지방, 태반, 제대혈에서도 채취 가능하다.

골수 채취법

골수를 채취하는 주된 목적은 조혈모세포를 추출하여 이식하기 위함이다. 조혈모세포가 가장 많이 존재하고 있는 곳은 엉덩이뼈 인데 공여자의 엉덩이뼈에서 골수액을 주사기로 채취한다. 골수 채취를 할 경우 채취일 4주 전부터 종합건강검진, 자가혈 채취 및 보관과 같은 필요한 과정을 미리 진행해야 한다. 골수 채취 과정은 다음과 같다.

조혈모세포 채취 하루 전에는 입원하여 저녁부터 금식하고 간단한 건강검진을 받고, 다음날 아침 일찍 수술실로 이동하여 전신마취 후 엎드린 자세에서 엉덩이뼈 속에서 채취용 주사기로 1회에 수 *ml* 씩 약 1~2시간에 걸쳐 골수액을 뽑는다(전신마취를 시행하고 채취하기 때문에 기증자는 전혀 통증을 느끼지 않는다).

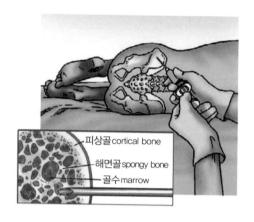

피상골cortical bone
해면골spongy bone
골수marrow

| 골수 채취 방법 |

조혈모세포 채취량은 환자의 사정과 기증자의 건강 상태에 따라 약 800～1,200ml을 채취하고 동시에 빈혈 예방을 위해 미리 준비해둔 자가혈을 수혈 받는다.

조혈모세포 채취 후 입원실로 돌아와 지혈을 위해 약 3～4시간 가량 움직이지 말고 가만히 있어야 하며 또한 마취가 풀리면서 채취 부위에 다소 통증이 생길 수 있지만 진통제를 투여받고 시간이 흐르면 좋아진다. 공여자는 당일 저녁부터 활동이 가능하다.

보통의 경우에는 채취 다음날 퇴원하므로 병원 입원 기간은 2박 3일을 필요로 하고 무리하지 않는 범위 내에서 활동이 가능하지만 조기 회복을 위해 약 일주일 이상의 특별휴가를 사용하는 것이 좋다.

골수 채취 후 사람마다 차이는 있지만 체질에 따라 채취 부위가 2~4일 정도 뻐근할 수 있다. 따라서 무리한 운동을 하지 않는 범위에서 일상생활로의 복귀가 가능하다. 채취하는 조혈모세포는 극히 일부이고 2~3주 내에 원상회복되기 때문에 공여자의 건강과 조혈모세포의 기능에는 문제가 생기지 않는다. 후유증은 거의 없지만 체질에 따라 간혹 통증과 열이 나는 경우가 있을 수 있다. 하지만 이러한 현상은 곧바로 치료된다.

제대혈

태아는 엄마의 자궁에서 모체의 태반과 연결된 탯줄을 통해 생명을 유지하고 발육에 도움이 되는 필수영양분과 산소를 공급 받는다. 제대혈은 엄마와 아기의 생명선 역할을 하는 탯줄에서 채취한 혈액을 말하며, 제대혈 속에는 대부분의 혈액세포를 생성하는 조혈모세포와 아주 조금 우리 몸의 연골과 뼈, 근육, 지방, 신경 등을 만드는 중간엽줄기세포가 들어 있다.

백혈병이나 재생불량성 빈혈과 같이 정상 혈액세포를 생성하는 데 문제가 있는 경우 과거에는 조혈모세포를 골수에서만 채취할 수 있었기 때문에 골수 이식이라 불렀지만 현재는 골수뿐만 아니라 말초혈액과 제대혈에서도 채취가 가능해졌기 때문에 조혈모세포 이식이라고 한다. 조혈모세포 이식이란 골수, 제대혈, 말초혈액에서 채취한 조혈모세포를 정맥을 통하여 주입하고 그 주입된 조혈모세포가 환자의 골수 안에서 살아 있게 하는 것을 말한다. 이식된 조혈모세포들이 골수에 살아 있게 되면 정상 혈액세포를 다시 만들 수 있기 때문에 항암 요법으로 비정상적인 악성세포를 제거하고 난 후 저장되어 있던 조혈모세포를 이식 받음으로써 백혈병과 같은 질병들을 완치할 수 있게 된다. 이처럼 조혈모세포는 끊임없는 자기복제와 분화를 통해 계속해서 건강한 혈액을 만들어냄으로써 백혈병, 악성 빈혈, 혈액암, 면역질환 등의 난치성질환 치료에 있어 중요한 역할을 하고 있다.

신생아가 태어나면 산모의 태반과 탯줄이 남아 있게 되는데 이때 탯줄에서 제대혈을 채취한다. 먼저 탯줄을 소독한 후 산모의 혈액이 제대혈과 섞이지 않게 한 다음 채혈백을 탯줄보다 아래에 놓고 주사기를 탯줄 정맥 내에 삽입하여 중력에 의해 혈액이 채혈백 안으로 들어가게 한다. 이러한 방법으로 보통 $100ml$ 정도의 혈액을 채취할 수 있으며 채취된 제대혈은 이식 받기 전까지 냉동보관을 하게 된다.

같은 양의 제대혈과 골수를 비교해보았을 때 제대혈에는 성인 골수의 약 10배에 해당하는 조혈모세포가 들어 있는 것으로 알려져 있다. 이런 특성으로 제대혈은 그 중요성이 강조된다. 제대혈은 골수에 비해 채취 과정이 안전하고 간편하다. 보통 탯줄 1개에서 채취 가능한 제대혈의 양은 $100ml$ 정도로, 이 속에 들어 있는 조혈모세포의 수나 기능은 골수 $1,000ml$ 속에 들어 있는 것과 비슷한 수준이다.

제대혈에 들어 있는 조혈모세포는 골수에 들어 있는 조혈모세포보다 미성숙하기 때문에 골수조혈모세포는 유전인자(HLA: 조직적합성항원) 6개가 다 일치해야 이식이 가능하지만 제대혈조혈모세포는 3~4개의 유전인자만 맞으면 이식이 가능하고 이식 수술 후에 면역학적인 부작용이 훨씬 적다는 큰 장점이 있다. 이렇듯 골수조혈모세포보다 미성숙한 제대혈조혈모세포를 이식하면 일부 유전인자가 일치하지 않는 이식에서도 합병증과 부작용이 적다. 제대혈조혈모세포는 골수조혈모세포에 비해 채취하기 쉬우며, 혈액세포로의 분화 능력과 자기복제 능력이 뛰어나 골수를 대체할 수 있는 조혈모세포 자원으로 각광받고 있다.

모낭

모낭은 포유동물만이 가지고 있는 피부의 부속기관으로 상피와 중간엽 사이의 상호작용에 의해서 태생기부터 발생이 시작되어 형성된다. 모발은 성숙 모낭에서 모낭모기질세포와 모유두세포가 모낭의 기저막을 통해 일어나는 상호작용에 의해 모기질세포의 특화된 분화로 생성되고 성장하게 된다. 모낭에는 피부와는 구별되는 멜라닌세포가 존재하며 이것이 모발의 색을 결정한다.

모낭의 구조

모낭을 종단면으로 살펴보면 두피의 상피층 아래로 누두부, 협부, 모낭하단부, 모구로 구분된다. 그리고 협부와 모낭하단부에 모

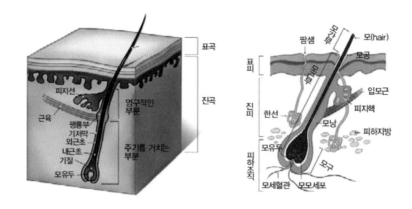

| 모낭의 구조 |

낭의 줄기세포 저장고인 팽릉부, 피지선, 입모근이 존재한다. 그리고 모낭의 모구는 성장기에는 피하지방층에 위치한다. 모구는 모유두세포와 매트릭스세포 그리고 멜라닌세포 등을 포함하고 있으며 모낭의 구조 및 생물학적 특성을 유지시켜주는 곳이다. 성숙 모낭의 구조를 살펴보면 하부의 모유두를 성장부의 모기질세포가 덮고 있으며, 그 위에 모발이 형성되어 있다. 이 중심부의 모발을 내측모근초와 외측모근초 그리고 결직초가 순차적으로 감싸고 있다.

모발의 성장과 유지

모발의 성장은 모기질세포의 각화를 통하여 이루어진다. 우선 외측모근초에 세포가 모구 상부로 이동하여 모구의 모기질을 형성하거나 모낭 상부로 이동하여 모간상피를 구성한다. 모발의 성장은 모구에 있는 모유두와 모기질세포 사이의 상호작용에서 시

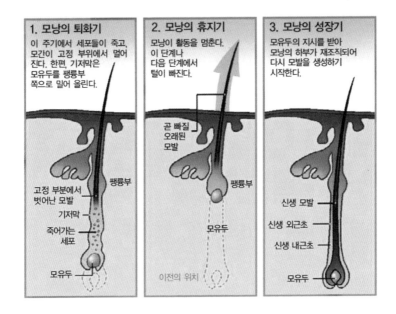

| 모낭의 성장 주기 |

작된다. 상호작용에 의해 모기질세포의 세포질에 케라틴 양이 증가하면서 세포소기관은 점점 퇴화되어 세포외기질 사이에 케라틴 섬유가 꽉 차 있는 모습으로 변하면서 모발 성장이 이루어진다.

　모주기는 모유두까지 침투되어 있는 모세혈관으로부터 영양공급이 원활하여 모기질세포의 분열이 활성화되어 모발이 성장하는 성장기, 모세혈관의 퇴화로 인해 영양공급이 제한을 받게 되면서 모발 성장이 멈추고 모낭 구조가 퇴화되기 시작하는 시기인 퇴행기, 모발이 서로 분리되어 탈락되는 휴지기로 구성되어 있다.

모낭줄기세포

날이 갈수록 탈모 환자가 늘어나고 있다. 탈모를 치료하거나 개선하기 위해 여러 가지 방법이 사용되고 있는데, 최근 줄기세포를 이용한 탈모 치료법이 개발되어 화제가 되고 있다. 모낭에는 모낭 돌출부bulge, 외측모근초 및 모유두 부분에 줄기세포가 존재하는 것으로 알려져 있다. 이러한 모낭줄기세포는 동물모델에서 탈모를 방지하고 모발 형성을 촉진하는 것으로 보고되었다.

모낭줄기세포는 모낭세포 재생에 관여할 뿐만 아니라 척수가

1. 발모 효과(좌: 줄기 세포 투여 전, 우: 줄기세포 투여 3개월 후)

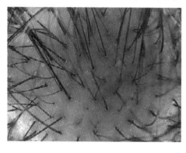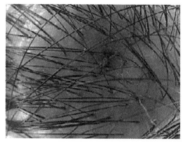

2. 모발이 두꺼워지는 효과(좌: 줄기세포 투여 전, 우: 줄기세포 투여 3개월 후)

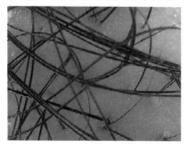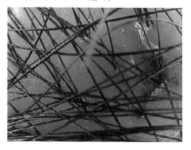

| 탈모 임상시험 |

손상된 쥐에 삽입한 결과 신경세포로 분화하여 척수손상을 개선시켰다. 이러한 결과는 모낭줄기세포가 뇌졸중, 파킨슨병, 다발성 경화증, 루게릭병 등의 치료에 적용될 수 있음을 말해준다. 또한 모낭줄기세포는 피부재생에도 관여하는 것으로 밝혀졌다. 즉 피부에 상처가 생겼을 때 피부를 재생하는 원초적인 줄기세포가 모낭에 존재한다는 것이다. 모낭줄기세포는 환자 자신의 모낭에서 채취해 쓸 수 있기 때문에 이식했을 때 거부반응이 없으며 배아줄기세포와 달리 윤리적 문제를 피할 수 있다는 장점이 있다.

태반

태반placenta은 임신 중에 태아를 위해 특별히 만들어지는 것으로 무게 500g, 지름 5~20cm, 두께 2~3cm 정도의 원반 모양이

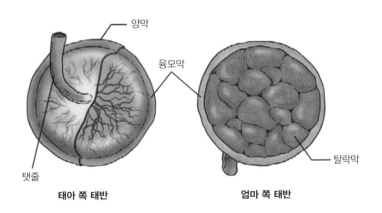

| 태반의 구조 |

다. 태반의 한쪽은 엄마, 다른 한쪽은 태아와 맞닿아 있으며 그 사이 공간에 엄마의 혈액이 담겨 있어 태아에게 영양분을 공급한다. 태반은 양막, 융모막, 탈락막으로 구성되어 있으며, 태아의 성장을 돕고 미성숙한 태아의 심장, 폐, 간, 신장 등의 기능을 대신하고 해로운 물질의 침입을 방지하는 역할을 한다.

태반에 있는 줄기세포를 태반줄기세포라고 한다. 태반에는 제대혈의 1,000배에 달하는 많은 양의 중간엽줄기세포가 있다. 따라서 태반줄기세포는 여러 번 사용이 가능하며, 증식이 잘 되고 다른 세포로 분화도 가능하다. 이러한 특징으로 인해 태반줄기세포는 다양한 질환에 이용될 수 있다. 태반줄기세포는 존재하는 위치에 따라 양막줄기세포, 융모막줄기세포와 탈락막줄기세포로 나뉜다.

1) 양막줄기세포

양막은 태아를 둘러싸고 있는 얇은 막으로, 임신 초기에 형성되며 양수가 들어 있어 아기를 물리적 충격으로부터 보호하고 여러 활성인자들을 분비한다. 이러한 양막에는 두 가지 줄기세포가 존재하는데 지방줄기세포와 같은 중간엽줄기세포와 상피줄기세포가 그것이다. 양막상피세포가 다능성 줄기세포의 능력이 있음은 여러 연구에 의해 입증되었고, 양막중간엽줄기세포에서도 세 가지 생식세포인 외배엽, 중배엽, 내배엽으로 분화될 수 있다는 것이 입증되었다. 양막유래줄기세포는 항염증 기능, 흉터 형성 억제, 통증 억제 등의 특성을 가지고 있다.

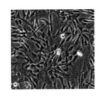

양막유래중간엽줄기세포Mesenchymal stem cells
치료제로 쓸 수 있는 충분한 세포 수 확보가 용이함.

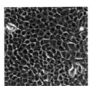

양막유래상피줄기세포Epithelial stem cells
상처 치유, 신경 분화, 표피조직 분화 능력이 뛰어남. 화상 치료,
안과 영역, 척수손상, 파킨슨병 등에 적용 가능하나
특별한 배양 기술이 필요함.

2) 융모막줄기세포

융모막은 수정란에서 발생하여 태아나 양수를 싸고 있는 난막
의 일부로서 양막과 탈락막의 사이에 있는 얇은 막이다. 융모막에
는 지방줄기세포와 같은 중간엽줄기세포가 존재하며 지방조직,
연골조직, 골조직, 근육조직 및 신경조직으로 분화할 수 있는 능력
이 있음이 밝혀져 줄기세포로서의 능력이 입증되었다.

3) 탈락막줄기세포

탈락막이란 수정란이 자궁에 착상되기 위해 자궁의 상피세포가
변형되어 형성된 막으로, 배아가 자궁내막에 들어갈 수 있게 해주
며 태아를 모체에 의한 면역학적 반응으로부터 보호, 배아 모양을
지지하는 등의 기능을 한다.

탈락막에는 지방 및 골수에 존재하는 중간엽줄기세포가 존재하
며 이러한 줄기세포는 여러 가지 다양한 세포로 분화 가능한 능력

을 가지고 있다.

태반줄기세포를 이용한 치료는 무궁무진하다. 현재 연구 중이거나 임상 중인 질환은 다음과 같다.

- 백혈병 및 각종 혈액암: 급성백혈병, 단성백혈병, 림프종, 골수이형성증후군, 신경아세포종, 유방암
- 악성 혈액질환: 재생불량성 빈혈, 판코니 빈혈, 지중해성 빈혈, 무거핵구성 혈소판감소증
- 선천성 대사장애: 고셔병, 헐러증후군, 헌터증후군 등
- 면역이상질환: 중증 면역결핍증, ADA 효소결핍증 등
- 자가면역질환: 중증 류머티스 관절염, 루푸스, 다발성경화증
- 세포손상질환: 구순구개열, 뇌성마비, 화상 등

4) 태반줄기세포를 이용한 질병 치료

임신 초기와 임신 말기의 양막유래중간엽줄기세포와 융모막유래중간엽줄기세포는 HLA-A, B가 낮은 수준으로 발현되고 HLA-DR은 발현되지 않는 면역학적 특성이 있다. 이러한 태반유래줄기세포는 지방줄기세포와 같이 여러 가지 질병을 치료하는 세포치료제로의 가능성이 최근 연구를 통해 밝혀지고 있다.

간세포의 재생

2010년 이Lee 등은 간세포의 파괴와 섬유화를 일으키는 사염화

탄소란 약물을 투여한 쥐에 사람의 태반유래중간엽줄기세포를 투여한 결과 줄기세포를 투여하지 않은 동물에서보다 융모막태반줄기세포를 투여한 그룹에서 간 섬유화가 적게 진행되었음을 확인하였다.

심근경색의 회복

심근경색에 대한 연구로는 갓 태어난 어린 쥐의 심장을 양막유래중간엽줄기세포를 함께 배양한 결과 양막유래중간엽줄기세포가 심장조직 내로 들어가 심근세포와 유사한 세포로 분화됨을 확인되었다. 쥐의 심장에 심근경색을 유발한 후, 양막상피유래 줄기세포를 투여한 결과 양막상피줄기세포가 심근조직 내에서 2개월간 생존하였으며 심근세포와 유사한 세포로 분화되었음을 확인되었고 치료 효능도 확인되었다.

폐 손상의 회복

2009년 카그노니Cargnoni 등은 폐세포의 파괴와 폐섬유화를 일으키는 브레오마이신이란 약물을 투여하여 폐 손상을 유발한 쥐에게, 태반유래줄기세포를 투여하였을 때, 폐조직 내에 백혈구의 침윤 정도, 폐의 섬유화가 유의적으로 감소하여, 브레오마이신에 의한 폐의 염증 및 섬유화를 방지하였다고 보고하였다.

신경 손상에 대한 효능

2010년 크란즈Kranz 등은 뇌졸중을 일으킨 쥐에게 태반유래중간엽줄기세포를 투여하여, 뇌의 손상 정도와 행동학적 기능의 개선을 평가하였다. 기능적 검사에서 뇌졸중 유발 8시간과 24시간 후에 2회에 걸쳐 태반유래줄기세포를 투여하였을 때, 24시간 후 1회 투여한 동물보다는 8시간과 24시간에 2회 투여한 동물에서 뇌의 기능이 향상됨을 보였다.

골 손상에 대한 효능

2010년 리Li 등은 분만 후 배출되는 사람 태반에서 분리한 중간엽성의 줄기세포의 다발성 골수종에 대한 효능을 알아보기 위해 사람 태반유래줄기세포를 뼈 내에 투여한 결과, 다발성 골수종의 성장을 억제하고, 뼈의 생성을 촉진하며, 뼈의 소실을 방지하였다고 보고하였다.

당뇨

2010년 카담Kadam 등은 태반에서 중간엽줄기세포를 분리하여, 이러한 세포들이 중간엽줄기세포의 특징인 지방분화, 골분화, 연골분화, 신경세포분화함을 확인하였다. 그리고 태반중간엽줄기세포가 췌장도세포와 유사한 세포로 분화함을 확인하였고 췌장도세포와 유사한 세포로 분화시킨 세포 또는 분화시키지 않은 태반유래중간엽줄기세포를 당뇨병을 일으킨 쥐에게 투여한 결과 정상혈당을 유지하는 효과가 있음을 보고하였다.

면역조절

2005년 리Li 등은 태반유래중간엽줄기세포가 타가유래 제대혈 내의 림프구의 증식을 억제하는 능력을 지녔으며 조혈모세포(제대혈 이식) 이식시 발생할 수 있는 이식거부반응에 대한 조절능력이 있다고 보고하였다. 2008년 프래더Prather 등은 태반중간엽줄기세포가 제대혈 이식 후 제대혈의 생착을 촉진시켰다고 보고하였다.

신경

신경계nervous system는 각종 자극을 받아 그것을 빠르게 전달하여 자극에 대한 반응을 생성하는 기능을 하며, 우리 몸의 전체를 관장하는 매우 중요한 시스템이다.

신경계는 크게 중추신경계central nervous system와 말초신경계 peripheral nervous system로 구분된다. 중추신경계는 들어온 자극을 종합, 반응을 전기적인 신호 형태로 생성하는 신경계이다. 말초신경계는 중추신경계로부터 온 전기신호를 전달하는 역할을 한다. 척추동물에서 중추신경계는 뇌와 척수에 해당하며 말초신경계는 신경섬유의 형태로 되어 있으며, 감각기관과 근육 및 내장 등을 중추신경계와 이어주는 역할을 한다. 중추신경계는 주로 연합 뉴런interneuron으로 구성되어 있고, 말초신경계는 동물이 의식적으로 조절할 수 있는 작용을 맡고 있는 체성신경계somatic nervous system(운동신경과 감각신경으로 구성됨)와 의식적으로 조절할 수 없는 작용을 맡고 있는 자율신경계autonomic nervous system로 구분할 수 있다. 자율신경계는 다시 서로 반대되는 작용을 하는 교감신경계와 부교감신경계로 나뉜다.

신경계는 '신경세포'라는 매우 특수한 세포로 구성되어 있다. 신경세포는 기본적으로 뉴런neuron이라고 하는 신호전달의 중심이 되는 세포와 그 외에 보조적인 역할을 수행하는 아교세포glial cells로 구성된다. 신경세포는 긴 섬유 형태이며 수상돌기dendrite와 축색돌기axon라는 두 가지 돌기가 신경세포체soma로부터 뻗어 나와 있다. 보통 축색돌기를 신경섬유nerve fiber라고 하며, 이러한 이유 때문에 보통 신경nerve을 신경섬유다발을 일컫는 말로 사용하기도 한다. 긴 꼬리 형태의 축색돌기는 세포에서 내보내는 정보를 다른 세포에 보내는 발신자 역할을 한다. 수상돌기는 나뭇가지 형태로 세포체에 퍼져 있는데 다른 세포에서 보내는 정보를 받는 수신자 역할을 한다. 다른 신경세포와 교류하는 방법은 다음과 같다. 축색돌기 끝에 있는 작은 공간인 시냅스synapse(접합부)에서 신경전달물질(화학성분: 대표적으로 아세틸콜린이 있음)이 방출되어 인접 세포의 수상돌기로 보내져 신호전달이 이루어진다. 신경세포에서 신호전달의 방식은 한마디로 전기적 신호를 화학적 신호로 전달한다고 할 수 있다. 자극에 대해 방출되는 신경전달물질이 다르며 이로 인해 자극에 대한 반응이 다양하게 일어나게 된다.

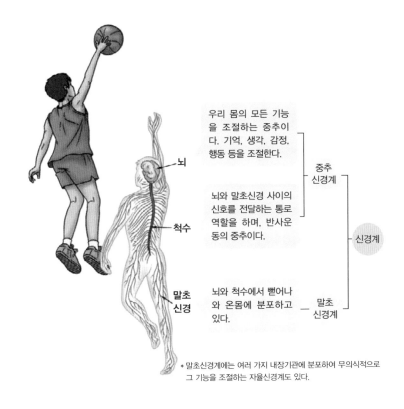

뇌

척수

말초
신경

우리 몸의 모든 기능
을 조절하는 중추이
다. 기억, 생각, 감정,
행동 등을 조절한다.

중추
신경계

뇌와 말초신경 사이의
신호를 전달하는 통로
역할을 하며, 반사운
동의 중추이다.

신경계

뇌와 척수에서 뻗어나
와 온몸에 분포하고
있다.

말초
신경계

* 말초신경계에는 여러 가지 내장기관에 분포하여 무의식적으로
  그 기능을 조절하는 자율신경계도 있다.

| 사람 신경계의 구조 |

신경세포와 더불어 우리가 생각하고 느끼는 것을 전달하는 데 관여하는 아교세포는 지지세포로서 다시 별 모양의 형태를 띤 성상세포astocyte와 세포체에 수상돌기와 비슷한 모양의 돌기가 여러 개 붙어 있는 형태를 하고 있는 희돌기교세포oligodendrocyte로 이루어진다. 아교세포는 신경세포에 비해 그 수가 약 9배 많고 신경세포의 생존에 필요한 영양분을 공급하는 기능을 한다.

신경계질환

신경계는 우리 몸의 활동을 전체적으로 조절하고 규제하는 매우 정교한 시스템이다. 따라서 신경과 관련된 질병은 우리 몸 전반에 걸쳐서 나타나게 된다. 신경계에 해당하는 기관들은 뇌나 척수 등과 같이 매우 중요한 것들이다. 따라서 신경계에 이상이 생길 경

종류	장점
혈관 장애 vascular disorder	뇌졸증(stroke) 일과성뇌허혈증(TIA: transient ischemic attack) 뇌출혈(cerebral hemorrhage) 혈종(hematoma)
감염 infection	뇌수막염(meningitis) 뇌염(encephalitis) 소아마비(polio)
구조적 장애 structural disorder	뇌와 척추 부상(brain and spinal cord injury) 안면근육실조(bell's palsy) 뇌와 척추 종양(brain and spinal cord tumors) 말초신경장애증(peripheral neuropathy)
기능성 장애 functional disorder	두통(headache) 간질(epilepsy) 어지러움(dizziness) 신경통(neuralgia)
퇴행성 장애 degenerative disorder	파킨슨병(Parkinson's disease) 다발성경화증(multiple sclerosis) 근위축성측색경화증(ALS: amyotrophic lateral sclerosis, 루게릭병) 헌팅턴병(Huntington's disease) 알츠하이머병(Alzheimer's disease)

| 신경계 질환 |

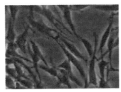

미분화된 지방줄기 세포

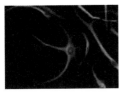

분화 중인 지방줄기 세포
지방중간엽줄기세포가 특정한 조건 하에서 신경세포로 분화
하고 있다. 신경세포 특이 단백질의 발현이 면역형광염색을
통해 확인되고 있다.

| **신경세포로 분화하는 지방줄기세포** |

우 심각한 병이 생길 가능성이 높다.

특히 퇴행성 신경질환의 경우 대부분 발병 원인이 알려져 있지
않아서 확실한 치료법이 거의 없고, 발병하게 되면 환자가 사망하
기 전까지 지속적으로 병이 진행되는 경우가 많다.

최근 이러한 퇴행성 신경질환의 치료를 위해서 다양하고 활발
한 연구가 진행되고 있다. 그중에서도 특히 뇌에 존재하는 신경줄
기세포를 포함하여 지방, 골수 등 다양한 조직으로부터 얻어진 줄
기세포를 이용한 치료가 활발하게 진행 중이며, 여러 좋은 실험 결
과가 나오고 있다. 그만큼 줄기세포를 이용해 퇴행성 신경질환을
치료할 수 있게 될 가능성이 커졌다.

생체 내로 들어간 줄기세포는 체내에서 신경세포로 분화되거나
주변의 신경세포재생을 촉진시켜 신경세포의 기능을 활성화시킨

다. 따라서 신경세포손상으로 인한 질병을 치료할 수 있다. 이것이 바로 줄기세포 치료 요법의 원리이다. 앞의 사진은 지방줄기세포가 체외에서 신경세포로 분화되는 모습을 보여주고 있다.

간

간은 척추동물의 소화관에 총쓸개관(총담관)을 통해 열린 기관을 말한다. 발생학적으로는 십이지장 부위에서 팽출하여 형성된 내배엽성 기관이다. 간은 인체에서 가장 큰 샘으로 약 1.2~1.4kg의 무게를 가지고 있으며, 오른쪽 횡경막 아래 복부에 위치하여 늑골의 보호를 받고 있다.

간은 많은 세포로 구성되어 있으며 그 사이를 담관과 혈관이 지나간다. 간은 간세포가 줄 모양으로 간세포색이라는 조직을 구성하고, 문맥portal circulation은 간 안에서 갈라져 동양혈관망을 이루었다가 다시 모여 간정맥을 이루는 구조로 되어 있다.

문맥은 간에 필요한 영양소와 산소를 공급하기 위한 혈관이다. 우리가 먹은 음식물은 소화기관에 의해 소화, 흡수되어 심장으로 돌아가기 전에 대부분의 영양소가 문맥을 통하여 간으로 들어간다. 간은 이 영양소를 사용하여 생명 유지에 필요한 물질을 생산, 저장, 전환시키는 기능을 한다. 간은 몸 밖에서 들어왔거나 몸 안에서 생성된 유독성분을 무독성물질로 만들어 혈액에 보내는 작용을 한다.

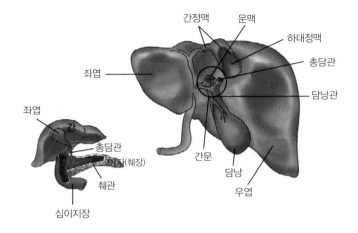

간정맥　문맥
하대정맥
좌엽　총담관
담낭관
좌엽
간
총담관
이자(췌장)
췌관
십이지장
간문
담낭
우엽

| 간의 모습 |

간은 이미 성숙한 간세포hepatic oval cell와 난원세포hepatic proge-nitor cell라는 두 개의 대표적인 줄기세포를 내포하고 있으며, 이 중 성숙한 간세포는 탁월한 재생력으로 자기증식하여 간재생에 중요한 역할을 하므로 과거부터 줄기세포로 정의되어 왔다. 간 내의 두 번째 줄기세포인 난원세포는 소량의 줄기세포로 문맥 주위 부위의 담관 표피에 존재하며, 간 실질로 이주하여 간재생 과정에 관여한다. 화학물질의 투여, 간절제술, 사염화탄소CCL₄를 이용해 간손상을 유도하면, 난원세포가 활성화되어 간세포와 담도세포로 분화하고, 간의 손실된 양을 회복시켜 손상된 간을 구한다. 일반적으로 심한 간손상으로 간세포 자체 증식의 한계점에 도달할 경우, 간 내의 줄기세포가 활성화된다(배시현, "간질화에서 줄기세포 임상 적용의 전망", 〈대한간학회지〉, 대한간학회).

피부

피부는 표피, 진피, 피하조직으로 구성되어 있으며, 그 안에 신경, 혈관, 땀샘, 기름샘, 아포크린샘 및 털이 존재한다. 또한 표피의 각질세포keratinocyte와 각질세포 간의 지질에 의해 체액 소실을 방지하고 외부의 유해인자로부터 신체를 보호하는 장벽 역할을 한다.

표피줄기세포epidermal stem cells는 손상되지 않은 성숙 표피, 즉 모낭, 모낭 내 상피interfollicular epithelium의 각질세포, 기름샘에 존재한다. 각질세포는 피부의 손상에 대비한 최초 방어 장벽으로서, 활성된 각질세포는 다양한 사이토카인과 성장인자를 분비한다.

표피줄기세포는 표피를 완전히 회복하고 재생시킬 수 있는 능력이 있으며 적절한 자극이 주어지면 다른 종류의 세포와 조직으로도 분화가 가능한 것으로 알려졌다. 즉, 최근 연구에서는 인간의 피부에서 파생된 줄기세포가 신경세포로의 분화 능력을 가지는 것으로 밝혀져 피부줄기세포가 피부 회복 능력 및 다른 질환에의 적용 가능성이 제시되었다.

인공피부를 재생시키는 데 피부세포를 이용하는 방법과 지방에 존재하는 성체줄기세포가 사용되었고, 이러한 세포 간의 차이점을 비교한 결과 지방유래성체줄기세포를 이용한 인공피부에서 기존의 방법으로 배양된 인공피부에 비해 과립층이 보다 뚜렷하게 형성된 것을 볼 수 있었다. 즉, 지방유래성체줄기세포를 사용하여 배양한 인공피부 표피의 분화 상태가 피부섬유모세포를 사용하여 배양한 인공피부의 표피보다 실제 피부와 더 유사하다는 것이다. 이러한 이유에 대해 조사해본 결과 피부섬유모세포에 비해 지방 유래줄기세포가 더 많은 피부재생 관련 인자들을 분비하는 것으로 밝혀졌다.

근육

근육 운동의 주체가 되는 것은 근을 구성하는 근세포(근섬유)로서, 개개의 근세포가 수축해서 근 전체의 수축 활동이 된다. 골격근은 근세포가 집합해서 근다발을 만들고 그것이 여러 개 모여서 한 개의 근개체를 형성하는데, 각각의 근개체는 결합조직성 근막에 의해 둘러싸인다. 골격근은 한 개의 뼈와 다른 뼈 사이에 걸쳐

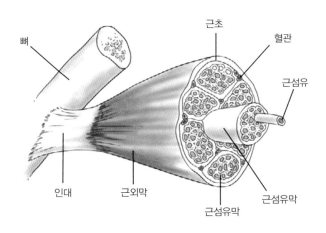

뼈 · 근초 · 혈관 · 근섬유 · 인대 · 근외막 · 근섬유막 · 근섬유막

| 근육의 구조 |

서 부착되는데 이 부착은 근조직에서 이행하는 힘줄(건)에 의해 행해진다. 하나의 골격근을 관찰해보면, 표면은 근막으로 싸여 있고, 양 끝은 힘줄로 뼈에 부착되어 있다. 한 개의 근육은 수많은 근세포의 다발이다. 따라서 한 개의 근세포를 근섬유라 한다. 근섬유의 지름은 약 100μm이나 길이는 근육에 따라 다르다. 근섬유와 근섬유 사이에는 모세혈관이나 신경이 들어 있으며, 간극은 결합조직으로 채워져 있다.

근육유래줄기세포는 근육손상 시 근육조직의 재생에 관여하는 근육모세포myoblast 및 근육위성세포satellite cell 중 일부분에서 분리되는 것으로 알려져 있다. 근육줄기세포는 세포 배양 시 많은 양의 세포를 단시간 내에 구할 수 있으며, 바이러스나 기타 벡터들로 유전자전달transfection이 용이하다. 또한 세포와 세포가 접촉 시 근육섬유로 분화되어 성장이 멈추기 때문에 과분화에 의한 부작용이나 암세포로 전환되지 않는 특징이 있다.

최근 근육유래줄기세포가 뼈, 연골, 지방, 인대, 근육 등의 여러 조직의 세포로 분화한다는 연구가 보고되었으며, 특히 근육으로부터 분리된 줄기세포 및 전구세포가 신경계통 유사세포로 분화되었다고 보고되었다. 동물실험에서 인체 근육유래줄기세포를 말초신경 결손 부위에 이식한 결과 이식된 세포가 신경세포 및 신경지지세포로 분화하여 신경재생 능력을 향상시키는 것으로 알려졌다.

줄기세포는 어떤 질병 치료에 적용되고 있는가?

줄기세포로 치유가 가능한 질병은 무엇인가?

성숙한 조직과 기관에는 성체줄기세포가 있다. 성체줄기세포는 다양한 신경세포로 분화할 수 있는 신경줄기세포, 골수세포로 분화할 수 있는 조혈모세포, 뼈, 연골, 지방, 근육, 신경 등으로 분화할 수 있는 중간엽줄기세포, 간세포로 분화할 수 있는 간줄기세포 등을 포함한다.

그중에서도 중간엽줄기세포는 골세포뿐만 아니라 연골세포, 지방세포, 근육세포, 섬유세포, 신경세포 등 여러 가지 인체를 구성하는 세포들로 분화할 수 있는 능력을 가진다. 중간엽줄기세포는 제대혈과 골수 등에 존재하지만, 지방과 태반에는 골수보다 1,000배나 많은 중간엽줄기세포가 있다.

현재 줄기세포가 적용되는 신경질환으로는 파킨슨병, 알츠하이머병, 척수손상, 뇌졸중 및 루게릭병, 다발성경화증 등이 있다. 이러한 질병들에 대해 줄기세포 치료법이 활발히 연구되고 있으며 특히 환자 본인의 지방으로부터 얻어진 지방줄기세포를 이용하는 신경질환 치료를 위한 줄기세포 연구가 진행 중이다.

현재 심혈관계 및 내분비질환으로 인한 심근경색과 심부전증 등에 이용할 수 있는 줄기세포 치료 요법이 연구 중이다. 또한 제1형 당뇨병에 대한 치료 요법으로 줄기세포를 이식할 수도 있다. 줄기세포 이식은 췌장 이식에 비해 매우 간단하다. 당뇨병 환자들에게는 희소식이 아닐 수 없다. 환자의 지방에서 분리한 줄기세포를 이용하여 혈관을 재생함으로써 버거씨병Buerger's disease, 중증 하지허혈성질환, 동맥경화증 치료에도 적용되고 있다.

골 및 관절질환에도 줄기세포 치료가 적용 가능하다. 퇴행성 관절염을 치료하기 위해 적용되고 있는 자가연골세포 치료(공여자의 정상 연골조직으로부터 세포를 분리한 후, 시험관 내에서 연골세포를 증폭하여 퇴행성 관절염 부위로 넣는 기술)는 공여자로부터 얻을 수 있는 조직양의 한계, 공여자의 연령, 연골세포 특성 변화 등으로 인해 적용에 한계가 있다.

자가연골세포 치료의 한계점을 극복할 수 있는 방법으로 대두되는 것이 자신의 지방으로부터 분리한 중간엽줄기세포를 많이 키워서, 줄기세포를 관절강 내로 주입시켜 관절염을 치료하는 것이다. 현재 임상시험이 진행 중에 있고 치료 효과가 좋은 것으로 보고되었다. 폐경기 여성의 골다공증을 치료하기 위해 지방 또는 골수유래중간엽줄기세포를 골세포로 분화시킨 후 환자의 신체에 이식하여 골다공증을 치료할 수 있다. 뼈가 부러진 후 다시 유합되지 않는 불유합에 있어 자신의 정상 뼈를 떼어내어 이식하는 방법의 단점인 심한 통증과 뼈 부족 등을 극복하기 위해 지방중간엽줄기세포를 분리배양하여 골형성세포로 분화시킨 후 이식하거나 지방중간엽줄기세포와 골세포를 동시에 이식하는 연구가 진행 중이다. 인공관절 시술 후 발생하는 무균성 해리 현상을 감소시키기 위

분류	종류
신경계질환	파킨슨병, 치매, 알츠하이머병 척수손상, 뇌졸중, 루게릭병, 다발성경화증 등
심혈관계 및 내분비질환	심근경색, 심부전, 버거씨병, 중증하지허혈, 동맥경화, 당뇨병 등
골 및 관절질환	퇴행성 관절염, 무균성 해리(인공관절 이식 후), 골다공증, 골 불유합, 두개골손상, 연골손상, 건 및 인대손상 등
자가면역질환	전신 홍반성 낭창(루푸스), 자가갑상선염, 류머티스 관절염, 자가면역성 난청, 아토피, 천식 등
암	유방암, 피부암(카포시 육종, 멜라노마), 폐암 등
그 외 질환	간경변, 요실금, 신부전, 망막질환, 화상, 창상, 만성 폐쇄성 폐질환 등

| 지방줄기세포로 치유 가능한 질병 |

해 지방중간엽줄기세포를 배양하여 인공관절의 표면에서 자라게 한 다음 환자에게 수술하는 방법이 적용되고 있다.

자가면역질환 치료에도 지방줄기세포가 이용되고 있다. 자가면역질환이란 몸에 있는 면역체계가 이상적으로 활성화되어서 자기 자신의 세포를 공격하여 죽임으로써 발생하는 질병이다. 전신 홍반성 낭창(루푸스), 자가갑상선염, 류머티스 관절염, 자가면역성 난청, 아토피 등이 자가면역질환이다. 이러한 질환의 치료에 자기 자신의 복부에서 추출하여 분리배양된 지방줄기세포가 적용되고 있고 효과가 입증되고 있다.

혈액암 이외에 암 분야에서는 특히, 유방암에서의 줄기세포 치료가 가장 활발하다. 줄기세포를 이용한 항암 요법은 화학 요법이나 방사선 요법의 부작용도 경감시켜 준다. 최근에는 지방유래줄기세포가 피부암의 일종인 카포시 육종의 성장을 억제시켜 암세포를 가진 동물의 생존율을 증가시켰다는 보고가 있다.

이외에도 지방중간엽줄기세포를 간경변, 요실금, 신부전, 망막질환, 화상, 창상 및 탈모 치료에 이용하고자 하는 노력들이 행하여지고 있다. 이처럼 지방줄기세포를 다양한 질병 치료에 이용하는 이유는 지방줄기세포가 다른 줄기세포와는 달리 지방에서 쉽게 분리배양되며, 자가의 세포를 이용하므로 면역에 의한 거부반응이 없으며, 배아줄기세포와 달리 암을 유발하지 않아 임상적으로 매우 중요한 장점을 갖고 있기 때문이다.

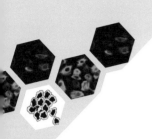
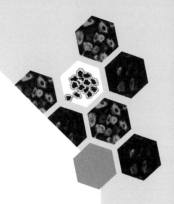

2부

줄기세포 능력과
질병·예방 치료의 적용

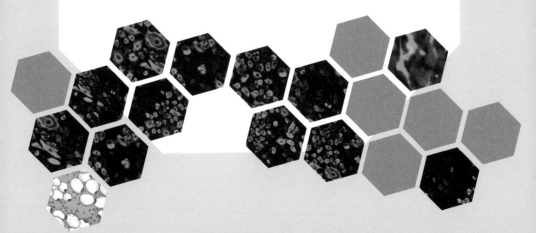

04

혈관 형성 능력

혈관이란 무엇인가?

식생활이 서구화되고 노령화가 진행됨에 따라 심근경색, 뇌혈관
질환, 말초혈관성질환 등의 허혈성질환ischemia, 즉 혈관이 막혀서
유발되는 질환이 급격히 증가하고 있다. 앞으로 그 발병률은 더욱
증가할 것으로 예상된다.

약물 요법과 수술 요법의 발달에도 불구하고, 허혈성 손상이 발
생하면 손상된 조직은 극히 일부분만 재생되기 때문에, 심각한 후
유증을 초래한다. 혈관류와 손상된 조직의 보존을 위한 기존 치료
방법이 갖는 한계를 극복하고 보다 근본적이고 완전한 치료를 위
해 줄기세포를 이용한 세포치료제 개발이 활발히 진행되고 있으

며, 그 중심에 자가지방유래중간엽줄기세포가 자리 잡고 있다.

혈관은 어떻게 만들어지나?

인체 내의 혈관이 만들어지는 과정은 크게 기존 혈관으로부터 혈관내피세포endothelial cells가 주위 조직 내로 이동, 성장한 세포에 의해 형성되는 혈관신생angiogenesis 기전과 혈액 내에 순환하는 세포가 조직 내로 회귀하여 혈관을 만드는 맥관형성vasculogenesis 기전이라는 두 가지 경로로 구분된다.

1997년 터프츠Tufts대학의 엘리자베스 메디컬센터St. Elizabeth Medical Center의 아사하라Asahara 등에 의해 혈관내피전구세포(EPCs: endothelial progenitor cells)에 의하여 혈관이 생겨난다는 사실이 밝혀졌다.

혈관내피전구세포의 정의

우르비히Urbich 등은 골수, 말초혈액, 그리고 제대혈과 같은 조혈계 기원, 혹은 지방fat, 골격근skeletal muscle, 심근heart muscle, 신경nerve과 같은 비조혈계 조직 기원 줄기세포를 모두 포함하여 혈관내피세포로 분화할 수 있는 능력을 지닌 세포를 모두 혈관내피전구세포로 정의하였다.

혈관내피전구세포는 기원 조직과 세포에 따라 형태학적 특성과 생물학적 특성에 다소 차이를 보이나, 궁극적으로는 혈관내피세포로의 분화 능력을 가진다. 혈관내피세포로의 분화가 가능한지 여부는 혈관내피세포 고유의 기능을 확인하거나 분화된 세포가 혈관내피세포 표면 항원을 가지고 있는지 확인하면 알 수 있다. 즉, Ac-LDLacetylated low density lipoprotein을 세포질 내로 섭취uptake할 수 있는 능력 및 산화질소nitric oxide 생성 능력, 그리고 성숙한 혈관내피세포에서만 발현되는 단백질인 PECAM-1(platelet-endothelial cell adhesion molecule-1: 혈소판-내피세포 결합 단백질-1), VE-cadherinvascular endothelial cadherin, vWFvon Willebrand Factor, KDR(kinase insert domain receptor=vascular endothelial growth factor recepter 2: 혈관내피성장인자 수용체 2)이 발현될 때 혈관내피세포로 분화하였다고 정의할 수 있다.

혈관내피세포로 분화될 수 있는 지방유래중간엽줄기세포

사람에서 혈관재생 효과를 얻기 위해서는 최소 1천만 개 내지 1억 개의 혈관내피전구세포가 필요하며, 이 정도 용량을 얻기 위해서는 12ℓ의 말초혈액이 필요하지만, 지방조직은 간단한 마취와 처리로 뱃살이나 허벅지 등에서 충분한 양의 조직을 용이하게 얻을 수 있는 장점이 있어 자가유래줄기세포치료제를 제조하기 위해 현실적으로 이상적인 조직원이다.

한국의 바이오스타 연구원은 단 5g의 지방조직으로부터 수억 개의 중간엽줄기세포를 2~3주 만에 배양할 수 있는 표준공정을 확립하였다. 이 공정을 통해 만들어진 중간엽줄기세포가 혈관내피세포로 분화되고 실제로 허혈성질환을 치료할 수 있는 능력을 가졌음을 여러 실험을 통해 증명되었다. 지방유래중간엽줄기세포를 매트리젤matrigel에 파종한 후 물리적인 힘을 가하거나 혈관성장인자를 첨가한 결과 모세혈관과 유사한 그물망 구조를 형성하였다. 지방줄기세포로부터 분화된 혈관내피세포에서 VEGFR-2vascular endothelial growth factor receptor 2, vWFvon 등 혈관내피세포의 특이 세포표면 표지자가 발현하였으며, UEA-1ulex europaeus agglutinin-1 및 Ac-LDLacetylated low density lipoprotein 등 혈관내피세포가 가지는 능력이 관찰되어 지방줄기세포가 혈관내피세포로 분화됨이 확인되었다. 이러한 지방줄기세포의 혈관 형성angioplasty 능력은 혈액순환과 관련된 각종 질병의 예방과 치료에 효과적이라고 할 수 있다. 심근경색, 허혈성질환, 뇌졸중, 협심증, 버거씨병, 당뇨병성 족부궤양 등의 질병 치료에 지방줄기세포가 혈관 형성 능력을 바탕으로 적용되고 있다.

혈관 형성 능력, 심혈관계질환 예방과 치료

혈관 형성 능력은 결국 줄기세포가 심혈관계질환 예방과 치료에 적극적으로 활용될 수 있음을 의미한다. 그리고 온몸의 혈액순환을 관할하는 심장은 심혈관계통의 건강과 노화, 질병에 큰 역할을 담당한다.

심장은 심혈관계의 가장 중요한 기관이다. 약 1분에 한 번씩 혈액계의 모든 구성물을 순환시킴으로써 온몸에 필요한 혈액을 펌프질하여 공급한다. 이렇게 해서 영양소 및 산소를 기관과 조직들에 제공함과 동시에 쌓여 있는 노폐물을 제거해준다. 순환기계통은 심장에서 나온 혈액이 동맥과 모세혈관을 통하여 온몸에 공급되고 소정맥과 정맥을 통해 심장으로 돌아오는 폐쇄된 회로로 구성된다.

심장은 자신의 주먹만한 크기로, 200~420g의 무게를 가지며 가슴의 중앙부에서 양쪽 폐에 싸여, 3분의 2 정도가 가슴뼈의 왼편에 위치해 있다. 심장은 심낭이라는 독특한 섬유성 덮개에 의해 싸여 있고, 심낭과 심장근 사이에는 심낭액이 있어 심장이 박동을 할 때 마찰을 줄여주는 윤활액의 역할을 한다. 사람의 심장은 2심방 2심실 즉 4개의 독립된 방으로 구성되어 있다. 각각의 방은 격막이라는 근육벽에 의해 분리된다. 심장의 윗부분 양쪽 공간은 심방이라고 부른다. 심방은 온몸과 폐에서 들어오는 혈액을 받아들이는 곳이다. 심장의 아랫공간에는 심방보다 더 크고 강력한 근육으로 이루어진 심실이라는 것이 있다. 심실에서 대동맥을 통해 온몸으로, 심실에서 폐동맥을 통해 폐로 혈액이 품어져 나간다. 심혈관계통은 심장 내에서 혈액이 서로 섞이지 않으면서 연속적으로 한쪽 방향으로만 순환하는 시스템이다. 섬유조직으로 만들어진 판막은 이런 기능이 가능하도록 하며, 혈압으로 작동하는 피가 새지 않도록 밀봉판을 만들어 혈액의 역류를 방지한다.

심장은 스스로 뛴다(심장의 자동능)

심장은 스스로 규칙적이고 지속적으로 수축과 이완을 하는 특수한 불수의근인 심장근으로 이루어져 있다. 심장은 뇌의 지배를 받지 않고 끊임없이 운동하며 기관과 조직으로 신선한 혈액을 공급한다. 심장은 생명을 유지하는 데 필수적인 기관이다.

심장은 순서를 지키면서 규칙적인 수축 운동을 한다. 심장이 스스로 박동할 수 있는 능력을 자동능automatism이라고 한다. 전기적 자극은 정상적으로 우심방 위쪽의 동방결절에서 시작하며, 여기에서 심근을 통해 양쪽 심방과 심실에 전달된다. 심장에서 발생한 전기 자극을 다른 곳으로 전달하는 역할을 하는 특별한 세포가 바로 전도계이다. 동방결절은 심장의 박동을 주재하는 곳으로, 조절하며 규제하므로 심장의 향도잡이pacemarker라고 한다. 동방결절이 병으로 기능을 못하게 되면 심장전도계의 다른 부분이 점화의 책임을 맡게 되고, 심장 리듬이 불규칙하게 되어 부정맥arrhythmia

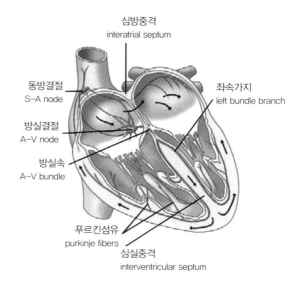

| 심장의 흥분전도계 |

시장 활동전압은 동방결절에서 시작되어 화살표 방향처럼 심근으로 퍼져나간다.

을 발생시킨다. 심장의 박동 속도를 조절하는 중추는 연수에 있고, 자율신경계의 길항작용(한 기관에 분포하면서 한쪽 신경이 기능을 촉진시키면 다른 쪽 신경은 기능을 억제하여 그 기관의 기능을 일정하게 유지하는 것)으로 조절된다.

심방의 수축기(0.11초) → 좌우 심실의 수축기(0.27초) → 심방 심실의 확장기(0.42초) 순으로, 수축기와 이완기 다음의 수축기가 시작되기 전까지 약 0.8초 주기(심장주기)로 박동한다. 심장 박동에 의해 혈액이 순환할 때 동맥의 혈관도 수축과 이완을 반복하는데, 이를 맥박이라 하며 체표면의 동맥에서 느낄 수 있다. 안정된 상태에서 심장은 1분 동안 약 70~72회 수축하여 약 4.5~5ℓ의 혈액량을 온몸으로 밀어내며, 운동할 때는 최대 200회까지 빠르게 박동한다. 성인의 정상 맥박은 60~80회이고 어린이의 정상 맥박은 90~100회 정도다. 맥박이 규칙적이지 못한 경우를 부정맥이라고 한다.

맥박 재는 방법

1단계: 왼쪽 손바닥을 위쪽으로 하고 검지와 장지를 엄지손가락 쪽 손목 위에 살짝 올려놓는다.

2단계: 맥박이 느껴지면 잠시 동안 마음을 가라앉히고 맥박을 1분 동안 세어본다.

3단계: 위의 방법으로 3회 이상 맥박을 측정하여 평균값을 계산한다.

심장이 아프면?

조금만 운동해도 숨이 차거나 헉헉거리고, 심장이 조여드는 듯한 통증을 느끼며, 가슴이 두근거리거나 어지러움을 느낀다면 당신의 심장이 아프다고 신호를 보내는 것이다.

우리 몸은 산소가 풍부한 혈액을 계속해서 필요로 한다. 심장은 조금도 쉴 틈이 없다. 심장은 우리 몸에서 가장 열심히 일하는 근육펌프이다.

그러나 심장은 완전히 독립적인 기관으로 기능하지는 않으며 다른 장기와 효율적으로 공조하여 역할을 수행하고 있다. 우리의 두뇌와 신경센터는 우리가 처해진 환경이나 운동 상태를 끊임없이 모니터하여 우리의 심혈관계통이 변화되는 환경에 적절히 적응하도록 조절해준다. 우리가 일을 하는 동안 심장 박동수가 빨라지고, 심장의 박동력은 강하게 되고, 심장근육에 혈액을 공급하는 관상동맥(심장동맥)의 직경이 늘어나 더욱 많은 혈액이 심장에 공급된다. 우리 몸의 순환기계통은 매우 심한 운동을 지원하기 위해서 보통 때보다 심박출량을 5~6배까지 증가시킬 수 있다. 또한 동맥과 소동맥 등은 혈류를 증가시키거나 감소시키는 방법으로 혈압을 조절할 수 있다. 중간 크기 또는 큰 동맥의 벽은 평활근조직에 혈관내막이 덮여 있으며 혈액의 흐름을 원활하게 한다.

심장은 일생 동안 우리의 생명을 지켜주는 근육펌프이다. 심혈관계통은 심장과 혈관 이외에도 두뇌, 폐와 콩팥 등 여러 기관이 함께 조화를 이루며 완벽하게 기능해야 하는 기관이다. 일단 심장의 구조나 기능에 이상이 발생하여 혈액순환계통에 짧은 순간이라도 치명적인 이상이 나타나면 생명을 위협받게 된다.

심혈관계의 의학은 눈부시게 발전을 거듭하고 있지만, 한 번 손상된 심장은 그 기능을 회복하기가 매우 어렵고, 심장발작heart attacks(의학적으로는 심근경색myocardial infarction)과 울혈성심부전

congestive heart failure은 가장 심각한 질병으로 인식되고 있다. 심근세포가 손상을 받게 되는 주된 원인은 고혈압, 관상동맥질환에 기인한 심장근육으로의 혈액 공급이 만성적으로 부족하거나 심장발작, 심장에 산소를 공급하는 혈관의 급작스런 막힘에 따른 심장의 혈액 공급 결핍이 주 원인이다.

손상 받은 세포를 새로운 건강한 세포로 대체하여 질병을 치료하기 위해 줄기세포를 이용한 심장재생의 가능성이 제시되고 있다.

심장세포 매년 1% 재생

일반적으로 심장세포는 생애 조기 분화를 멈추는 것으로 알려져 있다. 의료진들은 심장 내 줄기세포라는 마스터세포가 있다는 사실은 알고 있지만, 한 번 심장근육이 손상되면 흉터조직을 결코 완벽하게 재생할 수 없다고 인식하고 있었다.

그러나 스웨덴 캐롤린스카 연구소 연구팀이 〈사이언스 저널〉에 밝힌 50명을 대상으로 한 연구에서 인체가 매년 1% 가량의 속도로 심장세포를 재생하는 능력이 있는 것으로 나타났다. 4년에 걸친 연구에서 연구팀은 실제로 심장세포가 절대 재생하지 못하는지를 보기 위해 탄소-14 방사선 동위원소를 이용한 검사를 진행했다. 검사 결과 환자의 심장이 실제 환자의 연령보다 더 어린 것으로 나타났다. 연구팀은 새로운 심장세포들이 생성되는 속도가 인체가 노화함에 따라 느려져 20대의 경우에는 약 1% 속도로 재생하지만 75세경에는 0.5% 가량으로 느리게 재생한다고 밝혔다.

심근경색을 다스리는 성체줄기세포

심근경색을 포함한 심혈관계질환은 주요한 성인 사망 원인 중 하나이다. 한국에서는 지난 10년 동안 허혈성 심장질환에 의한 사망률이 4배 증가하였다. 식습관의 서양화, 운동 부족, 평균수명 연장 등은 심근경색과 같은 심혈관계질환의 발생을 증가시켰다.

심근경색 치료법에는 약물 치료법, 외과적 수술, 심장 이식 등이 있다. 그러나 이러한 방법들은 차선책이다. 심장 공여자 또한 매우 적다. 따라서 세포를 이용한 심근경색 치료법이 의학적으로 큰 관심을 받고 있다.

심근경색 치료의 신기술로 평가 받고 있는 줄기세포 치료법은 기존 치료법의 단점을 극복하고자 하는 노력이 일구어낸 쾌거이기도 하다. 심부전을 위한 세포치료제는 혈관 형성의 증진, 재생된 활동성을 지닌 심근세포의 증진과 심근세포를 죽음으로부터 보호함으로써 심장 기능을 회복시킬 수 있다. 심혈관계 치료에 적용 가능한 줄기세포는 지방, 골수, 신경조직, 간 등으로부터 얻을 수 있다. 특히 지방 및 골수에 존재하는 줄기세포는 심근조직과 혈관내피세포로의 분화 능력이 입증되어 현재 동물 및 사람에 적용되고 있다.

동물실험에서는 토미타Tomita 등이 흰쥐의 심장에 냉동손상을 가한 후 골수에서 분리한 줄기세포를 심근에 직접 주사한 결과, 손상된 심근조직의 심근세포 수가 증가하고 신생혈관이 형성되어 심기능이 호전되는 것을 확인하였다.

사람에게는 2001년 스트라우어Strauer 등이 급성심근경색 환자에서 자신의 골수단핵구세포BM-MNCs를 이용하여 심근재생과 신생혈관 생성을 위해 줄기세포 이식 치료를 세계 최초로 실시하였다. 10명의 급성심근경색 환자에게 세포를 이식한 결과 이식 3개월 째에 심근경색의 크기가 감소하고 심기능이 호전되었다고 발표하였다.

바이오스타 연구원과 가톨릭대학 백상홍 교수팀은 지방줄기세포를 심근경색이 발생한 동물에 투여한 결과 심근경색이 호전되었음을 확인하였고, 이러한 결과는 2008년 성체줄기세포 심포지움을 통해서 발표되었다. 이렇듯 성체줄기세포 이식 치료가 심근경색의 치료에 적용될 수 있음이 보고된 이후 많은 과학자들이 성체줄기세포를 이용한 심근경색 치료를 시도하고 있다.

지방유래중간엽줄기세포 심근경색 치료법

심혈관질환에서 심근손상을 복구하기 위해 기계를 이용해 심근에 줄기세포를 투여하는 방법과 외과적 수술을 통해 심근에 직접 줄기세포를 주사하는 방법이 시도되고 있다.

그러나 이러한 방법들은 가슴을 절개하는 등 줄기세포 투여의 위험과 불편을 안고 있다는 것이 단점이다. 이러한 단점을 해결하고자 지방유래성체줄기세포의 분화능을 향상시켜 수술 없이 정맥으로 투여하는 심근경색 치료 방법이 바이오스타 연구원에서 개발되고 있다.

바이오스타 연구원에서는 심근경색질환 동물모델을 제작하고, 사람 지방줄기세포를 손상 부위의 심근에 투여하거나 정맥에 투여한 후 기능 회복 정도를 측정하였다. 심장초음파 검사와 조직검사 결과 지방줄기세포의 정맥 내 투여도 심장근육 내로 직접 투여할 때와 유사하게 심근경색에 효과가 있음이 확인되었다.

협심증 환자 통증 없이 더 잘 걷게 하는 성체줄기세포

미국인 중 100만 명 이상이 만성 또는 중증 협심증(혈관이 막혀서 발생하는 가슴 통증)을 앓고 있다고 한다. 이 중에서 30만 명은 기존 치료법인 혈관 형성술, 스텐트stent, 관상동맥 우회수술coronary artery bypass surgery 등으로 치료가 어려운 난치성 협심증을 앓고 있다.

2009년에 개최된 미국 심장학학회American College of Cardiology에서 중증 협심증 환자들의 심장근육에 자신의 성체줄기세포를 주사하면 통증이 감소하고 운동 허용능exercise tolerance이 향상된다는 결과가 발표되었다. 6개월 동안 진행된 이번 임상 2상 시험 결과는,

환자 자신의 줄기세포가 심혈관질환의 치료에 이용될 수 있음을 보여준다. 따라서 현재 치료가 어려운 협심증 환자들에게 통증은 줄여주면서 보다 활동적으로 만들어줄 가능성을 시사하였다. 이 임상시험은 전향적prospective, 무작위, 이중눈가림, 위약 대조군 보유로 26곳의 임상센터에서 167명의 환자를 대상으로 했으며 이들은 혈관 형성, 스텐트, 관상동맥 우회 수술 등이 부적절한 난치성 심장질환자였다.

환자들로부터 혈액 중의 줄기세포가 수집되었고, 주사로 환자의 심장근육 10곳에 줄기세포가 투여되었다. 위약그룹은 동일한 방식으로 생리식염수가 투여되었다. 연구팀은 복잡한 전기화학적 맵핑mapping 기술을 이용하여 심장근육의 어느 부위가 살아 있지만 충분한 혈액공급이 이루어지지 못해서 제 기능을 하지 못하는지를 조사했다.

줄기세포가 이식되고 6개월 후에 환자들은 위약 환자들보다 런닝머신에서 평균 60초나 더 걸을 수 있었다고 한다. 또한 줄기세포 이식 환자들은 운동 중에 통증을 느낀 비율이 더 적었으며 휴식을 취하는 시간도 늦었다고 한다. 또한 미국 에머리대학의 아르셰드 퀴유미 박사는 심장마비 후 스텐트 시술을 받은 환자들에게 자가 유래줄기세포를 막혔던 관상동맥 부위에 주입한 결과 주입한 줄기세포의 양이 많을수록 심장 기능이 개선되었다고 보고했다.

05

신경계의
재생 능력

중추신경계의 이해

뇌란 무엇인가?

사람의 뇌는 약 150억 개의 뉴런으로 이루어져 있으며 3중의 뇌막에 싸여 있다. 뇌와 뇌막 사이에는 150ml 정도의 뇌척수액이 차 있어 뇌가 뇌척수액에 떠 있는 형태를 이루고 있다. 뇌척수액은 뇌에 가해지는 충격을 흡수하고 완화하는 구조로 되어 있다.

뇌의 무게는 몸무게의 2~2.5%를 차지하는 1,200~1,500g 정도이지만, 몸이 사용하는 총 산소량의 20~25%을 차지할 만큼 에너지 사용이 가장 많다. 따라서 짧은 시간이라도 뇌로 가는 혈류가 끊어지면 뇌세포가 기능을 잃게 된다. 뇌 스스로는 에너지원을 거의 저장할 수 없으므로, 포도당이나 산소의 공급을 모두 혈류에 의존하고 있다. 뇌가 하루에 사용하는 에너지는 근육 전체가 사용하는 양과 같을 정도로 다른 기관에 비해서 많은 에너지를 소비한다.

혈류가 완전히 차단되면 뇌는 기능 정지 상태에 빠진다. 목의 동맥을 압박하여 뇌로 가는 혈류를 완전히 차단하고 평균 6.8초가 지나면 의식이 없어지고, 혈액 공급이 차단된 뇌 속의 잔존 혈액이 없어지면 뇌는 돌이킬 수 없는 손상을 받고 뇌세포가 죽어가는데 그 시간은 겨우 3분 정도이다.

뇌는 크게 대뇌, 소뇌, 뇌간(숨골)으로 구분된다. 대뇌는 뇌 기능을 총괄하는 부위로 성격, 판단력, 추리력, 기억력을 담당한다. 좌우 두 개의 대뇌반구로 구성되어 있으며, 두 반구는 중심부의 뇌량이라는 부분으로 연결되어 있다. 일반적으로 좌측 대뇌는 논리적인 문제의 해결이나 언어의 처리, 도형의 이해, 계산과 같은 영역을 담당하고, 우측 대뇌는 공간 인식, 감각적인 문제 처리, 음악의 이해 등 창조적인 발상을 담당한다.

소뇌는 운동학습의 중추로 우리 몸의 균형과 미세한 운동을 조절한다. 뇌간은 연수, 뇌교, 중뇌, 간뇌를 통틀어서 일컫는 부위로 호흡, 혈압, 심장 박동, 의식의 유지 등 생명 유지의 근원이 되는 곳이다. 뇌간이 기능을 발휘하지 못하면 뇌사 상태에 빠지게 된다.

중뇌 밑에 위치한 연수는 척수와 연결되어 있다. 연수의 백질에서는 뇌와 척수 사이를 연결하는 신경섬유가 교차되어 있어 대뇌의 좌반구는 우반신을, 우반구는 좌반신을 지배하게 된다. 그리고

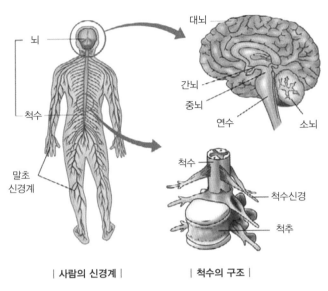

| 뇌의 구조 |

| 사람의 신경계 | | 척수의 구조 |

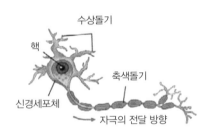

| 뉴런의 구조 |

회백질에는 호흡운동, 심장 박동, 소화운동 및 소화액 분비, 기침,
재채기, 하품, 구토, 눈물 분비 등을 관장하는 반사중추가 있다.

  간뇌는 소뇌와 대뇌 사이에 있으며 시상과 시상하부로 나누어진다. 시상하부에는 뇌하수체가 붙어 있다. 시상은 모든 감각신경이 지나는 통로로서 척수나 연수로부터 오는 흥분이 시냅스에 의해 중계된다. 그리고 시상하부는 자율신경 최고의 조절 중추로서 체온, 삼투압, 혈당량 등을 조절하고, 뇌하수체를 지배하여 호르몬 분비를 조절함으로써 내부 환경의 항상성 유지에 중요한 역할을 한다.

척수의 구조와 기능

척수는 연수에 이어져 척추뼈 속으로 내려간 중추로서, 피질은 백질이며 수질은 회백질이다. 척수의 배 쪽(앞쪽)으로는 운동신경이 모여서 된 다발이 좌우로 한 개씩 나와 전근을 이루고, 등 쪽(뒤쪽)으로는 감각신경이 모여서 된 다발이 좌우로 한 개씩 들어가 후근을 이룬다. 후근에는 감각신경의 세포가 모여서 된 척수신경절이 있다.

척수의 전근과 후근은 합해져 한 쌍의 척수신경을 이루며, 몸의 각 부분에 분포하게 된다. 따라서 피부와 같은 감각기로부터 오는 흥분은 후근의 감각신경을 통해 뇌로 전달되며, 뇌에서의 명령은 전근의 운동신경을 통해 반응기로 전달된다.

이와 같이 척수는 뇌와 감각기, 뇌와 반응기 사이의 흥분 전달의 통로가 되며 배뇨, 배변, 무릎반사 및 젖과 땀 분비의 중추가 된다.

신경계 재생 능력을 활용한
성체줄기세포의 질병 치료

성체줄기세포를 이용한 신경계질환 치료는 성체줄기세포가 특정한 조건에서 신경세포로 분화되는 것이 확인됨에 따라 시작되었다. 성체줄기세포를 신경계질환을 가지고 있는 사람에게 이식하면 어떤 효과가 나타나는지 알아보자.

이식된 줄기세포가 신경세포로 분화하여 신경세포가 파괴된 환자의 뇌에 새로운 신경세포를 공급하거나 성체줄기세포가 이식된 부위 주변에 원래 존재하고 있던 신경세포의 재생 및 활성을 증가시켜 환자의 파괴된 뇌신경이 재생되어 질병이 치료된다. 성체줄기세포를 이용한 신경계질환 치료는 이러한 과학적 근거에 의한 것이다.

성체줄기세포를 이용한 뇌졸중 치료

뇌졸중에 대한 성체줄기세포 치료는 내인성 접근법과 외인성 접근법으로 나눌 수 있다. 내인성 줄기세포 치료의 목적은 이미 생리적으로 중추신경계나 조혈계에 존재하는 성체줄기세포를 이용하는 것이고 외인성 줄기세포 치료는 중추신경계, 조혈계, 지방조직 또는 골수에서 얻은 성체줄기세포를 배양하고 분리하여 국소적 또는 전체적으로 투여하는 방법을 말한다.

불과 수십 년 전까지만 해도 중추신경계는 재생을 하지 못한다고 알려져 왔다. 그러나 최근에 중추신경계에서도 신경재생이 일어난다고 밝혀졌다. 신경재생은 두 영역, 즉 뇌저막지역svz과 치상회의 과립저막지역에서 이루어진다고 알려져 있다. 또한 두 영역 외에도 중추신경계의 다른 영역에서 신경줄기세포가 존재함이 밝혀졌는데 이는 선조체, 중추신경 및 내피질 등이다. 뇌저막지역과 치상회에서 유래된 신경줄기세포는 자기재생과 신경세포나 교세포로 분화되는 특징을 가지고 있고 사람을 포함한 포유동물에서 일생 동안 존재한다고 알려져 있다.

성체 신경재생을 조절하는 인자들로는 육체 운동, 스트레스, 섬유아세포성장인자, 혈관생성인자, 뇌유래신경성장인자, 에리스로포이에틴 등이 알려져 있다. 이러한 신경재생 조절물질을 이용하여 뇌에 존재하는 신경줄기세포를 활성화시키는 것이 내인성 줄기세포 치료이다.

하지만 이러한 내인성 치료를 이용해 뇌졸중을 치료하는 데는 한계가 있어 최근에는 외인성 줄기세포 투여법이 시도되고 있다. 골수중간엽줄기세포를 배양하여 이를 불멸화시켜 쥐의 뇌경색 모델에 정맥 내로 주입한 결과 뇌경색 크기를 줄이고 신경학적 기능을 호전시켰다는 보고가 있다. 치료 효능을 높이기 위해 골수중간엽줄기세포에 뇌세포성장인자가 과발현되도록 유전자를 조작한 후 이러한 세포를 뇌경색 모델에 주입한 결과 유전자조작 없는 줄기세포만 투여한 경우보다 효과가 좋았다고 보고되었다.

이처럼 여러 동물실험을 통해 외인성 줄기세포 치료가 뇌경색을 호전시킨다는 것이 증명되었다. 김Kim 등은 동물모델에게서 뇌출혈을 유도한 뒤, 사람 지방중간엽줄기세포를 뇌출혈 발생 24시간 후에 정맥 내로 투여한 결과 뇌 수분 함량이 지방유래줄기세포 투여 동물모델에게서 현저하게 감소하였으며, 뇌출혈 후 4~5주에 신경학적 결손이 감소하였고, 6주째에는 뇌 위축과 아교세포 증식 모두 감소하였다. 결론적으로 김 등은 뇌출혈 동물 모델에게서 지방유래줄기세포의 투여가 급성 뇌 염증과 만성 뇌 변성을 감소시켰고 장기적인 기능 회복을 촉진시킨다는 것을 증명하였다.

기랄디 귀마라에스Giraldi-Guimaraes 등은 골수줄기세포를 국소허혈 모델동물의 대퇴정맥을 통해 투여한 후 감각운동 복구, 신경퇴행의 변화와 구조적 가소성 등을 평가하였다. 그 결과 골수줄기세포 투여군에서 대조군에 비해 허혈 후 14일, 21일 28일째에 기능이 더 빠르게 복구되는 것을 확인하였고 골수줄기세포 투여군에서 손상 주변부의 신경 퇴화가 감소됨이 확인되었다.

뎅Deng 등은 허혈성 뇌졸중 동물모델에서 정맥 내로 골수줄기세포를 투여한 후 신경학적 기능과 신경세포의 사멸과 증식을 평가하였다. 그 결과, 대조군에 비해 골수줄기세포 투여군에서 14일과 28일째에 신경학적 결손의 확연한 개선이 확인되었고 조직학적 평가를 통해 골수줄기세포 투여가 허혈성 경계부위에서 신경세포의 생존과 증식을 촉진한다는 것을 확인하였다. 뎅 등의 연구 결과는 골수줄기세포의 정맥 내 투여가 신경학적 기능을 복구시켜주며, 신경세포의 사멸을 감소시키고, 신경세포의 증식을 촉진한다는 것을 증명하였다.

뤼Leu 등은 동물모델에게 뇌 손상을 가하여 허혈성 뇌졸중을 일으킨 후, 식염수를 정맥 내로 투여(1ml 식염수)한 그룹과 지방줄기세포를 정맥투여한 후 21일 후에 관찰하였다. 관찰 결과 지방유래 중간엽줄기세포 투여가 뇌경색 부위를 적게 만들었으며 감각운동 기능 장애를 개선시켰다.

이후 인간의 뇌졸중을 치료할 때도 줄기세포가 이용되고 있다. 방Bang 등은 중뇌동맥영역 내의 뇌경색과 극심한 신경학적 결손을 가진 환자 30명을 중간엽줄기세포 투여(정맥 내 1억 개 투여) 그룹(5명)과 대조군 그룹(25명)으로 구분한 후 골수중간엽줄기세포를 투여한 후 환자의 뇌기능 개선을 1년간 비교하였다. 비교 결과 대조군에 비해 중간엽줄기세포 투여 그룹에서 바델척도와 수정랭킨척도가 일관되게 개선되었고 줄기세포 투여와 관련된 이상반응과 혈청학적 또는 영상학적 문제점도 관찰되지 않았음을 보고하였다.

이Lee 등은 중뇌동맥영역의 경색을 갖고 있는 52명의 환자를 무작위로 분배하여 두 그룹으로 나누어, 한 그룹은 자가 골수중간엽줄기세포를 정맥 내 투여(16명)하였으며 다른 그룹은 대조군 그룹(36명)으로 줄기세포를 투여하지 않고 5년간 추적관찰하였다. 관찰 결과 중간엽줄기세포는 아무런 부작용을 일으키지 않아 안전하며 뇌졸중 환자의 누적 생존율을 줄기세포 투여군에 비해 높였다. 최근 바이오스타 연구원에서도 지방줄기세포를 뇌졸중 환자에게 적용한 바 있으며 치료 효과가 있다고 보고되었다.

사례 1 제2의 노래 인생을 꿈꾸게 된 가수 조덕배 씨

'꿈에', '그대 내 맘에 들어오 면'을 부른 가수 조덕배입니다. 저는 2009년 4월 23일 아내가 운 전하는 차 안에서 전화통화를 하 다가 갑자기 쓰러졌습니다. 뇌출혈 이었습니다. 아내의 발 빠른 조치 로 생명에는 이상이 없었지만 의 식을 되찾았을 땐 입이 돌아가 말 도 하지 못하고 팔도 펴지지 않는

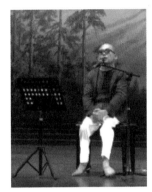

줄기세포 치료 2개월 후:
뇌졸중으로 쓰러진 후
처음으로 무대에 섬

등 후유증이 심각했습니다. 날이 갈수록 평정심을 유지할 수 없었 고 대인기피증까지 찾아왔습니다. 의사는 현대의학으로는 치료가 불가능하다며 재활을 통해 고쳐보자는 말만 되풀이했습니다.

뇌출혈이라는 질병 자체도 무섭지만 죽을 때까지 치유될 수 없다 는 사실에 절망하며 살아가던 중 지인의 소개로 성체지방줄기세 포를 알게 됐습니다.

2009년 5월 중국 연길 조양재생병원에서 2억 셀을 투여 받았습니 다. 1차 줄기세포 투여 후 수면장애와 만성피로가 많이 사라졌습 니다. 저는 노래를 부를 수 있을 거라는 희망을 갖게 되었습니다.

그 후 6월 25일 중국 연길에서의 정맥에 2억셀 투여 후 오른쪽 팔 다리에 마비가 풀리며 언어장애도 많이 개선되었고, 7월 30일 3차

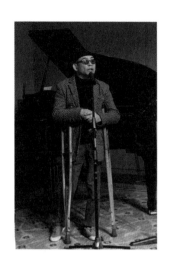
줄기세포 치료 1년 6개월 이후 현재
서서 노래를 부르고 있는 모습

투여를 받은 후에는 더 이상 휠체어에 몸을 의지하지 않게 되었습니다.

일상생활에 지장 없을 정도로 몸이 회복된 후 감사하는 마음에 2009년 8월 19일 중국 연길에서 열린 콘서트에 참가, '꿈에', '그대 내 맘에 들어오면', '어메이징 그레이스' 3곡을 불렀습니다. '어메이징 그레이스'라는 곡을 부를 때는 저도 모르게 뜨거운 눈물이 흘러내렸습니다. 비록 내 인생에서 가장 못 부른 노래였지만 다시 무대에 설 수 있다는 사실에 감사했습니다. 저에게 삶을 되찾게 해준 줄기세포에게 '고맙다'라고 마음속 깊이 외쳤습니다.

새로운 앨범을 준비하고 있는 요즘 전 행복합니다. 좋아하는 노래를 부를 수 있고 사랑하는 가족들과 함께 보내는 순간순간이 소중하기 때문입니다. 줄기세포를 통해 희망을 갖게 된 하루하루가 감사하고 이런 경험들이 좋은 음악으로 나올 수 있다고 생각합니다. 제2의 노래 인생에 도움을 주신 모든 분들께 깊은 감사를 드립니다.

사례2 뇌출혈과 당뇨로 맺힌 응어리를 풀어준 줄기세포
김기희 씨(63세, 남)

당뇨: 1998년 진단 받음. 당시 인슐린 치료 중이었음.

뇌출혈: 2002년 1월 발생. 뇌출혈 당시 약물 치료와 한방 치료를 받고 있었음. 세 달 정도 입원 치료 후 집에서 재활 치료를 함.

2008년 12월 줄기세포 시술 전 상태:
오른쪽 팔과 다리 마비로 보행장애
가 생겨 지팡이에 의지해야만 했고,
언어장애 또한 심각해서 일반인이
들으면 간단한 대화도 전혀 알아들
을 수 없을 정도로 웅얼거렸음.

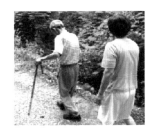

치료 전 모습

● 줄기세포 시술일

1차: 2008년 12월 17일 자가유래줄기세포 5천만 셀 정맥 투여

2차: 2009년 2월 14일 자가유래줄기세포 2억 셀 정맥 투여

3차: 2009년 5월 5일 자가유래줄기세포 2억 셀 정맥 투여

● 시술 이후 변화

오른쪽 다리 근력이 향상됨으로써 보행 가능 시간이 증가했다. 시술 전에는 동네 한 바퀴를 도는데 1시간 30분 정도 소요되었으나

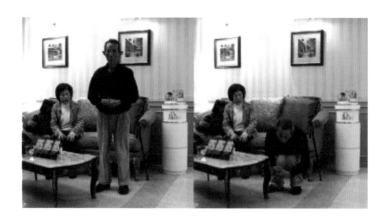

치료 후 앉았다 일어섰다 하는 모습

시술 6개월 후 30~40분으로 단축되었다. 집 근처 낮은 산을 오르내릴 수도 있게 되었다. 쪼그려 앉는 자세와 다리 꼬기도 가능해졌다. 오른쪽 손 근력이 향상되어 정원 손질 작업이 가능해졌다. 시술 전에는 나무 손질용 가위를 사용할 근력이 없었다. 언어 기능 또한 향상되어 명확한 발음으로 간단한 대화를 할 수 있게 되었다. 우측 신경통, 저림 증상 또한 완화되었다.

● 아내가 지켜본 남편의 변화

남편의 변화에 누구보다 기뻤던 사람은 바로 나다. 지난 2002년 1월 청천벽력 같은 일이 일어났다. 남편이 뇌출혈로 쓰러진 것이다. 너무 갑작스러워 눈물만 흘렸다.

그때 당시는 쓰러져서 아무것도 못했다. 하지만 치료를 받으면 나아지려니 생각했다. 증상이 심해져 장애인이 될 줄은 몰랐다. 남

편은 오른쪽 팔다리가 마비되어 지팡이에 의지해야 했고, 언어장
애가 와서 거의 대화를 할 수 없었다.

줄기세포 치료법을 접했을 때 질환을 앓은 지 워낙 오래됐기 때문
에 큰 기대는 하지 않았다. 하지만 조금이라도 나아진다면 꼭 해
봐야겠다고 생각을 하여 줄기세포 투여를 결정하게 되었다. 그런
데 상상 외로 너무 좋아졌다.

처음 검사를 받았을 때 주치의는 남편의 오른쪽 팔에 근력이 없다
고 했다. 하지만 줄기세포를 맞고 3개월 만에 근력이 2~3단계 올
라갔다. 남편의 근력 검사를 담당했던 의사는 근력이 매우 좋아졌
다고 말하며 깜짝 놀랐다.

또한 그전에는 불가능했던 행동들이 가능해졌다. 신기했다. 혼자
서 다리 꼬기, 앉았다 일어서기가 전혀 되지 않았는데 이젠 자유
자재로 된다. 아마도 근력이 향상되어서 그런 것 같다. 보행 능력
도 좋아졌다. 전에는 오른쪽 다리를 끌면서 걸었는데 언제부터인
가 다리를 떼고 걷기 시작했고 먼 거리도 거뜬하게 다녀오게 되었
다. 이제는 나즈막한 산은 같이 오를 수 있게 되었다. 가장 신기하
였던 것은 극심했던 오른쪽 다리의 통증이 줄어든 것이다.

뇌출혈과 당뇨로 맺힌 응어리를 줄기세포가 말끔하게 풀어주었
다. 남편은 나에게 오래 건강하게 살자고 말한다. 나는 그의 말이
가슴 뭉클하며 감사할 따름이다. 줄기세포가 우리 부부에게 희망
이 되었다.

치매와 퇴행성 뇌질환에 대한 줄기세포의 적용

치매란?

우리나라는 2018년에 노령인구가 전체인구의 14%을 차지할 것이라고 예상될 정도로 세계에서 가장 빠르게 고령화사회로 진행되고 있다. 참고로 2004년 노령인구는 전체인구 대비 8.7%였다. 이에 따라 노화로 인해 발생하는 퇴행성 질환에 대한 염려와 사회적 부담이 증가하고 있다. 평균수명이 증가되면서 건강하고 당당하게 노년의 삶을 아름답게 유지하는 것이 노인들의 주요 관심사가 되었다.

보통 치매란, 일상생활을 정상적으로 유지하던 사람이 뇌 기능 장애로 인해 후천적으로 지적 능력이 상실되는 경우를 말한다. 흔히 나이가 들면서 앓게 되는 퇴행성 질환으로 '늙어서 (삶이) 망가졌다'고 하여 노망老妄이라 불리웠으나, 최근에는 스트레스에 따른 신경학적 충격과 심신의 불균형 등의 원인으로 20~30대 치매 환자 수도 늘어나고 있다.

치매는 인간이 가지고 있는 가장 고귀한 정신을 잃게 만들며 통제할 수 없는 증상의 진행이 가족과 이웃과의 관계를 황폐화시켜 주변의 사랑하는 사람들에게 큰 고통을 준다. 2008년 한국치매가족협회의 조사에 따르면 치매 환자 부양가족의 53%가 고통스럽다고 하였으며, 주 부양자의 10명 중 6명이 우울증을 경험하였다고 밝히고 있다. 더 두려운 것은 치매 환자 자신이 스스로가 고통의 원인이라는 사실조차 자각하지 못하며, 가족에 대한 미안함과 고마움을 표현하지 못하고 인간으로서의 존엄성을 잃어버린 채 언제 끝날지도 모르는 고통을 겪어야 한다는 점이다.

치매는 만성 진행성 질환으로 학습과 기억력장애, 언어장애, 행동장애, 지적 및 판단력의 소실과 같은 인지 기능의 장애를 일으키는 임상 증후군이다. 뇌를 직접 침범하는 퇴행성 질환이나 감염, 염증, 내분비질환, 대사성 질환을 포함한 다양한 내과적 질환, 외상, 신생물, 혈관성 질환 등 90여 가지의 원인에 의해 발생한다. 그 중 알츠하이머병, 뇌졸중, 뇌경색성에 의한 혈관성 치매, 파킨슨병, 루이소체 치매 등이 흔히 발생한다. 미국에서 알츠하이머성 치매는 전체 치매 환자의 50~70%를 차지할 정도이나 우리나라에서는 뇌혈관 장애가 원인인 뇌혈관성 치매와 혼합형이 많다.

알츠하이머성 치매

1906년 독일 신경과 의사 알로이스 알츠하이머가 발견한 데서 이름이 유래된 알츠하이머병은 유전자의 이상으로 인해 베타아밀로이드란 비정상적인 독성 단백질 구조물로 된 신경반과 신경세포 안에서 신경원섬유들이 비정상적으로 꼬여 있는 신경섬유덩어리가 만들어져 뇌신경세포가 죽게 되어 발생한다.

비정상적인 단백질 구조물은 나이가 든 정상인에게서도 볼 수 있는 일종의 노화 현상이지만 알츠하이머병은 어느 시기에도 나

타날 수 있다. 평균 생존 기간은 알츠하이머병 진단 후 남자는 4.2
년, 여자는 5.7년으로 알려져 있다.

혈관성 치매

혈관성 치매는 뇌의 혈관이 막히거나 출혈로 인해 뇌세포가 죽
으면서 발생한다. 서양에서는 치매 환자의 15~20%이나, 우리나
라에서는 알츠하이머성과 유병률이 비슷할 정도로 치매 원인 중
가장 흔하다. 고혈압, 당뇨, 고지혈증, 흡연, 비만, 뇌졸중을 가진
사람에게서 많이 발생하므로, 생활 습관의 조절로도 예방이 가능
하며, 초기에 발견하면 더 이상의 진행을 막을 수 있다.

파킨슨병

진행성·퇴행성 뇌 질환의 하나인 파킨슨병의 환자 중 30~40%
정도는 파킨슨병의 말기에 치매의 증상을 나타내게 된다. 파킨슨
병은 몸과 팔, 다리가 굳고 동작이 둔하고, 주로 가만히 있을 때 손
이 떨리며, 말이 어눌해지고 보폭이 줄고 걸음걸이가 늦어지는 등
의 증상을 보이게 된다. 또 알츠하이머병 환자의 일부는 병이 진행
되면서 파킨슨병의 증상을 보일 수도 있다.

루이소체 치매

분자생물학과 임상적 진단 방법의 발전에 의해 파킨슨병과 알츠하이머병에서 보이는 치매 증상 사이의 연관 관계를 연구한 결과, 과학자들은 세 번째로 흔한 치매의 원인 질환으로 루이소체 Lewy body 질환 또는 미만성 루이소체 피매DLB병이라고 명했다.

루이소체는 망가져가는 신경세포 안에서 발견되는 단백질덩어리로써 파킨슨병 환자의 주요 병변 부위인 뇌간의 흑질 부위에서 많이 관찰된다. 루이소체 치매는 병의 진행 양상이 알츠하이머병과 다르고 인지장애의 심한 변화를 보이면서 간혹 의식장애도 나타날 수 있다.

로널드 레이건과 알츠하이머병

로널드 레이건Ronald Reagan 전 미국 대통령은 1994년 11월 자신이 알츠하이머병을 진단받았다고 발표했다. 그는 알츠하이머병에 대한 관심과 인식이 높아지기를 바랐다. 그는 치료 방법을 찾기 위해 낸시 여사Nancy Reagan와 국립 알츠하이머병재단과 함께 로널드 낸시 레이건 연구소Ronald and Nancy Reagan Research Institute를 1995년 창설하고 2004년 6월 10일 사망하기까지 10년간 지워져 가는 기억과의 싸움을 공개함으로써 알츠하이머병에 대한 인식을 높였다. 다음은 그가 1994년에 알츠하이머병에 걸렸음을 발표한 내용 중 일부다.

"저는 최근에 본인이 알츠하이머병에 걸린 수백만 미국인들 중한 명이 되었다는 이야기를 들었습니다. 낸시와 저는 이 사실을우리의 개인적인 비밀로 할 것이냐 아니면 여러 사람들에게 알릴것인가를 결정해야 했습니다. 예전에 낸시는 유방암을 앓은 적이있고, 저 또한 암 수술을 받았었습니다. 이때 우리는 이런 사실들을 세상에 알림으로써 암에 대한 일반인들의 관심을 높일 수 있다는 것을 알았고, 그 결과로 많은 사람들이 암 검진을 받아 기뻤습니다. 그들은 암 초기에 치료를 받았고 정상적이고 건강한 생활로돌아갈 수 있었습니다.

우리는 제가 알츠하이머병에 걸렸다는 사실을 여러분들에게 알림으로써 이 병에 대한 보다 많은 관심이 유발되기를 진심으로 바랍니다. 이렇게 함으로써 이 병으로 고생하는 환자와 그 가족들에대한 이해를 높일 수 있을 것입니다.

아직은 괜찮다고 느끼는 지금, 저는 신이 저에게 준 이 땅 위에서의 나머지 인생을 지금까지 항상 해온 일들을 하면서 지낼 것입니다. 저는 제 인생의 여정을 사랑하는 아내 낸시를 비롯한 가족들과 함께 할 것입니다. 저는 지지자들과 함께할 계획을 가지고 있습니다. 불행하게도 제가 앓고 있는 알츠하이머병이 점차 심해지면 가족들이 힘든 고통을 겪을 것입니다. 저는 제 아내 낸시를 이고통스러운 상황에서 구할 수 있는 어떤 방법이 있기를 바랍니다.그때가 오면 여러분들의 도움으로 그녀는 믿음과 용기를 가지고굳게 맞설 것이라고 믿습니다."

자신의 지방유래줄기세포로 개선 효과 보다
48년생 이재식 씨

저는 62세의 4년차 파킨슨병 환자입니다. 처음으로 파킨슨병을 진단받았을 때에는 TV 화면에서 벌벌 떨고 있던 전 챔피언 무하마드 알리가 연상되었고, '나도 저렇게 되어가겠구나'하는 생각을 하니 기가 막히더군요.

2007년 어느 날 등산을 갔는데 점심 식사 중 제 의지와는 상관없이 오른손이 떨렸습니다. 그때는 대수롭지 않게 생각했는데 그 후 렘수면장애까지 찾아왔습니다. 그것이 파킨슨병의 전조 증상이었던 것입니다. 그 후 여의도 성모병원에서 네 명의 신경외과 전문의에게 파킨슨병이라는 진단을 받았고, 연세대학교에서 '뇌 주간 행사'를 통해 강의를 들었는데 흑질세포 소실로 인한 도파민의 부족으로 파킨슨병이 발생하게 된다는 것을 알았습니다. 그러나 문제는 현재 명확한 치료약이 없다는 것이었습니다.

그러던 저에게 희망이 생겼습니다. 강의 중 스크린에 휠체어를 탄 파킨슨 환자가 줄기세포 시술 후 혼자 일어나는 모습이 나왔습니다. 그것을 보고 주치의에게 줄기세포 시술을 문의하였지만 현재는 불가하고, 생명을 잃을 수도 있다는 말과 10년 후에나 가능할 것이라는 말뿐이었습니다. 줄기세포 치료의 희망을 안고 서울대병원의 파킨슨센터로 이원하여 줄기세포 치료 여부를 확인하였으나 거기에서도 검증되지 않은 방법이라는 말뿐이었습니다. 한시가 급한 난치병 환자들에게는 검증이라는 말보다는 가능성이 있다면 먼저 치료를 받아야 한다는 마음이 더 간절합니다. 임상대상에 선택되기만 해도 엄청난 행운이라는 생각이 들 것입니다.

그 후 줄기세포 투여를 받기 위하여 여러 방법으로 찾아 본 결과 바이오스타 연구원의 성체줄기세포 치료에 대해 알게 되었습니다. 어렵게 수소문해서 바이오스타 연구원을 통해 줄기세포 정맥 투여를 4회에 걸쳐 받게 되었습니다. 첫 시술 후에는 별 효과가 없는 것 같았습니다. 그러나 두 번째 시술부터 효과가 나오기 시작했습니다. 몸이 떨리는 진전현상이 감소했고 수면장애가 줄어들었습니다. 3차, 4차 투여를 받자 몸 상태는 눈에 띄게 좋아졌습니다. 현재는 떨림현상이 80% 정도 개선되었고, 수면장애는 완전히 해소가 되었습니다. 또한 치료에 대한 기대감으로 마음이 아주 편한 상태입니다. 어려움과 두려움에 헤매이고 있는 수많은 환자들에게 줄기세포 치료가 하나의 희망이 되길 간절히 기대하고 있습니다.

스트레스가 치매를 유발한다

걱정과 만성 스트레스는 스트레스 호르몬의 분비를 지속적으로 증가시켜 행동과 기억을 관장하는 뇌 부위에 손상을 가한다. 스트레스는 노인의 치매 발병과 연관이 있는 것으로 알려져 있다.

2003년 12월 미국 시카고에 있는 세인트루크 메디컬센터의 로

버트 윌슨 박사팀이 치매 증상을 보이지 않는 평균 연령 75세 이상 노인 851명을 명을 대상으로 평균 5년 동안 추적 연구했다. 그 결과 스트레스 점수가 1점 증가할 때마다 알츠하이머병의 발병 위험이 6% 정도 증가하며, 정신 기능은 7% 정도 감소하고 스트레스 점수가 가장 높은 것으로 나타난 사람의 경우 점수가 가장 낮은 사람보다 알츠하이머병의 위험도가 2배나 증가한 것을 〈미국 역학 저널Am J Epidemiol〉에 보고하고 있다.

스웨덴 스톡홀름의 카롤린스카 연구소의 왕휘신 박사팀이 노인 506명의 성격을 설문조사로 조사하고, 6년 후 치매 발병률을 조사한 결과, 외향적이지만 차분하고 느긋한 노인들의 치매 발병률이 외톨이고 스트레스를 잘 받는 노인에 비해 절반 정도로 낮았다고 한다. 항상 감사하고, 행복한 감정을 갖는 등 심신의 안정을 위해 노력하는 것이 치매에 걸리지 않고 아름다운 삶을 사는 방법인 셈이다.

줄기세포를 이용한 치매 치료

성체줄기세포를 환자에게 투여하면 뇌에 정착하여 손상된 신경세포로 분화되거나 주변의 신경세포를 활성화시켜 치매 환자를 치료할 수 있다. 이러한 줄기세포를 이용한 치매 치료의 가능성이 최근 동물모델에서 확인되고 있다.

2007년 라 펄라La Ferla 박사 연구팀은 뇌 구조 중에서 새로운 기억을 형성하는 데 중요한 부위인 해마hippocampus를 디프테리아톡신을 이용하여 선택적으로 파괴시켜 기억상실 및 기억장애를 유도한 형질전환 쥐에 쥐 신경줄기세포를 이식한 결과, 이식된 줄기세포가 신경세포, 성상교세포astrocytes, 성숙희돌기세포oligodendrocytes로 분화하였고, 줄기세포 이식 후 3개월 후에 기억장애가 개선되었다는 내용을 학술지에 보고하였다. 이식된 줄기세포가 뉴로트로핀neurotrophins이라는 단백질을 분비하여 이식 부위 주변 신경조직의 파괴를 보호하거나 신경세포를 재생함으로써 기억장애의 개선 효과를 보인 것을 확인한 연구 결과이다. 이 연구 결과는 치매를 비롯한 기억상실이 동반되는 질병에서의 줄기세포를 이용한 치료 가능성을 동물모델에서 제시하며 기억상실을 동반한 질병을 효과적으로 치료하기 위해서는 줄기세포 이식과 더불어 내인성 줄기세포의 활성을 증가시키는 물질을 같이 투여하면 질병 치료 개선의 효과가 증폭될 것이라는 새로운 치료법을 제시하고 있다.

줄기세포가 치매 치료에 효과적임을 입증한 사례는 또 있다. 알츠하이머성 치매에 줄기세포 치료가 효과가 있는 것으로 보고된 것이다. 일본 사이타마 의과대학 종합의료센터 모리 타카시 교수와 미국 사우스플로리다대학 공동연구팀이 미 의학잡지 〈줄기세포〉에 발표한 논문에 따르면 선천적으로 아밀로이트 베타가 축적되기 쉬운 실험용 쥐 10마리의 정맥에, 24주 간격으로 사람의 줄기세포를 총 8회 주사하였더니 줄기세포를 주사하지 않았던 쥐들에 비해 뇌 내의 아밀로이드 베타량이 약 70%나 감소하였다는 연구 결과를 발표하였다.

연구진은 줄기세포를 이용하여 알츠하이머병의 원인 물질이 뇌에 축적되는 것을 억제하는 치료제를 개발할 수 있을 것으로 내다봤다. 뇌에는 APP_{amyloid-precursor protein}가 많이 존재하는데 이러한 단백질이 이식된 줄기세포가 뇌신경세포로 분화하는 것을 방해하므로 기존의 줄기세포만을 이식하는 세포 치료법에는 한계가 있는 것으로 보고되었다. 따라서, 이식된 줄기세포가 뇌신경세포로 분화되어 알츠하이머병을 치료하는 효과를 높이려면 알츠하이머병 환자의 뇌에서 APP 생성을 억제해야 한다.

이러한 과학적 근거를 바탕으로 알츠하이머병 치료의 새로운 방향으로 기존의 알츠하이머치료제와 성체줄기세포를 병합하여 알츠하이머병의 치료 효과를 증진시키는 방법이 제시되고 있다. 스가야Sugaya 박사팀은 인간 APP를 표현하는 알츠하이머 모델 쥐에서 APP 펜세린APP phenserine이라는 콜린에스테라아제 cholinesterase 억제 물질을 투여하여 APP 생성을 억제하고 줄기세포를 이식한 결과, 펜세린과 인간 신경줄기세포를 같이 처치한 군에서 성공적으로 신경세포가 형성되었다고 보고하였다.

동물을 모델로 한 임상시험 사례

인간 신경줄기세포를 분리배양하여 늙은 쥐의 뇌에 이식하면 이식된 줄기세포가 신경세포로 분화해 나이 든 쥐의 인지 능력을 향상 시킨다는 연구가 학술지에 발표되었다.

그러나 2001년 스가야 박사 연구팀의 연구에 사용된 인간 신경세포는 유산된 태아로부터 얻어진다는 윤리적인 문제가 있었다. 이를 극복하기 위하여 성체줄기세포를 이용한 알츠하이머병 치료가 대안으로 제시되었다. 2004년 스가야 박사 연구팀은 인간 골수유래중간엽줄기세포를 이용하여 줄기세포를 DNA와 유사한 구조를 가진 화학물질로 처리한 후 실험용 쥐에 이식한 결과 이식된 줄기세포가 뇌신경세포로 잘 분화되는 것이 확인되었다.

2008년 탄Tan 박사 연구팀은 줄기세포를 이용해 알츠하이머병의 염증반응을 차단함으로써 알츠하이머 증상이 현저히 감소되었으며, 알츠하이머 모델 쥐에 줄기세포를 투여하였을 때 베타아밀로이드의 양이 62% 감소하였다는 연구 결과를 학술지에 발표하였다. 베타아밀로이드에 의해 활성화된 미세아교세포와 성상교세포의 염증 반응이 알츠하이머질환을 초래하는 원인 중 하나이며, 이 과정에서 줄기세포가 작용하여 베타아밀로이드의 축적이 감소된다는 것이 확인된 것이다.

한국의 바이오스타 연구원에서는 알츠하이머 모델 쥐에 미리 사람 지방줄기세포를 13회 정맥 내 투여 시 치매 증상이 발견되지 않고 베타아밀로이드의 축적이 일어나지 않음을 관찰하였다. 이는 건강한 노인이 미리 자신의 지방줄기세포를 보관하고 정기적으로 투여 받으면 치매를 예방할 수 있음을 의미한다.

06

신장손상 및 회복

신장의 기능 및 역할

　인간은 끊임없는 활동을 유지해나가기 위해 지속적인 에너지 energy 공급을 필요로 한다. 우리는 주로 그것을 음식에 의존하고 있는데, 대부분의 음식물은 순수한 영양분만 가지고 있지는 않다. 우리가 섭취하는 음식물에는 필요 없거나 해악이 되는 성분들도 많이 들어 있어, 그 자체로 우리 몸에 해로울 수 있고, 체내 대사과 정에서 해로운 중간산물이나 암모니아 등으로 변하기도 한다. 그 래서, 이것들의 흡수를 막거나 몸에서 적절하게 배출시키기 위한 방법으로 장관계통을 경유해서 불필요한 물질의 흡수를 최대한 억제하고, 흡수된 물질들은 간의 해독작용을 거쳐 신장을 통해 체

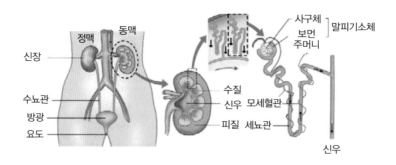

| 신장의 구조 |

외로 배설된다. 신장은 우리 몸의 정수기와 같은 역할을 한다.

신장은 무게가 150g 정도이며 약 100만 개의 사구체와 세뇨관으로 이루어져 있다. 사구체는 거름종이와 같다. 심장으로부터 내보내진 혈액은 신장동맥을 통해서 신장으로 들어가 사구체의 여과작용으로 혈액 내의 과잉 수분과 노폐물을 제거하는 기능을 한다. 구체적인 기능을 설명하면 체액 조절 기능, 배설 기능, 혈압 조절 기능, 조혈 촉진 기능, 대사 조절 기능 등을 담당한다.

상해나 질병으로 신장 기능이 감소되면 몸 안에 대사 노폐물이 축적되고 그 결과로 몸이 붓고 소변의 양이 적어지며 아주 심한 피로감과 빈혈이 생기며, 구역질 또는 구토 증상이 생기고 두통, 불안감, 호흡곤란, 출혈과 시력 저하 등이 생길 수 있다. 현재 신부전증을 치료하는 방법으로는 식사 요법, 약물 요법, 혈액 투석, 복막 투석, 신장 이식술 등이 있다.

신장 이상 질환

급·만성신부전

신부전renal failure은 신장의 기능 이상에 의해 생긴다. 발병의 진행에 따라 급성 및 만성신부전으로 나눌 수 있다.

급성신부전은 말 그대로 갑작스럽게 발병하는 것으로, 수일간 진행되는 급격한 신장 기능의 저하로 인한 빠른 요독 증상을 특징으로 한다. 적절한 치료 시 신장 기능을 회복될 수 있는 상태로, 신장으로 가는 혈류량이 쇼크, 탈수, 심장질환, 심한 감염 혹은 갑작스러운 출혈로 인한 경우가 많다(prerenal신전성: 50%). 그리고 신장에 독성을 갖는 약물로 신장 실질이 손상으로 발생하거나(renal 신장성: 35%) 신장 이후의 생성된 오줌이 배출로인 요로에 결석, 종양, 전립선의 영향으로 폐쇄되어(postrenal후신성: 15%) 발생한다. 한 가지 뿐만 아니라 여러 원인이 복합적으로 상호 유발하여 급성신부전을 일으킬 수도 있다. 급성신부전의 경우 적절한 치료가 이루어지면 신장의 기능도 정상화된다.

만성신부전은 신장의 사구체 여과 기능의 감소로 사구체 여과율이 50% 이하로 저하되고, 그러한 현상이 3개월 이상 지속되어 영구적으로 기능이 손실되어 회복이 불가능한 상태를 말한다. 그러나 신장이 나빠졌다고 느낄 때는 이미 신장 기능이 80~90% 이상 손상된 이후다. 그러므로 정기적으로 신장 기능 검사를 받아야 한다.

말기신부전

신장 기능이 10% 이하로 저하되면 말기신부전이 되며 회복이 불가능해서 혈액 투석 혹은 신장 이식의 신대체 요법 없이는 생명의 유지가 어렵다. 그러나 10년 동안 지속적으로 혈액 투석을 받은 환자의 생존율도 10%에 불과하다.

대한신장학회의 조사에 의하면 새로 발생한 말기신부전의 원인은 당뇨병(38.5%), 고혈압 합병증(16.9%), 만성사구체신염(14.5%)으로 당뇨병성 원인이 가장 많은 비율을 차지한다. 사구체신염에 의한 발병은 계속적으로 감소하고 있으나 당뇨병 및 고혈압에 의한 것은 지속적으로 증가하고 있다. 말기신부전 환자가 20년 동안 15배나 급증하였고, 당뇨 합병증에 의한 말기신부전 환자의 5년 생존율(2001~2005년)은 39.9%로 암 환자의 평균 생존율(49.5%)보다도 낮은 것으로 조사되었다.

신장 이식

투석 요법 등으로 신대체 기능을 할 수 없을 때 신부전 환자들은 신장 이식을 기다릴 수밖에 없다. 그러나 전 세계적으로 매년 신장 이식 대기자 수는 증가하나 신장 공여자는 적어 투석 환자의 신장 이식 비율은 감소하는 경향을 보인다.

신장 이식을 받았다 하더라도, 신장 이식 환자는 거부반응을 막는 면역억제제를 평생 복용해야 하므로 감염의 위험이 증가한다. 게

다가 장기 이식 수혜자는 이식 거부반응과는 관계없이 일반인에 비해 5~10배 사망률이 높다. 적절한 면역억제 치료를 하더라도 20~30%의 거부반응이 발생한다.

1년간 이식 신장의 생존율은 80~90%이며, 5년간의 신장 생존율은 60~80%이다. 2004년 미국에서 실시한 조사에 의하면 신장 재이식 대기자 수는 전체 신장 대기자 중 17%이며, 이 중 5년 이상 신장 이식을 대기하는 사람은 30%를 차지한다고 한다.

급·만성신부전의 성체줄기세포 적용

성체줄기세포를 이용하여 신장손상을 치료하는 메커니즘은 첫째, 줄기세포 이식이 행해지면 체내에서 줄기세포가 분비하는 다수의 물질이 주변의 세포에 작용하거나 전신적으로 작용하여 면역조절 효과를 나타내는데 이를 통해서 주변 세포의 활성을 조절하게 되고 손상된 세포의 활성을 높이는 효과다.

둘째, 줄기세포가 직접 손상 부위에 투여되거나 혈관을 통해서 손상 부위로 이동하여 손상된 부위에 삽입되어 신장 관련 여러 세포들로 분화되어 손상된 부위를 재생시켜 치료를 하게 된다. 일례로 줄기세포를 실험용 쥐의 정맥에 투여하면 사이토카인의 일종인 SDF-1stromal cell-derived factor-1, 키모카인chemokine(화학주성을

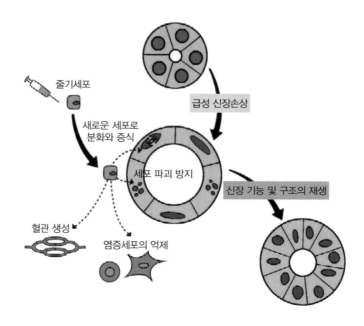

| **급성신부전에서 성체줄기세포에 의한 치료 모식도** |

가진 사이토카인)의 일종인 CXCR4 CXC chemokine receptor가 반응하여
혈관을 통과하여 손상된 세뇨관세포로 삽입되어 세뇨관을 재생시
킨다. 여기서 사이토카인이란 신체의 방어체계를 제어하고 자극
하는 신호물질로 사용되는 당단백질이며, 펩타이드 중 하나인데
사이토카인은 면역, 감염병, 조혈 기능, 조직 회복, 세포의 발전 및
성장에 중요한 기능을 하며, 항원에 대해 항체의 생성을 유도하고
외부의 침입에 대해서 인체의 방어체계를 제어하고 자극한다. 또
한 키모카인은 헤파린에 결합하는 작은 단백질로서, 백혈구가 염
증이나 상처 부위로 이동할 수 있도록 한다. 키모카인과 그 수용체

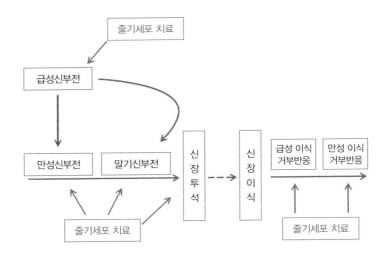

| 신부전에 대한 성체줄기세포 치료 모식도 |

가 초기에는 주로 염증 반응에 중요한 것으로 생각되었으나, 이제는 단핵세포mononuclear cell의 체내 이동 결정 및 획득성 면역 반응의 발생에 핵심적인 역할을 하며 다양한 질환의 병리에 기여하는 것으로 밝혀졌다.

지방줄기세포를 비롯한 성체줄기세포의 신장 보호능에 대해서 많은 연구 결과가 입증하고 있다. 지방줄기세포의 신장 보호능은 혈관 형성능과 면역 조절능으로 인한 것으로, 지방줄기세포의 투여가 신생혈관과 손상혈관의 재생을 도와서 신장세포의 파괴를 줄이는 것이다. 그리고 세포의 재생과 증식을 촉진시켜 신장 기능을 보호하여 혈중 요소질소BUN, 크레아틴creatine을 낮추고, 신사구체의 재생과 치유를 촉진한다고 보고되었다. 줄기세포의 투여는 지속적으로 신장손상을 일으킨 동물에서 사구체의 손실을 방지하고, 신장조직이 섬유화되는 것을 방지하며, 당뇨 동물에서 발생한 당뇨성 신부전에 대해서도 신장 구조와 기능을 보호한다는 보고가 있다.

말기신부전 환자는 면역력 감소로 감염에 약하고, 비정상적인 면역 반응에 의해서 잔여 신장 기능의 손상이 가속화된다. 따라서 지방줄기세포의 면역 조절능을 이용해 체내의 면역력 감소 및 비정상적인 면역 반응을 조절하여 잔여 신장 기능이 더 이상 파괴되는 것을 방지하고, 온몸의 상태를 호전시켜 당뇨, 심혈관계질환 같은 신부전이 원인이 되는 질환과 합병증의 발생을 완화시켜 삶의 질을 개선할 수 있다. 지방줄기세포 이식은 신장 이식 시 면역억제제의 사용을 줄여 부작용을 줄여줄 수 있다.

골수유래와 제대혈유래중간엽의 신장손상에 적용한 연구결과를 살펴보면 지방줄기세포와 비슷한 기전으로 신장 손상을 회복시킴이 보고되었다.

퇴겔Töel 등은 급성신부전 동물모델에서 골수중간엽 줄기세포를 경동맥 내로 투여한 결과 신장 기능이 개선되고 세포 증식 지수가 증가하였으며 세포 사멸 지수가 감소함을 보고하였다. 또한, 신장 손상 지수가 낮아지고 백혈구 침윤 점수는 변화되지 않았으며 손상 24시간째에, 신장에서 염증 촉진 사이토카인의 합성이 확연히 감소하였으며 항염증 사이토카인은 상향 조절되었음을 보고하였다.

쿤터Kunter 등은 골수중간엽줄기세포를 진행성 사구체신염 동물모델에 투여한 결과 사구체신염 초기에 투여된 중간엽줄기세포의 70% 이상이 사구체에 머물러 있으면서, 급성신부전을 개선함을 확인하였다. 줄기세포 투여 50일 후, 단백뇨가 대조군에 비해 현저히 낮았으며 줄기세포 투여군의 60일째 신장 기능은 대조군에 비해 유의적으로 좋음을 확인하였다.

세메도Semedo 등은 신장 손상 동물 모델에서 줄기세포가 염증을 조절하는지 알아보기 위해 동물모델에게서 신장 손상을 유도한 뒤, 골수중간엽줄기세포를 6시간 후 투여하였다. 그 결과, 중간엽줄기세포 투여는 손상된 신장을 회복시켰는데 24시간 이후 혈청 크레아티닌과 혈장 요소 수치가 확연히 감소하였으며, 줄기세포 투여 그룹에게서 신장 조직의 재생이 더 빠르게 진행되었다. 신장 조직에서의 사이토카인 발현 분석 결과, 줄기세포 투여 그룹에서 항염증 사이토카인이 높은 수치를 나타내고 있음을 확인하여 줄기세포가 염증을 조절하여 손상된 신장 기능을 회복시켜준다는 것을 입증하였다.

최Choi 등은 중간엽줄기세포를 이용한 치료가 만성신부전에 있어서 신장 기능을 개선하고 손상을 복구시켜줄 수 있다는 가설을 평가하기 위하여 만성신부전 동물모델의 꼬리정맥을 통해 1백만 개의 골수중간엽줄기세포를 투여한 후 신장 기능 개선을 평가하였다. 줄기세포 투여 4개월 후, 중간엽줄기세포 투여군이 대조군에 비해 체중이 확연히 증가하였으며 줄기세포 투여군에서 단백뇨가 대조군에 비해 적음을 확인하였다. 이러한 실험 결과를 통해 최Choi 등은 중간엽줄기세포가 사구체 경화증에 대해 긍정적인 효과를 보인다는 것을 말하고 있다.

카오Cao 등은 제대혈 중간엽줄기세포 급성신부전 동물모델에 좌경동맥으로 투여한 결과 줄기세포 투여군에서 대조군에 비해 혈청 크레아티닌과 요소 질소가 각각 4.8배와 3.6배 감소됨과 줄기세포 투여 부위 신장조직에서 충혈과 염증이 완화되었음을 보고하였다.

장기 이식, 면역억제제 그리고 성체줄기세포

면역억제제에서 가장 역사적인 일은 1976년 보렐Borel 등이 개발한 사이클로스포린cyclosporine을 1978년 클레인Clane 등이 임상시험에 이용한 것이다. 장기 이식 수술이 시행되던 초기에는 단순히 수술의 성공 여부가 가장 중요한 부분이었으나, 사이클로스포린의 개발 이후 장기 이식 성공율은 신장 이식 후 5년 생존율이 95%까지 높아졌다.

장기 이식 후 거부반응을 조절하여 치료 성공률을 높이는 면역억제제는 다른 한편으로는 여러 부작용을 낳는다. 두 개의 얼굴을 가진 '야누스'인 셈이다. 면역억제제는 평생 복용해야 하며, 장기간 복용은 환자에게 경제적인 부담을 가중시키고, 감염 위험률, 악성종양의 발병률 및 고혈압, 당뇨병, 고지혈증과 같은 합병증의 발병을 증가시킨다. 장기 이식 후, 장기 수혜자의 당뇨병 발생률은 정상인보다 3~4배 높다(Nam J. H. 등, 〈Transplantation〉, 71:1417~1423, 2001).

또 다른 연구에서는 이식 15년 후 약 23%의 환자들에게서 허혈성 심질환이, 15%의 환자들에게서 뇌혈관질환이 발생하였고, 15%의 환자들에게서 말초혈관질환이 발생하였다고 보고한 바 있다(Kasiske BL 등, 〈J. Am. Soc. Nephro.〉, 7:158~165, 1996).

또한 면역억제제는 급격한 골손실을 초래한다. 1978년부터 1998년까지 신장 이식을 받은 환자를 대상으로 한 연구 결과에 의하면, 신장 이식 후 1년 사이에 척수부에서 8%, 대퇴부에서 5.6%의 골손실이 나타났으며, 2년째에는 척추부 5.9%, 대퇴부 3.6%의 골손실을 보이며, 이후엔 매년 3%의 골소실이 일어났다.

면역억제제의 많은 부작용 때문에 장기 이식 수혜자는 이식 거부반응과는 관계 없이 일반인에 비해 5~10배 정도 높은 사망률을 보인다(Herwig-Ulf Meier-Kriesche 등, 〈Am. J. Transplant.〉, 4:1289~1295, 2004).

이러한 이유로 면역관용 유도가 장기 이식 환자의 삶의 질을 향상시키는 새로운 방안으로 제시되고 있다. 특히 성체줄기세포의 면역 반응 조절능이 새로운 대안으로 제시되고 있다. 장기 이식 시 지방유래중간엽줄기세포를 함께 주입하면 장기 수혜자의 면역계가 이식한 장기를 공격하는 것을 막는 면역관용 효과를 얻을 수 있음이 여러 동물실험에 의해 입증되었다. 이미 연구자들은 췌장도세포 이식, 피부 이식, 심장 이식 시 중간엽줄기세포를 이용했을 때 세포 이식 생존율 향상에 효과가 있음을 확인하였다. 성체 줄기세포의 면역 반응 조절능은 장기 이식 거부반응을 줄여서 수혜자의 신체에 적합하게 되고, 면역억제제의 사용을 줄임으로써 면역억제제에 의한 독성, 감염의 기회를 줄일 수 있는 대안으로 제시되고 있다.

줄기세포에서 희망을 찾은 만성신부전 환자 전문의 의학박사 유연정 씨

전 세계 신장병에 시달리고 있는 사람이 5억 명이라는 통계가 나와 있고 한국에만 투석하는 사람이 5만 명이고 해마다 5천 명씩 증가한다는 내용의 신문을 보았다. 고혈압, 당뇨병, 사구체염, 심혈관계 이상, 울혈성 심부전이 신장으로 합병증이 생기는데 나 같은 경우는 1975년 성남에서 12년간 하루도 쉬지 않고 하루 100명 이상 진료하다보니 체중은 74kg까지 올라가고(현재는 58kg) 협심증이 생기더니 2003년 심혈관 내에 스텐트 3개 삽입하는 수술까지 받게 되었다. 그때 이미 크레아티닌이 1.8이었다. 크레아티닌은 신장 기능을 나타내는 기준이 되는데 정상이 0.6~1.35이며, 1.5부터는 만성신부전증이고 수치가 2까지 올라가는 데는 10년이 걸렸어도 그 이후부터는 급속히 나빠지게 되고 4까지는 정상생활이 가능하지만 그 이상 상승하게 되면 결국 투석을 해야 한다.

투석으로까지 가는 것을 막아보기 위해서 10년간 철저히 관리하고 건강기능식품 등 좋다는 것은 다 했다. 그러나 크레아티닌 수치는 계속 상승하여 2009년도 5월엔 2.55까지 상승하니 주치의 선생님께서 앞으로 3년 후인 2012년부터는 투석해야 할 것 같다고 했다. 의사로서 신장과 관련된 수많은 학회에 참석하고 공부도 했지만 진행을 어느 정도 늦추는 것은 가능해도 신장재생은 불가능했다.

그러던 때에 지인의 소개로 우연히 줄기세포를 알게 되었고 마지막 희망이라 생각하고 의심 없이 바로 줄기세포 투여를 시작하게 되었다. 투여를 받으면 반드시 정상으로 돌아갈 수 있다는 확신을 갖고 생활습관, 식습관 등 건강관리 역시 철저하게 하였다. 2008년 12월부터 줄기세포를 투여하기 시작해서 5회 투여 후인 2010년 3월엔 크레아티닌 수치가 10년 전의 수치인 1.78이 되어 기적을 맛보기도 했다. 지금은 크레아티닌 수치가 컨디션에 따라 조금 올라가기도 하고, 내려가기도 하지만 2를 넘지 않고 몸도 무척 좋아져서 주치의 선생님으로부터 관리를 잘하고 있다는 칭찬까지 듣고 있다. 앞으로는 줄기세포 투여 방법이 효과적으로 더 발전하여 정맥주사뿐만 아니라 신동맥으로 직접 투여하여 신장 재생을 촉진할 수 있기에 정상적인 신장을 가질 수 있다는 희망이 생겼다.

하루의 수명이 보물보다 낫다는 말이 있다. 평생 봉사하는 마음으로 살았는데 감사하게도 바이오스타 연구원 성체줄기세포를 만나

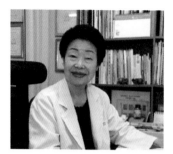
치료 후 회복된 모습

게 되었고 새 삶을 살게 되었다. 새롭게 내 인생을 시작하기 위해 유묘신을 유연정으로, 유묘신의원을 혜림의원으로 개명하여 환자를 진료하고 있다. 앞으로 줄기세포를 직접 체험한 의사로써 세계 많은 신장병 환자에게 희망과 안심을 주는 사람으로 내 사명을 다하고 싶다.

07

면역계 조절 능력

면역이란?

우리 인체는 외부에서 침입한 나쁜 이물질인 항원抗原에 대항해
서 이것을 제거하려는 물질을 만드는데 이것을 항체抗體 즉 면역
글로블린immuno-globulin이라 하며, 항원과 항체가 반응하는 것을
면역 반응이라고 한다.

뼈의 골수에서는 장차 적혈구, 백혈구 등의 기본이 되는 간세포
幹細胞 즉 '줄기세포'가 만들어지는데, 주로 척추, 늑골, 흉골, 골반,
대퇴부, 팔다리뼈와 같은 큰 뼈의 골수에서 만들어진다. 그중 백혈
구에서는 여섯 가지 종류의 백혈구세포들이 면역세포 역할을 하
게 된다.

1) T-임파구(항원 정보 인식과 기억, 항체 생산 및 억제 명령)

2) B-임파구(T-임파구의 명령에 의해 형질세포로 변하고, 면역글로블린을 생산)

3) 단구單球(조직 내에서는 마크로파지. 항원을 잡아먹으며 항원 정보를 T-임파구에 전달)

4) 호산구好酸球(알레르기 반응을 억제하는 작용)

5) 호염기구好鹽基球(조직 내에서는 비만세포. IgE 항체와 결합한 상태에서 항원과 다시 반응하여 히스타민 등을 방출)

6) 호중구好中球(알레르기 반응이 일어나면 이 장소에 모이고, 항원과 항원 항체 복합물을 잡아먹음. 호중구의 시체를 고름 즉 '농膿'이라고 함)

백혈구의 일종인 '마크로파지'는 동물 체내 모든 조직에 분포하는 면역을 담당하는 세포로 혈액을 따라 무시로 순찰하다가 제일 먼저 바이러스나 세균과 같은 적을 발견하여 잡아먹어버린다. 즉 우리 몸에 이물질이 들어왔을 때 이것의 존재를 최초로 인식하는 것이 마크로파지이다. 흔히 많이 먹기 때문에 '대식세포大食細胞'라고 불린다.

마크로파지는 적을 둘러싸거나 분해 처리해서 먹는다. 이때 마크로파지가 잡아먹지 못하는 강력한 이물질이 나타나면 이물질에 자기 자체의 표식을 해두고 이것을 면역세포인 T-세포에게 알린다.

T-세포에는 살해 T-세포killer-T cell, 보조 T-세포helper-T cell, 조절 T-세포regulatory-T cell가 있다. 살해 T-세포는 마크로파지가 표

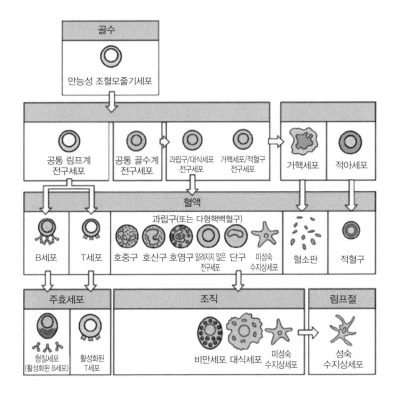

| 면역계를 구성하고 있는 면역세포와 활성화된 면역세포 |
대부분의 면역계 세포들은 골수에서 유래하고 그곳에서 성숙한다.
그 후 조직 사이를 돌아다니며 이동하고 혈관 및 림프계로 순환한다.

시해 놓은 외적을 직접 잡아먹는데, 이때 세포성 면역 반응이 일어나게 된다. 보조 T-세포는 마크로파지가 표시해놓은 외적의 일부분을 B-세포에 전달해주어 항체를 생산케 한다. 조절 T-세포가 외부에서 들어온 외적을 항원-항체의 면역 반응으로 전멸시키면, 조절 T-세포가 면역 억제 물질을 방출하여, 지금까지의 모든 면역 활동을 억제하여 중지시키는 일을 한다.

림포카인lymphokine은 마크로파지로부터 표시를 인식한 보조 T-세포가 활성화되면서 분비되는 물질로, 인터루킨interleukin Ⅰ 및 Ⅱ, 인터페론inetrpherone 등과 같은 면역세포를 활성화시키는 물질을 총칭한다. 림포카인에는 약 50종류가 있는 것으로 알려져 있다. 그중 인터페론은 갖가지 면역세포를 활성화시킬 뿐만 아니라, 암세포나 바이러스를 활성화시키거나 공격하는 힘도 가지고 있다.

보조 T-세포가 활성화하여 림포카인을 분비하면, 이 자극을 받은 B-세포는 '플라즈마셀'이라고 하는 형질세포形質細胞로 변신하고, 그 외적에 대응하는 면역글로블린을 많이 생산하게 된다. 면역글로블린은 좁은 의미에서 항체라고 하는데, 이것은 침입해온 외적을 둘러싸서 무력화시키고, 마크로파지의 대식작용을 도와주며, 킬러 T-세포가 외적을 파괴시키고 줄일 수 있는 상태로 만들어주고, 자기 자체도 들어온 항원과 반응하여 항원-항체라는 면역 반응을 수행하게 된다.

면역은 태어날 때부터 지니는 선천면역先天免疫, innate immunity과 후천적으로 얻어지는 획득면역獲得免疫, acquired immunity으로 나눌 수 있다. 선천면역은 우리 몸이 가지고 있는 면역시스템으로 비특이적 방어기전이다. 우리 몸에 선천적으로 존재하는 피부, 점액, 위산, 혈액에 존재하는 보체 등이 선천면역을 담당하고 있으며 세포로는 균을 탐식하여 죽이는 마크로파지와 다형핵백혈구 polymorphonuclear leukocyte, 감염된 세포를 죽일 수 있는 NK세포 등이 있다. 우리 몸에 병원균이 들어왔을 경우 대부분의 감염은 선천면역시스템의 의해 방어된다.

획득면역은 후천면역이라고도 하는데 우리가 흔히 알고 있는 면역이 획득면역이다. 처음 침입한 항원을 기억하여 다시 이 항원이 침입할 때 특이적으로 반응하여 항원을 제거하는 시스템으로 세포성면역cell-mediated immunity과 체액성면역humoral immunity으로 나눈다.

세포성면역은 흉선胸腺에서 유래한 T림프구가 담당하는 것으로 항원을 인지하여 직접 감염된 세포를 죽이거나 림포카인이라는 물질을 분비하여 식균작용을 하는 대식세포를 활성화시켜 감염된 세포를 제거한다.

체액성면역은 B림프구가 담당하는 것으로 체내로 들어온 항원에 대해 특이적으로 결합하여 항원을 제거할 수 있는 항체를 만들어 항원-항체 반응을 통해 감염된 세균을 제거한다. 항체는 체액에 존재하며 IgG · IgM · IgA · IgD · IgE〔immuoglobulin(면역글로블린)G · M · A · D · E〕 등의 종류가 있는데, 이러한 항체들의 기능이 일부 중복되기는 하지만 각각 독특한 기능을 수행한다. 항체 중 IgG는 태반을 통해 태아에 전달되기 때문에 이를 모성면역이라고 하는데, 이 때문에 아기가 출생 후 수개월 동안 병원체에 잘 감염되지 않는 것이다.

획득면역은 항원(병원체: 독소 또는 세포 표면 단백질)을 면역원으로 예방접종하여 얻을 수 있으며, 이와 같은 면역을 인공면역artificial immunity이라 한다. 예컨대 백신접종이 인공면역이다.

이 같은 면역세포들은 세균이나 바이러스, 암세포 등으로부터 우리 몸의 건강을 지키는 역할을 하며, 온몸에 골고루 분포되어 있다. T세포가 면역세포 전체의 65%를 차지하고 있으며, 항원-항체 반응을 하는 B세포가 15%를 차지하고 있다. 10% 정도를 차지하는 자연살상세포natural killer cells(NK세포)는 자연면역을 맡고 있는데 암세포 등을 직접 공격한다. 자연살상세포는 비특이적인 방법으로 종양항원에 대한 사전 노출을 필요로 하지 않고, 종양세포나 바이러스 감염세포를 인지하여 순간적으로 즉각 상해할 수 있는 일종의 자연면역 기능을 가진 세포로 암면역 감시기구의 주역이다.

내 몸이 나를 공격하는 자가면역질환

아토피처럼 내 몸이 나를 공격하는 것을 자가면역질환이라고 한다. 자가면역질환은 체내의 면역 기능이 스스로를 공격함으로써 일어나는 질병으로 오랜 기간 동안 형성되며 증상이 만성적으로 지속되어 장기의 영구적인 손상을 초래한다. 오래 전에 질병의 존재가 밝혀지면서 많은 발전을 이룩하였지만 아직도 정확한 원인, 기작, 자가항원의 기원 및 조절유전자에 대하여 불명확하다.

자가면역질환은 장기 특이성 질환과 전신성 질환으로 크게 구분할 수 있다. 만성갑상선염Hashimoto's thyroiditis과 같이 조직 특이적이거나, 전신 홍반성 낭창처럼 특정 조직을 침범하기보다는 전

신성으로 일어날 수 있다. 또한 류머티스 관절염rheumatoid arthritis
과 같이 관절, 신장, 피부, 근육 등 특정 장소에 주로 병변이 일어
나면서도 전신성으로 면역복합체가 침착되는 경우도 있다. 자가
면역질환은 전염성이 없으나non-contagious 유전적일 수 있다. 자가
면역증으로 발전할 수 있는 가능성을 높여주는 유전자가 있기 때
문이다. 이외에도 자가면역질환은 내부·외부 항원, 사이토카인
조절 이상, 면역억제 기능의 파괴, 기관의 결함 등 다양한 원인으
로 인해 발생한다. 또한 이 질환의 발생은 환경적 변화에 영향을
받을 수 있고, 일부 자가면역질환은 바이러스성 감염, 노화, 스트
레스, 호르몬, 임신 등에 의하여 시작되거나 악화될 수 있다.

유전적 원인이든, 환경의 요인이든 아니면 무리한 몸의 스트레
스이든, 어떤 이유에서든지 면역체계가 자기의 몸을 공격하게 되
면, 공격하는 부위와 정도에 따라 아토피, 천식, 베체트병, 전신 홍
반성 낭창, 류머티스 관절염, 강직성 척수염 등 다양한 자가면역질
환이 일어난다.

그러나 왜 면역계에 혼란이 생기는지 근본적인 원인은 아직 밝
혀내지 못하고 있다. 근본적인 치료법은 아직 없으며, 다만 스테로
이드와 면역억제제로 흥분되고 교란된 면역체계를 억제함으로써
자가항원에 대한 반응을 억제하여 병의 진행을 늦출 수 있다. 그러
나 스테로이드의 사용은 골다공증, 비만, 고혈압, 당뇨 등의 부작
용을 일으킬 수 있어 사용에 신중해야 한다.

자가면역질환의 성체줄기세포 적용 원리

중간엽줄기세포는 신체를 구성하고 있는 신경, 골, 연골세포 등 다양한 세포로 분화하는 능력뿐만 아니라 다양한 사이토카인과 성장인자를 분비하여 면역 기능을 조절하는 능력을 가진다. 이러한 중간엽줄기세포의 면역 조절 능력으로 인해 중간엽줄기세포가 면역 관련 질환에 다양하게 적용되는 것이다. 중간엽줄기세포는 생체내로 들어가면 여러 가지 사이토카인을 분비하여 자가면역에 의해 자기세포를 공격해서 죽이는 Th1 림포사이트(살상 T세포)의 활성을 억제하거나 조절 T 림포사이트와 Th2 림포사이트(보조 T세포)의 활성을 증가시켜 자가세포를 죽이는 Th1 림포사이트의 기능을 억제함으로서 면역 조절능을 발휘한다.

아토피

자가면역질환인 아토피 피부염은 주로 유아기 혹은 소아기에 시작되는 만성적인 재발성의 염증성 피부질환으로 소양증(가려움증)과 피부 건조증, 특징적인 습진을 동반한다. 피부 건조증은 가려움증을 유발하고 악화시킨다. 낮 동안에는 간헐적으로 가렵다가 대개 초저녁이나 한밤중이 되면 심해진다. 가려워서 긁게 되면 습진성 피부 병변(병리적 변화)이 생기고 이러한 병변이 진행되면서 다시 더 심한 가려움이 유발되는 악순환이 반복된다.

피부 병변의 분포와 반응 양상은 환자의 연령에 따라 다소 다르게 나타난다. 유아의 경우 진물이나 딱지가 지는 급성습진이 잘 나타나며 얼굴, 머리, 팔다리의 바깥쪽에 생기는 경우가 많다. 2세 이상 10세 이하의 소아기에는 얼굴보다는 팔다리의 접히는 부분, 목의 접히는 부위에 생기며 건조한 습진 형태로 나타나는 경우가 많다. 한편 동양인에게는 10대 이후에 잘 낫지 않는 심한 유두 부위 습진이 나타나는 경우가 있다. 아토피 피부염은 나이가 들면서 호전되거나 없어지는 경우가 많지만 호전된 후에도 특정 물질이나 자극에 의해 쉽게 가렵거나 염증 반응이 나타나는 경향이 있고, 성인기에 손 습진이 나타나는 경우가 많다. 성인기까지 아토피 피부염이 남는 경우에는 몸의 피부 증상은 호전되는 반면 얼굴에 홍반과 홍조 및 습진이 나타나는 경향이 있고, 접히는 부위에 오랫동안 긁어 피부가 두껍게 보이는 태선화_{lichenification} 피부가 나타난다. 성인기라도 만성습진만 나타나는 것이 아니라 만성습진 위에 진물과 딱지가 앉는 급성병변이 얼마 동안의 시간 간격을 두고 되풀이하여 일어난다.

아토피 피부염은 세계적으로 증가하는 추세이며 유병률이 인구의 20%라는 보고도 있다. 아토피 피부염의 발병 원인은 아직 확실하게 알려져 있지 않다. 임상 증상도 피부 건조증, 습진 등 다양하게 나타나기 때문에 발병 원인이 어느 한 가지로만 설명될 수 없다. 다만 환경요인과 유전적인 소인, 면역학적 반응 및 피부 보호막의 이상 등이 주요 원인으로 여겨지고 있다. 환경요인으로는 산업화로 인한 매연 등 환경 공해, 식품첨가물 사용의 증가, 서구식 주거 형태로 인한 카펫, 침대, 소파의 사용 증가, 실내 온도 상승으로 인한 집먼지 진드기 등의 알러지를 일으키는 원인 물질(알레르겐)의 증가 등이 있다. 또한 실내에서 애완동물을 키우는 일이 많아지면서 원인 물질에 노출되는 것도 이유가 된다. 또한 많은 아토피 피부염 환자들이 가족력이 있다는 사실로 유전적인 영향을 받는다는 것도 알 수 있다. 아토피 피부염은 알러지 및 면역학적 양상도 복잡하고 다양하다. IgE 항체 매개 과민 반응이 환자의 80%에서 유발될 정도로 흔하다.

사례 1   꿈 많은 여고생의 아토피 치료

지방줄기세포로 2009년 6월, 7년째 극심한 아토피 피부염으로 고생하던 이푸름 양의 아토피가 치료되었다.

이푸름 양의 치료를 맡고 있는 베데스다 피부과 박기완 원장은 "줄기세포 치료 후 피부가 겹치는 부위의 습진 병변이 사라지고 더 이상 피부발진이 보이지 않고 이제는 보습제도 필요 없을 만큼 아토피 피부염 증상이 호전됐다"고 밝혔다. 또 "염증 반응이 일어났을 때 생성되는 단백물질인 INF-γ interferon gamma, TNF-α tumor necrotic factor alpha, IL-6 interleukin-6 및 혈중 내 IgE, 호산구 eosinophil 지수가 현저히 낮아졌음이 확인되었다. 자가지방줄기세

Before

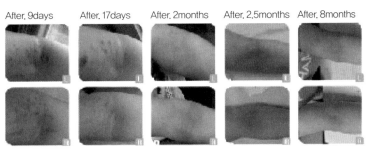

| After. 9days | After. 17days | After. 2months | After. 2.5months | After. 8months |

아토피 치료 경과 모습

포의 정맥 내 투여는 면역 조절을 통한 아토피 치료 효과가 있는 것으로 판단된다"고 설명했다.

대학 입시를 준비하고 있는 이푸름 양은 아토피가 치료된 후 학교 성적도 올랐다고 털어놓았다. 극심한 가려움으로 공부에 집중하기가 어려웠던 이 양은 아토피가 치료된 후에 집중력이 높아져 공부하는 일이 전처럼 힘들지 않아 성적도 오르고 있다며 조금 더 빨리 줄기세포 치료를 하지 못한 것이 아쉽다고 말했다. 물론 깨끗해진 피부로 인해 대인 관계도 좋아졌다.

사례 2 줄기세포를 이용한 천식 치료

저는 76세 일본인으로 천식을 앓아온 환자입니다. 줄기세포 치료를 받기 약 50일 전부터 몸 상태가 매우 나빠지고 천식이 더욱더 심해져서 하루에 2~3회 흡입을 했습니다. 날이 갈수록 천식이 심해져서 하루에 5~6회의 흡입을 하게 되었고 여러 곳의 병원을 돌아다녔지만 회복은 되지 않았습니다.

그러던 중 친구에게 바이오스타 연구원의 줄기세포에 대한 이야기를 들었습니다. 전혀 믿을 수 없는 이야기였지만, 친구가 치료를 받았다는 병원에 전화를 해서 줄기세포로 천식도 치료가 가능한지 물어보았습니다.

수차례 상담 끝에 줄기세포 투여를 받게 되었습니다. 2009년 10월 처음으로 정맥에 2억 개의 줄기세포를 투여 받았고, 2010년 2월에 다시 정맥 내로 1억 개의 줄기세포를 투여 받았습니다. 하지만 내 몸의 어디가 좋아지고 있는지, 천식이 낫고 있는 건지 알 수가 없었습니다. 그래서 돈이 아깝다는 생각도 했습니다.

하지만 두 번째 치료를 받고 약 2주 후부터 나날이 몸이 좋아지고 있다는 것을 느끼게 되었습니다. 특히 천식이 호전되어서 흡입 횟수가 2~3회로 줄었고, 3월 중순부터는 흡입을 전혀 하고 있지 않습니다. 지금에 와서 전의 그 괴로웠던 것을 생각하면, 요즘의 하루하루는 무엇과도 바꿀 수 없는 행복한 나날입니다.

아토피 피부염과 천식

아토피 피부염을 앓는 아동은 천식에 걸릴 가능성도 높은 것으로 보고되었다. 2009년 학술지 〈공중과학도서관-생물학PLoS biology〉의 발표에 따르면, 심각한 아토피 피부염을 앓는 아동의 50~70%에서 천식이 발생하는데, 일반인의 천식 발생률은 아동이 9%, 성인이 7%이다. 미국에서는 심각한 경우는 아니더라도 17%가 아토피성 피부염을 앓고 있다고 하며, 우리나라에서도 아토피 환자는 매년 꾸준히 늘어나고 있다. 특히 서울 초등학생의 3명 중 1명이 아토피 피부염을 앓고 있다고 한다. 아토피 피부염을 앓고 있는 아동은 나이가 들면서 비염과 천식으로 진행되며, 천식 증상이 있는 어린이의 57%, 알레르기 비염 환자의 30%는 아토피 피부염을 앓았던 과거력을 갖고 있는 것으로 분석되었다.

자가면역성 난청

사례 3

20살 클로이의 청력 회복

자가면역질환으로 청력을 잃은 클로이는 줄기세포를 주사받고 3개월 만에 청력이 정상에 가깝게 돌아왔다. 그녀의 청력 치

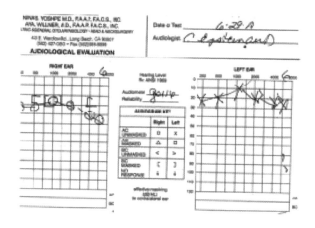

줄기세포 치료 11개월 후 청력검사자료. 보통 정상청력은 0~20dB이다.

료를 위해 줄기세포 전문가로 명성을 날리고 있는 테네시 의과대학 유태준 교수와 바이오스타 연구원이 손을 잡고 나섰다.

오페라 가수를 꿈꾸던 클로이의 청력은 15세 때부터 약해지기 시작해 17세엔 청력이 거의 소실되었다. 자가면역질환을 앓고 있던 클로이는 스테로이드 치료를 받았으나 효과가 없었다.

연구팀은 클로이에게 줄기세포를 주입하기 위해 2009년 6월 미국의 한 병원에서 클로이의 지방을 채취해 줄기세포를 추출한 뒤 이를 한국으로 옮겨 약 4주 동안 배양했다. 줄기세포 주입은 일본의 클리닉에서 이뤄졌다. 줄기세포는 5일 간격으로 정맥과 청각 기관 부근에 3차례 주사됐다.

줄기세포 시술 3개월 후 클로이는 청력 검사를 받았다. 검사 결과 청각이 완전히 소실됐던 왼쪽 귀가 정상치 대비 약 50%의 청력을 회복한 것으로 나타났다. 청력이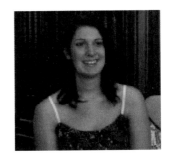
50% 정도 감소해 있던 오른쪽
귀는 정상의 90%에 달할 정도로
회복됐다. 또한 11개월 후 청력
검사에서는 양쪽 귀 모두 정상으
로 회복되는 놀라운 결과를 나타
내었다.

치료 후 인터뷰하는 모습

클로이의 부모 모두 의사인데,
처음에는 어머니가 줄기세포 치료를 극구 반대했다. 하지만 바이
오스타의 지방줄기세포 치료법이 자기 자신의 줄기세포를 이용하
는 것이라서 해로울 것이 없고, 배양 과정에서 유전자 변이와 암
을 발생시키지 않는다는 결과를 본 후 줄기세포의 안전성에 대한
확신을 가지게 되었고, 클로이는 줄기세포 치료를 시작할 수 있었
다. 치료가 끝난 후 클로이의 어머니는 줄기세포가 '기적의 선물'
이라며 "전 의료계에서 클로이의 케이스에 대해 알았으면 좋겠고,
이처럼 앞선 줄기세포 치료 기술이 미국에서도 상용화될 수 있도
록 최선을 다하겠다"고 말했다. 이제 클로이는 오페라 가수가 되
겠다는 자신의 꿈을 다시 펼칠 수 있게 되었다.

알레르기 비염과 지방유래줄기세포
지방줄기세포가 알레르기성 비염에도 효과가 있는 것으로 보고되

었다. 알레르기성 비염 동물모델에서 지방줄기세포를 정맥 투여한 결과, 지방줄기세포가 알레르기성 비염이 있는 곳으로 이동하여 호산구의 침윤을 억제하는 등 알레르기성 염증 반응을 유의적으로 억제하였다. 이러한 연구 결과는 지방줄기세포가 면역 반응을 조절할 수 있음을 말해준다.

류머티스 관절염

류머티스 관절염rhumatoid arthritis은 관절과 관절 주위 연골, 뼈, 근육, 인대 등에 자가면역의 이상으로 발생하는 자가면역질환으로, 히포크라테스 시대 때부터 그 존재를 인식하고 있었던 것으로 여겨진다. '류머티즘rheumatism'의 어원인 '류머rheuma'는 고대 그리스어로 '질병을 일으키는 액성물질이 흐른다'는 의미이다. 기원후 1세기경에는 '류머'라는 물질이 사람의 몸속을 돌아다니다가 멈추는 곳에서 병이 발생하는 것으로 여겼다. 류머티스질환은 중세 그림에 류머티스 관절염을 앓고 있는 것 같은 손가락 변형을 가진 인물이 등장하는 것으로 보아서, 과거에서부터 오랫동안 존재하던 질환으로 여겨진다.

류머티스질환의 증상 중 공통적이고 일반적인 것이 관절염이다. 면역 반응의 이상으로 관절 내의 윤활막(활막)에 특별한 이유 없이

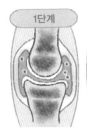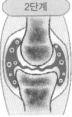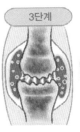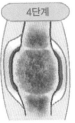

1단계 활막 염증 초기
  • 활막 부종 및 과잉 증식

2단계 판누스가 연골을 파괴
  • 비정상적으로 증식된 판누스(주황색 부분)가 연골을 침범하여 뼈를 파괴
    해 변환을 관절 변형을 일으킴
  • 염증세포와 활막세포에서 유리된 매개물질에 의한 골 파괴작용으로 골
    다공증이 나타날 수 있음

3단계 섬유성 강직(fibrous ankylosis)
  • 연골이 파괴되고 섬유질의 판누스가 두 뼈를 연결해버려 관절의 움직임
    이 제한됨

4단계 골성강직(bony ankylosis)
  • 완전히 골화되어 움직일 수 없게 되고, 골다공증이 진행됨

| 류머티스 관절염 단계 |

부종과 염증이 발생, 염증세포로 형성된 판누스pannus(활막 조직의 혈액에서 유래된 염증세포들로 이루어진 염증세포덩어리)가 연골을 침범하여 연골의 파괴, 관절의 변형, 관절 주위의 뼈의 약화를 일으키게 된다. 결국, 골성강직으로 골화되어 관절의 움직임이 어려워진다.

류머티스 관절염 유병률은 전 세계적으로 약 0.8%로, 30~40대 젊은 층 환자가 많고, 여자에게 더 많이 발생하여 환자의 70~80%

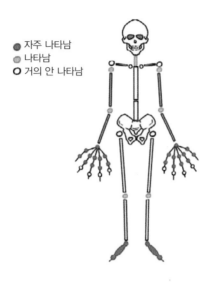

| 류머티스 관절염이 잘 일어나는 부위 |

가 여자이다. 류머티스가 여성들에게서 더 많이 나타나는 이유는 여성호르몬 에스트로겐estrogen이나 유즙분비호르몬인 프로락틴pro-lactin 등이 염증 반응을 증가시키나 남성호르몬 안드로겐androgen은 염증 반응을 억제하기 때문이다.

류머티스 관절염은 증세를 보인 지 6개월에서 1년 사이에 관절 변형이 시작되며, 대한류머티스학회의 보고에 의하면, 환자 220명을 대상으로 조사한 결과, 발병한 뒤 2년 내에 관절 변형이 시작된 환자가 52%, 1년 내에 시작된 환자도 21%에 이른다. 중년 여성 100명 가운데 4명이 류머티스 관절염을 앓고 있고, 이 중 25%가 자살 충동을 느낄 정도로 고통이 심하다. 즉 류머티스 관절염은 삶의 질을 떨어뜨리는 질환이다.

류머티스 관절염은 손가락과 같은 작은 관절 및 여러 관절에 동시에 잘 발생한다. 아침에 일어나 손발의 뻣뻣함이 30분 이상 지속되거나 관절이 붓고 열이 나면 이 질환을 의심해야 한다. 그러나 다른 질환보다 성공적인 임상 사례가 많아 현재 고통을 받고 있더라도 줄기세포에 희망을 걸만하다.

지방줄기세포를 이용하여 류머티스 관절염을 치료하려는 연구가 진행되고 있다. 곤잘레스González 등은 동물 모델에게 관절염을 유발시킨 뒤, 사람 지방줄기세포를 투여한 후 임상 점수 및 염증반응 정도를 측정하였다. 그 결과, 지방줄기세포 투여는 관절염의 발생률과 강도를 확연히 감소시켰고 림프절과 관절 내의 다양한 염증 관련 사이토카인과 케모카인 및 세포를 감소시키고, 항염증 관련 사이토카인의 생성을 유도하여 지방줄기세포 투여가 류머티스 관절염을 개선시킴을 보고하였다.

화가 존 로튼 컬리슨, 다시 붓을 들다

사례 4

미국의 현대미술가 존 로튼 컬리슨 씨는 류머티스 관절염과 퇴행성 관절염이 동시에 발병, 관절염이 심해 붓을 들기도 어려운 지경에 이르렀다. 그는 작업 시엔 마약성 진통제를 복용했다. 때문에 언제나 몽롱한 상태에서 그림을 그렸다. 그래서 그는 화가로서의 인생을 거의 접기에 이르렀다.

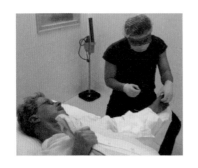

치료 전 모습

그러던 중 2008년 12월, 존 로튼 컬리슨 씨는 미국 플로리다에서 필자와 만남을 가졌다. 당시 그는 2년 동안 전혀 그림을 그리지 못한 상태였다. 극심한 통증을 치료하기 위해 한 달 치료비로만 7,000달러 정도를 사용하고 있던 상황이었다.

그런 그가 줄기세포 치료에 동의했고, 플로리다에서 그의 지방 5g을 채취했다. 그의 지방은 매릴랜드 소재 바이오스타 연구원으로 보내져서 배양되었다.

존 로튼 컬리슨 씨는 법적으로 줄기세포 치료가 허용된 중국에서 2주 동안 6억 개의 줄기세포를 맞고, 다시 한국에 와서 재활 치료를 하였다. 한국에 있었던 2주 동안 진통제를 먹지 않게 되고, 다시 그림을 그릴 수 있게 되었다.

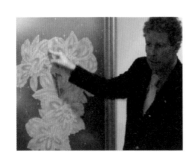

치료 후 작품 활동 모습

줄기세포를 맞은 지 10개월이 지난 시점에 그는 30알 이상 복용하던 모든 약을 끊게 되었고 이로써 연간 1만 달러에 달하는 약값을 절약하게 되었다. 존 로튼 컬리슨 씨는 관절염 치료를 위해 줄기세포를 맞은 이후 빈혈증도 동시에 치료되었을 뿐만 아니라 전체적인 건강이 호전되어 현재는 정상적으로 작품 활동을 하고 있다.

전신 홍반성 낭창

전신 홍반성 낭창SLE: systemic lupus erythematosus(루푸스)은 면역체계의 이상으로 피부, 신장, 신경계, 폐, 심장, 조혈기관과 근육 등에 비정상적인 면역 반응으로 발생하는 여러 증상과 징후가 모여 하나의 질환으로 분류되는 질환이다.

'루푸스lupus'란 말은 피부가 늑대에 물린 것처럼 붉게 된다는 라틴어에서 유래된 것으로, 증상은 사람에 따라 다양하며, 감기와 비슷한 가벼운 증세에서 생명이 위급한 증세까지 나타날 수 있다.

현재까지의 의학기술로는 전신 홍반성 낭창을 완치할 수 없다. 따라서 증상을 줄이고 질환의 진행 속도를 늦추는 데 치료의 초점이 맞춰진다. 약물 치료는 비스테로이드 항염증제, 하이드록시클로르카인, 코티코스테로이드, 면역억제제 등이 사용된다.

하지만 이러한 약물의 부작용으로 인해 최근에는 줄기세포를 이용한 전신 홍반성 낭창의 치료가 시도되고 있다. 2008년 저우Zhou 등이 사람 골수유래중간엽줄기세포를 루푸스 모델 쥐에 투여한 결과 대조군에 비해 줄기세포를 투여한 군에서 T세포의 증식이 감소하였고 항 DNA항체anti ds-DNA의 항체 수준이 떨어짐을 확인하였다. 또한 조직병리학적 검사 결과 신장손상이 개선되었음을 확인하였다.

2010년 카리옹Carrion 등은 골수유래중간엽줄기세포를 전신 홍반성 낭창을 가지고 있는 19세와 25세 여성에게 적용한 결과 부작용은 없었고 자가면역을 억제하는 조절 T세포가 증가하였다고 보고하였다.

2010년 리앙Liang 등은 2007년 3월 11일~2008년 11월 15일까지 반복재발성 전신성 홍반성 낭창SLE 환자 15명(여 14명, 남 1명)을 대상으로, 건강한 다른 사람(18~40세)의 골수에서 추출한 조직적합성이 일치하지 않은 중간엽줄기세포를 투여한 후, 루프스 질병활성도 지수SLEDAI, 혈청학적 검사, 신장 기능의 검사와 혈액에서 면역을 조절하는 조절 T세포의 양을 조사하였다. 줄기세포 투여 후 12개월 이상 환자의 상태를 검사한 결과 줄기세포 투여 환자 모두에게서 임상학적으로 루프스 질병의 정도를 나타내는 루프스 질병 활성도 지수SLEDAL: SLE disease activity index 와 뇨에서의 단백량(뇨단백)이 감소됨을 확인하였다. 13명의 환자를 1년간 검사한 결과, 13명중 2명은 단백뇨가 재발되었으나, 11명에게서는 최소한의 치료만으로도 루프스 활성지수가 지속적으로 감소되었고 심각한 부작용이 없었음을 보고하였다. 2010년 또 다른 연구에서 리앙Liang 등은 관절염, 안면발진, ANA test(루프스진단법)에 양성반응 등과 같은 증상으로, 루프스로 진단받고 2달 후에 루프스에 의한 미만성 폐포 내 출혈로 진단된 소녀에서의 제대혈유래중간엽줄기세포 치료 효과를 보고하였다. 이 소녀는 소염제와 면역글로브린 제재를 투여 받았음에도 불구하고 상태가 호전되지 않아, 타가제대혈유래중간엽줄기세포umbilical-cord-derived mesenchymal stem cells를 정맥 내로 투여 받았고 병행요법으로 소염제를 정맥 내로 투여 받았다. 그 결과 중간엽줄기세포 투여 후 환자는 호흡과 산소포화도, 방사선촬영검사와 혈액학적 상태에서 매우 호전되었고, 약 5주 후 퇴원하였다.

현재 바이오스타 연구원은 형질전환 쥐 루프스 모델 동물에 사람 지방줄기세포를 투여하여 루프스의 임상 증상 개선과 루프스 쥐의 생존율을 증가시키는 실험을 진행 중에 있는데, 지방줄기세포 투여가 루프스 예방 및 치료에 효과적임이 확인되고 있다.

이식 거부

중간엽줄기세포의 면역 조절 능력은 세포 및 장기 이식 시 발생하는 면역거부반응에도 적용되고 있다. 2006년 야네스Yanes 등은 이식 거부반응 쥐 모델에 사람 지방줄기세포를 이식한 결과 거부반응이 억제되었다고 보고하였다. 2007년 팡Fang 등은 스테로이드 치료에 반응하지 않는 이식 거부반응 환자 6명에게 환자 가족 또는 다른 사람의 지방줄기세포를 정맥 내 이식한 결과, 6명 중

5명에게서는 급성 이식 거부반응이 완전히 사라졌고 지방줄기세포 이식으로 인한 부작용이 관찰되지 않았다고 보고하였다. 또 다른 논문에서 2007년 팡 등은 심각한 급성 이식 거부반응을 보이는 2명의 소아 환자에게 골수 이식과 달리 조직적 합성을 맞추지 않고 다른 사람의 지방줄기세포를 정맥 내 투여한 후 2년간 관찰한 결과, 이식 거부반응 치료 효능이 있었으며 부작용은 전혀 보이지 않았다는 결과가 2007년 팡 등에 의해 보고되었다. 또한 같은 해(2007년) 팡 등은 면역억제제 및 조혈모세포 이식이 효과가 없었던 만성 간 이식 거부 환자에게 지방줄기세포를 투여한 결과 간 이식 거부 및 신장 독성이 빠르게 치료되었다고 보고하였다.

다발성경화증

다발성경화증은 1만 명당 1명꼴로 발생하며 20대에서 30대 사이의 연령에서 주로 나타나는 자가면역 질환의 일종으로, 조상이 북유럽 계열인 사람들에게 흔하고 남자보다 여자가 2~3배 더 흔하게 나타난다. 다발성경화증은 뇌와 척수의 신경계에 면역세포가 침윤되고, 이러한 면역세포가 중추 신경계의 세포들을 싸서 보호하는 미엘린 수초myelin sheath를 공격하여 전선의 피복 같은 미엘린수초가 벗겨져 신체의 신호전달계에 문제가 발생한다. 신체의 신경전달에 문제가 발생하기 때문에 운동이나 협응coordination

에 어려움이 발생하고 근육이 약화되며 인지기능의 상실, 발음 곤란과 시각에 문제점이 발생하는 질환이다.

　다발성경화증 모델동물은 세 가지 종류가 있다. 급성형 다발성경화증 모델동물인 급성 자가면역성 뇌척수염experimental autoimmune encephalomyelitis, EAE 루이스 랫트에 소나 기니픽의 뇌에서 추출한 MBPmyelin basic protein을 투여하여 유도하며, 만성형 다발성경화증 모델동물은 C57BL/6마우스에 MOG한 물질을 투여하여 유도한다. 또한, 재발성 다발성경화증 모델 동물은 마우스에 PLP란 물질을 투여하여 유도한다. 만성형 자가면역성 뇌척수염을 유도한 동물에서는 유도한 10～12일 경부터 꼬리의 마비에서부터 뒷다리 마비, 점차 심해지면 앞다리의 마비가 나타난다.

　2009년 콘스탄틴Constantin 등은 만성형 다발성경화증의 동물모델을 이용하여 지방줄기세포의 다발성경화증 예방 및 치료 결과를 보고하였다. 콘스탄틴 등에 따르면 지방중간엽줄기세포를 정맥 내로 다발성경화증 예방 및 임상 증상이 발생하기 이전에 꼬리정맥으로 2회 투여한 결과 유의적으로 임상 증상이 개선되었다고 보고하였다. 또한 지방줄기세포의 치료 효과를 보기 위해 다발성경화증 임상증상이 나타난 후에 지방줄기세포를 꼬리 정맥으로 2회 투여한 결과 지방줄기세포 투여가 마비 증세를 개선시켰으며 척수에의 염증세포 침윤과 탈수초demyelination와 축삭의 소실이 유의적으로 감소되어 다발성경화증 임상 증상이 개선되었음을 보고하였다. 이식된 지방중간엽줄기세포가 선택적으로 림프기관으로 이동하였고 체내에 면역 조절을 일으키는 사이토카인의 수준이 증가하였다고 보고하였다.

동물실험에서와 같이 사람에서도 지방중간엽줄기세포가 다발성경화증 환자의 증세를 개선했다고 보고되었다. 2009년 리오단Riordan 등은 다발성경화증환자 3명에서 지방중간엽줄기세포를 정맥으로 투여한 결과 환자 모두에게서 증세가 개선되었고 줄기세포의 정맥 내 투여로 인한 어떠한 부작용이 나타나지 않았다고 보고하였다.

첫 번째 환자는 2005년에 다발성경화증 진단을 받은 50세 환자로, 다발성 경화증을 진단받은 3년 후에 지방중간엽줄기세포를 정맥과 척수강 내로 투여 받았고, 줄기세포 투여 후 몇 달 만에 경련증세가 완전히 멎고 팔다리의 움직임도 크게 개선되었다.

두 번째 환자는 2001년 다발성경화증 진단을 받은 32세 환자로, 다발성경화증을 진단 받은 7년 후, 지방중간엽줄기세포를 정맥 내로 투여 받았고, 투여 3개월 만에 몸의 균형과 협응이 획기적으로 개선되고 체력과 기분도 크게 호전되었다. 세 번째 환자는 1993년에 다발성 경화증으로 진단 받았으며, 2008년에 지방중간엽줄기세포를 정맥 내로 시술 받았으며, 치료를 받은 뒤 수주 만에 증세가 크게 좋아졌다.

세 번째 환자는 수개월간 다발성 경화증 증상이 지속적으로 개선되었으며 매일 조깅과 사이클링을 할 정도가 되었다. 2010년 카루스시스Karussis 등은 다발성 경화증 환자(15명), 루게릭 환자(19명)

를 대상으로, 골수중간엽줄기세포를 척수강 내(다발성15명, 루게릭 환자 19명) 및 정맥 내로 투여한 후 줄기세포 투여의 안전성과 효과를 검증하였다. 줄기세포 투여 결과 다발성 경화증 환자의 경우, 다발성경화증 질병 악화지수EDSS가 낮아졌고, 루게릭 환자의 경우는 루게릭 평가지수가 6개월 동안 악화되지 않았다. 25개월 동안 추적 조사한 결과, 21명의 환자에서 투여 당시에 일시적인 열감과 15명의 환자에서 두통이 보고되었으나, 그 후 부작용은 없었다고 보고하였다.

다발성경화증 환자, 지방줄기세포 치료로 삶의 희망을 가지다
사례 5

줄기세포는 다발성경화증 환자의 증상 개선에 큰 역할을 했다. 박강숙 씨는 47세로 약 20년간 다발성경화증을 앓았다. 박강숙 씨는 2009년 6월 16일부터 중국 연길에 있는 조양재생의학 병원에서 본인의 지방유래줄기세포를 5차례 투여 받았다. 그녀의 체험담을 들어보자.

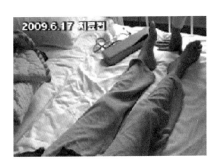

치료 전 다리 모습

줄기세포를 투여 받기 전에 제 다리는 제 것이

아닌 것처럼 통나무같이 굳어 있었고 하반신이 이렇다 보니 대소변을 가리기가 아주 곤란했습니다. 시력 또한 너무 좋지 않아 거기에 수반되는 정신적인 문제도 많이 생겼습니다. 생활의 모든 면에서 절망에 빠져 있어 자살까지 생각할 정도였습니다.

줄기세포 치료 후 현재는 다리도 움직이고 피로감도 많이 줄어들었습니다. 시력도 차츰차츰 좋아지고 있어서 책 읽기도 훨씬 수월해졌습니다. 그리고 다시 아이들을 가르칠 수 있게 되어 정말 기분 좋습니다. 줄기세포 치료를 한 번 받을 때마다 그만큼 좋아졌기에 경제적인 여력만 된다면 또 받을 것입니다.

치료 전에도 압력에 대한 감각이나 통증에 대한 감각은 약간 느낄 수 있었지만 뜨겁거나 차가운 온도에 대한 감각은 없었습니다. 차가운 것도 뜨겁게 느껴졌고, 뜨거운 것도 차갑게 느껴지거나 아주 뜨거워야 어느 정도 미지근하다는 식으로 느끼는 정도였습니다. 그러나 치료 후에는 '아, 이건 뜨거운 거다' '이건 더 뜨거운 거다' 하고 세분화된 감각을 느낄 수 있게 되었습니다. 뜨겁고 차가운 것을 이제 확실히 구분할 수 있게 된 것입니다.

또한 다리를 구부릴 때 뻣뻣한 감이 없어졌고, 보통 사람들처럼 부드럽게 다리가 구부러집니다. 오른쪽 다리는 거의 직각으로 가슴까지 올릴 수 있고 왼쪽 다리는 반 정도 올라옵니다. 화장실 갈 때 많은 문제가 있었는데 이제는 변기에 스스로 앉을 수 있습니다.

이제 사람답게 살 수 있다는 사실 자체가 너무 좋습니다. 살아가는 데 필요한 기본적인 행위조차 할 수 없을 때, 사람은 자신감을 잃고 패배감을 느끼는데 현재는 누구의 도움 없이 스스로 할 수 있다는 것이 큰 기쁨입니다. 전에는 전혀 일어설 수 없었지만 치료 후에는 양손을 놓고 20초 정도 설 수 있게 되었습

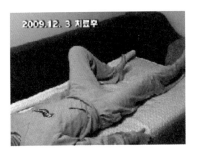

치료 후 다리 모습

니다. 이렇게 점점 좋아지고 있는 걸 보면, 앞으로는 스스로 일어서 있을 수 있다고 확신하고 있습니다.

줄기세포는 난치성 질환 환자들의 마지막 희망입니다. 희망을 잃고 포기하고 있는 사람들에게 어떻게 해서든 제 경험을 말해주고 싶습니다. 저는 다시 태어났습니다. 이제는 정말 인간으로서 살아 있다는 느낌이 듭니다. 전에는 살아 있다는 자체가 아무 의미가 없었지만 지금은 살아 있다는 것 자체가 너무 소중하고 모든 것이 새롭고 희망차고 기쁩니다.

자가면역성 피부질환

자가면역성 대표 피부질환으로 건선과 경피증을 꼽을 수 있다. 건선은 피부의 표피가 정상세포보다 6~7배 빠르고 과도하게 증

식, 분화하여 발생하는 난치성 피부질환으로, 볼록하게 피부가 빨갛게 올라오면서 생기는 구진과 불완전하게 과다증식된 각질세포가 하얀 각질로 겹겹이 쌓여 떨어지는 피부질환이다. 특히 신체 중에 자극을 많이 받는 팔꿈치, 무릎, 엉덩이, 머리 피부에 잘생기며, 각질이 쌓이고 좁쌀만한 발진이 서로 뭉치거나 커지면서 퍼져나간다.

미국 피부과학회의 보고에 의하면 인구의 2~4% 정도가 발생하며, 세계적으로 1억 명의 환자가 있다고 한다. 또한, 건선 환자의 약 10~20%가 건선 관절염을 합병증으로 갖는다. 전염성이 없는 질환이나, 환자들에게서 피부가 갈라지고 헐면서 발진, 가려움, 각질 발생, 불면증 등이 심해져 극심한 스트레스, 사회적 부적응증, 우울증 등이 발생하여 삶의 질이 일반인이나 다른 피부질환자보다 낮게 나타나는 질환이다. 대체로 백인이 동양인보다 발병 빈도가 높고, 우리나라의 경우는 약 1~2% 정도가 앓고 있는 것으로 추정된다. 건선환자의 약 81%가 25~45세 사이의 성인이며, 여성보다는 남성에게서 약간 많이 발생한다. 건선의 원인은 아직까지 정확히 밝혀져 있지 않고 호전과 악화를 반복하는 것이 보통이다.

사례 6
건선이 개선되었어요
요시다 마코토(74년생, 남자)

저는 2004년경부터 건선이 발병하기 시작했습니다. 처음에는 귀의 뒷부분이나 머리카락이 새로 나는 곳에만 증상이 있었는

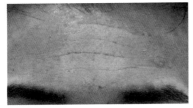 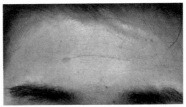

Before D−0   After D+32

데 점점 팔, 다리, 얼굴 등 전신에 증상이 생겼습니다.

유년기에 아토피성 피부염을 앓았던 적이 있었기 때문에 증상이 그다지 심하지 않았을 때는 아토피성 피부염일 것이라고 생각하며 그대로 방치하고 있었습니다.

그러나 증상이 악화되면서 부위가 점점 넓어지고, 가려움이 심해져서 더 이상 참을 수 없게 되면서 병원에 갔습니다.

진단 결과, '건선'이라는 것이 판명되었습니다. 당시 의사의 말에 의하면 건선은 현재 특효약이 없으며, 스테로이드계의 연고를 발라 증상이 가라앉는 것을 기다렸다가 가라앉으면 약을 멈추고, 다시 발병하면 약을 바르는 것 외에는 다른 방법이 없다고 했습니다. 그리고 나서 줄기세포 치료를 시작하기 전까지는 약을 바르거나 방치하는 것의 반복이었습니다.

2010년 7월, 자가지방성체줄기세포 치료를 시작했습니다. 줄기세포의 투여를 수차례에 걸쳐 진행하는 동안에 스테로이드 연고를 바르지 않았는데도 눈에 띄게 건선의 부위가 축소되어 갔습니다. 또 이전에는 가려움을 줄이기 위해 약을 처방받아 사용하고 있었

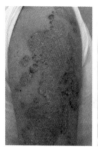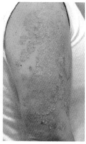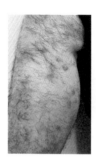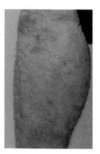

Before D-0   After D+32   Before D-0   After D+32

습니다만, 줄기세포의 투여를 시작하고 나서는 가려움도 많이 줄
어들어 약을 사용하지 않아도 될 정도가 되었습니다.

저의 바람은 여름에 반팔을 입는 것입니다. 줄기세포 치료를 통해
저의 간절한 소망이 현실로 이뤄지길 바랍니다.

경피증은 피부가 딱딱해지고 두꺼워지는 병으로, 피부에만 국한
되는 국소성 경피증과 피부 및 식도, 신장 등 내부장기의 침범을
보이는 전신성 경피증으로 구분된다. 경피증의 정확한 발병 원인
은 밝혀져 있지 않으나, 다른 류머티스성 질환과 마찬가지로 면역
계에 이상이 생겨 결합조직세포에 '콜라겐'이라는 단백질이 비정
상적으로 많이 축적되기 때문일 것으로 추정될 뿐이다.

2010년 이탈리아의 플로렌스 대학University of Florence의 구이두씨
Guiducci 등은 전신성 경피증으로 이해 사지허혈성으로 인해 팔다
리가 괴사되고 있는 34세의 여성에게 배양한 자가골수중간엽줄
기세포를 세 차례 정맥 내 투여하였다. 줄기세포 투여 결과, 1차
투여 시 썩어가던 피부의 궤양이 호전되었고, 3차례 투여가 끝난

후 팔다리의 혈관조영술을 한 결과, 새로운 혈관이 재생되었고, 피부조직의 분석시 새로운 근육구조를 지닌 세포집단과 혈관생성 인자가 강력하게 발현됨이 확인되었다.

 경피증이 좋아졌어요
사례 7 최미선 씨(43세, 여성, 가명)

저는 자가면역질환 중 경피증을 레이노이드증상부터 시작해서 근 30년이 넘는 피부와 세포, 장기가 굳어져서 결국에 사망까지 이르는 희귀난치성 질환을 가지고 있는 43세 주부입니다. 이 병은 원인도 알 수 없고 약도 없습니다. 보통 환자라 하면 보는 이들이 측은하게 생각하고 동정하지만 이 병의 특성상 사람들은 우리를 피합니다. 전염병환자처럼……

그도 그럴 것이 병이 깊어지면서 손발의 염증은 몇 넌씩 아물지 않아 괴사되어 가고 얼굴은 밀랍 인형처럼 굳어져갑니다. 세포와 장기가 굳어지면서 간질환, 심장질환, 폐 기능 저하까지 오고 위와 장이 굳어져서 음식은 먹은 그대로 다음날 확인 가능하며 장은 악성변비로 하루 2, 3회씩 변비약을 먹어야만 했고, 2009년 가을부터는 폐 섬유화로 숨이 차서 아파트 계단 한 층 오르기가 힘들어 중간에 숨을 고르면서 쉴 수밖에 없었습니다. 등산은 꿈도 꿀 수 없었고 뛰는 것은 더더욱 불가능한 일이었습니다. 발가락 혈관이 막혀 괴사하면서 입원치료를 받은 적도 있습니다. 이 병은 심장과 폐로 전이되면 걷잡을 수 없어 점차 희망도 사그라졌습니다. 그 희망이 사그라질 때쯤 2010년 우연히 자가지방유래줄기세포를 알게 되었고 가족들의 도움으로 마지막 희망을 걸고 시도하였다. 그 결과는 실로 놀라웠습니다.

30년 넘게 괴롭히던 레이노이드 증상은 여름날 25도 온도에서 바람만 불어도 생기던 것이 싹 사라져 웬만한 서늘함에도 생기지 않습니다. 거무튀튀하고 당긴 피부는 화상 입은 것처럼 번들거렸는데 피부는 부드러워지고 톤은 맑아졌습니다. 3년 넘게 매일 먹던 변비약은 줄기세포 첫 투여 날부터 지금 9개월이 접어드는 이 시간까지 복용 없이 매일 화장실 가는 기쁨은 말로 표현할 수 없고, 그보다 더한 기쁨과 행복은 다르게 나타났습니다.

자가지방성체줄기세포 투여 후 얼마 지나지 않아 전 전화통화를 하면서 그 높은 지하철 백석역 3번 출구 계단을 다 올라오고 있었습니다. 특히 그 역 계단은 아파트 계단 3~4층은 족히 됩니다. 1층을 못 올라가서 숨을 헐떡거리면서 쉬어야 했던 저에겐 실로 기적 같은 일이었습니다. 여기저기 전화해서 "나 지하철 계단 다 올라왔다"고 소리쳤습니다. 남이 들으면 에베레스트산을 등정한 것마냥 큰 소리로 떠들었습니다. 그 계기로 등산도 다녀오고 연말에는 가족들과 1박 2일로 무주리조트에 가서 짧지만 스노보드도 타고, 마이산 등산도 하고 왔습니다. 어린 조카들은 제게 "이모, 이제 잘 걷네요" 하고 웃으며 많이 걸어도 괜찮으냐고 물어보고 언니, 오빠, 동생들, 형부, 제부 모두들 감격해했습니다.

원인도 알지 못하는 희귀난치성 질병을 다스릴 수 있는 건 줄기세포 치료뿐이지 않을까 싶습니다. 나는 계속 여기에 희망을 겁니다. 병원 가면 '약도 없는데 병원에 뭐하러 오셨어요?' 하는 의사 선생님들이 아직도 있습니다. 그 말에 절망하고 괴로워하는 경피증 환자분들에게 줄기세포에 희망을 가지라고 말하고 싶습니다. 우리의 마지막 선택이지 않을까 합니다.

자가면역성 갑상샘염

하시모토 갑상샘염(자가면역성 갑상샘염)은 미국에서 갑상샘저하증의 가장 흔한 원인으로 1912년 하시모토 박사가 처음 발표하여 하시모토 박사의 이름을 따서 명명되었다. 하시모토 갑상샘염의 증상은 피로, 우울, 경도의 체중 증가, 추위를 못 견딤, 수면 과다, 건조하고 거친 모발, 변비, 건조한 피부, 집중력 저하, 막연한 통증, 다리 부종 등으로 일반적으로 신체 상태가 나빠지면 증상이 더 분명해진다. 갑상샘저하증이 심해지면 눈 주위가 부풀고 심박수가 느려지며 체온이 떨어지고 심장기능 상실이 올 수 있으며 심각한 경우 생명을 위협하는 혼수상태가 발생할 수도 있다.

하시모토 갑상샘염의 진단은 혈액검사와 항체검사가 유용하며 환자의 증상과 호소, 목 검사와 가족력 등을 종합적으로 판단한다. 하시모토 갑상샘염을 위한 근본적 치료는 없으며 증상을 억제함으로써 건강이 악화되지 않도록 하고 있다. 자가면역 갑상샘염의 증상을 억제함으로써 건강이 악화되지 않도록 보조하는 현행 의술을 극복하는 방법으로, 지방 조직에 있는 중간엽줄기세포가 후보가 될 수 있다는 연구 결과가 2011년 〈유전자 의학 저널The Journal of Gene Medicine〉에 발표되었다.

바이오스타 연구원과 삼성의료원 최은화 박사팀은 자가면역 갑상샘염을 유도한 모델생쥐에 사람지방줄기세포 혹은 CTLA4유전자가 삽입된 사람지방줄기세포를 혈관 내로 투여한 결과, 염증성 사이토카인 생성이 저하되어 Th1/Th2 밸런스가 향상되었고 병변 조직 내의 염증 반응이 현저히 낮아졌다고 보고하였다. 특히 면역 억제 유전자로 알려진 CTLA4유전자를 삽입한 경우와 같이 유전자 조작을 하지 않은 순수한 지방줄기세포만 투여한 경우에서 조직 검사 결과나 면역관련 사이토카인 발현 양상이 호전되는 것을 확인함으로써, 지방중간엽줄기세포가 자가면역 질환에 좋은 치료제 후보가 될 수 있다는 잠재력을 보여주고 있다.

굿바이, 하시모토병
우소영 씨(72년생, 여)

내가 자가면역질환이 있다고는 상상도 못했습니다. 그냥 가끔 다리에 두드러기가 날 때가 있었고, 그때마다 '음식을 잘못 먹

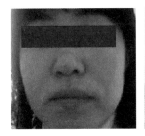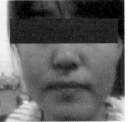

줄기세포 치료 전   줄기세포 투여 3개월 후

었나? 스트레스가 너무 많은가?'라고만 생각하면서 지나갔습니다. 그러다 점점 두드러기 나는 횟수도 많아지고, 부위도 허벅지에만 나던 것이 배, 팔 등으로 늘어갔습니다. 게다가 몸도 무척 피곤해지고 많이 지쳤습니다.

그러던 어느 날, 주말에 집에서 청소를 하는데 뭔가 얼굴에 이상한 느낌이 들어서 거울을 봤더니 내 얼굴이 헐크로 변해있었습니다. 눈은 퉁퉁 부었고, 입술은 부풀어 올랐으며 볼도 터질 것 같았습니다. 다음날 병원을 가야겠다고 생각하면서 있었는데 그 다음날 아침에 일어나니 헐크로 변했던 내 모습은 감쪽같이 없어지고 원래 정상적인 얼굴로 돌아와 있었습니다. 아무 일 없이 일주일이 지났습니다. 그런데 주말에 똑같은 증상이 다시 나타나서 헐크로 변한 내 얼굴을 사진으로 찍어뒀습니다. 병원 가서 사진을 보여주고, 내 증세를 설명한 후 여러 가지 검사를 하였습니다.

검사 결과는 바로 자가면역질환이면서 갑상샘염의 일종인 하시모토병이라는 것이었습니다. 의사 선생님은 약을 처방해주시면서

'그런 증세가 날 때 약을 먹으면 된다. 그러나 치료하는 약은 없다'고 하셨습니다.

그후 2009년 1월 셋째 주부터 자가지방줄기세포를 투여 받기 시작했습니다. 처음엔 2주 간격으로 2억 셀씩 2번을 맞았고, 그 다음은 한 달 후 2억 셀, 2달 후 2억 셀을 투여 받았습니다. 정말 놀랍게도 줄기세포를 투여 받기 시작하면서 현재 2011년 1월이 될 때까지 한 번도 내 얼굴이 헐크로 변한 적이 없습니다. 피곤함도 많이 줄어들었습니다. 지금은 하시모토 병을 인식하지도 못하고 지내지만 항상 젊음을 유지하면서 활기찬 생활을 할 수 있도록 1년에 한두 번씩은 줄기세포를 투여 받고 있습니다.

약을 통해 눈으로 보이는 증세만 없애는 것이 아니라 내 몸속의 근본적인 것을 치료하는 줄기세포에게 참 고맙습니다.

베체트병

베체트병은 터키의 의사였던 '베체트Behcet'가 처음 사용했던 병명으로, 구강과 외음부에 자주 궤양이 생기고, 자주 재발되며, 피부에 알 수 없는 멍이 들거나 빨갛게 홍반이 나타나는 것을 반복하며, 관절에 침범하여 관절염을 일으키거나, 눈의 포도막에 염증을 일으켜 눈의 통증이 심해진다. 또한, 위장관에 침범한 경우는, 위장관 내에 궤양이 자주 생기므로, 알 수 없는 복통으로 맹장염으로 오인되기도 하며, 위장관 천공으로 인한 출혈과 빈혈 등 임상증상을 보인다. 중추신경계에 침범한 신경 베체트병인 경우는 전체 베체트 환자의 5.3% 발생하며 마비, 뇌막염, 뇌졸중을 일으키기도 하고, 근육운동 이상이 발생하여 보행장애로 인해 일상생활조차 어렵게 된다. 또한 대동맥, 정맥 등 혈관에 침범하여 폐출혈 혹은 전신적인 혈관염으로 인해 혈전색전 등 심각한 질환을 일으키기도 한다.

베체트병은 한국, 중국, 일본 및 터키 민족에게서 많이 발생하며, 20~30대에 처음 시작되는 경향이 있고 성별에 상관없이 비슷하게 발병하지만 남성에게서 증세가 더 심하게 발생한다. 우리나라의 경우는 발병 연령이 늦고 여자에게 보다 많이 발병하며 질병의 중증도가 비교적 덜한 경향이 있다.

원인은 확실치 않지만 자가면역기전이 이 질환의 주된 원인으로 생각되고 있으며, T세포 매개성 면역이 발병에 주요 원인으로 밝혀지고 있으며, 실험실 및 조직학적 검사에서 침범된 조직(기관) 내에 T cell이 혈관 주위에 많이 침범되어 있음이 확인되었다. 일본인과 한국인에게서는 산발적으로 발생하는 베체트병의 경우는 골수이형성 증후군 혹은 재생불량성 빈혈과 같은 골수의 기능부전과 연관있다고 보고하고 있다. 치료는 국소적으로 부신피질호르몬제를 구강점막이나 피부 병변 부위에 바르거나, 비스테로이드성 소염진통제를 사용하여 통증 및 염증을 완화시키는 등의 방법과 항염증성 약물과 면역억제제가 주요치료법이다. 따라서 원인적 치료보다는 주로 개개인의 증상을 조절하여 삶의 질을 높이고 눈이나 중추신경계, 혈관 등에 돌이킬 수 없는 손상이 발생하지 않도록 하는 것을 치료의 목표로 하고 있다.

최근에는 조혈모세포 이식이나 골수 이식으로 베체트병이 치료되는 사례가 있어, 중간엽줄기세포로 인해 치료의 가능성을 제시하기도 한다.

2008년 안Ahn 등은 골수이형성 증후군을 동반하는 한국인 베체트병 환자 2명에게 순환혈액에서 분리한 조혈모세포 이식을, 재생불량성 빈혈을 동반하는 베체트병 환자 2명에 이종 골수 이식을 시행한 결과, 4명의 환자 모두에서 조혈모세포 이식은 성공적으로 이루어졌으며, 베체트병과 관련된 임상증상 및 증세들은 사라지고, 위장관 내 궤양증세를 갖고 있던 환자 2명의 경우 조혈모세포 이식 후 내시경검사에서 말단 회장부와 회맹장판에 있었던 궤양들이 모두 정상적인 점막구조로 회복되었다고 보고하였다. 조혈모세포 이식 후 관찰기간 평균 40개월 후(4~78개월)에도 베체트병과 관련된 임상증세는 재발되지 않았다.

2007년 노나미Nonami 등은 골수이형성증후군을 가지고 있는 일본인 환자의 주요 치료법으로 제대혈 이식을 실시한 결과, 골수이형성증후군과 위장관성 베체트병의 증상이 모두 완전히 치료되었고, 16개월까지 재발이 없었다.

2004년 모가레트Moretta 등은 4세의 여아로 재발성의 발열, 아구창성 구강궤양, 피부에 유두상의 발적, 결막염, 관절통, 위장관의 증세(복통, 출혈성 설사와 체중 감소)를 보이고 하행, 횡, 상행 결장 전반에 걸쳐서 사행성과 아구창의 궤양 있는 환자에 대해 자가유래 조혈모세포 이식을 한 결과, 이식 4개월 후부터 증상의 호전이 관찰되었으며, 점차 호전되어 부신피질호르몬성 약물의 사용을 줄여갔고 이식 2년 후까지 증세의 재발은 없었다고 보고되었다. 2003년 야마토Yamato 등은 위장관성 베체트 질환을 가지고 골수이형성증후군을 동반한 10세 소녀에게 제대혈 조혈모세포 이식한 결과, 두 질환에 대한 증상이 치료되었음을 보고하였다. 2006년 마몬트Marmont 등은 재발성의 신경성 베체트 환자에게 타가유래 골수이식을 하고 2년 동안 관찰한 결과 베체트병 증상의 재발이 없었다고 보고하였다.

08

피부재생과
줄기세포

피부의 구조와 역할

우리의 온몸을 덮고 있는 가장 기본적인 기관인 피부는 인체에서 가장 큰 기관으로 그 면적이 1.6평방미터에 이르는 넓이와 체중의 16%나 되는 기관이다. 피부는 자외선, 더위, 추위, 먼지, 대기 오염 등에서 우리의 몸을 보호하는 중요한 곳이다. 피부는 크게 표피epidermis, 진피dermis, 피하조직subcutaneous tissue의 독특한 3개 층으로 구성되며, 부속기관으로 털, 피지선, 땀샘, 모세혈관 등이 있다. 표피는 피부의 보습 및 보호를 담당하며, 각질을 만드는 각질형성세포Keratinocyte, 멜라닌을 만드는 세포Melanocyte로 이루어져 있다. 피부의 각질층은 피부에서 최외각층으로 핵을 잃은 피막상세포로 15~20개의 층이 겹겹이 쌓여있는 구조이고, 이 피부각질층의 손상으로 피부 트러블 및 피부질환의 직접적인 요인이 되는 부분이다. 각화된 세포층은 일정한 시간이 지나면 피부에서 떨어지고 새로이 각화된 각질층이 나온다. 이것을 피부의 '턴오버turnover'라 불리는데, 약 4~6주 정도의 반복주기를 가지며, 이 현상으로 표피에 침투된 불필요한 물질이 외부로 방출시키게 된다. 피부의 각질생성 시간이나 탈락시기에 이상이 생기면 피부질환이 생기게 된다. 진피에는 주름과 관련 있는 콜라겐, 엘라스틴과 같은 단백질이 그물처럼 짜인 구조로 있어서 피부의 탄력과 밀접한 관련이 있다. 또한, 혈관, 신경이 존재하며, 알레르기 반응에 관계하는 비만세포가 존재한다. 진피에는 보습 효과에 중요한 긴증을 나타내는 Na-PCA나 히아루론산과 같은 천연보습인자NMF가 많이 함유되어 있다. 피하조직은 피하지방층으로 표피 및 진피로의 영양 공급, 체형 결정, 체온 유지, 외부적인 충격 흡수 및 피하지방 밑의 세포 보호를 담당한다.

피부재생 및 상처 치유와 중간엽줄기세포

중간엽줄기세포는 상처, 화상 및 조직 손상 등의 환경에서 자발적인 조직재생 과정에 중요한 역할을 한다. 상처 및 화상 치유는 염증, 혈관신생, 세포 분화 및 흉터 생성 등 여러 가지 다양한 생리적 반응을 필요로 하며 특히 중간엽계열 세포로부터 분화된 근섬유모세포myofibroblast가 중요한 역할을 한다. 근섬유모세포는 세포의 수축에 관련된 단백질인 알파 평활근α-smooth muscle, 칼포닌calponin 등 평활근세포에 특이적인 단백질을 발현하며 이들 단백질은 상처 부위의 수축을 통해 상처가 치유되는 데 중요한 역할을 한다.

지방 또는 골수중간엽줄기세포의 피부재생 효과에 대해 동물 및 사람에서의 효과를 살펴보면 2007년 우Wu 등은 쥐의 피부에 절개상을 입힌 뒤 상처 부위에 골수 유래 중간엽 줄기세포를 주입했을 때 대조군에 비해 피부의 재생이 촉진되고 상처의 봉합이 빨리 이루어졌다고 보고하였다. 이러한 상처촉진 효과는 줄기세포에서 분비하는 혈관내피세포 성장인자vascular endothelial growth factor와 안지오포이틴-1angiopoietin-1에 기인한 것이라고 보고하였다. 만성 궤양 및 화상 환자 등에서 피부결손 부위를 치료하기 위해 중간엽줄기세포를 이용하고 있다.

2008년 쉰코테Schinkothe 등은 수술 환자들의 절개 부위에 자가 골수유래중간엽 줄기세포를 주입하였을 때 상처의 회복이 촉진되었으며, 피부 결손 쥐 모델에서 사람의 중간엽줄기세포가 결손부의 재상피화를 촉진한다는 것이 보고되었다. 이러한 줄기세포의 효과는 혈관형성을 촉진하고 세포 사멸을 억제하며 세포증식을 촉진하는 기능을 하는 사이토카인을 분비하기 때문인 것으로 보고되었다. 2009년 바이오스타 연구원은 미국 존스홉킨스 의과대학교 세멘

자Professor Gregg Semenza 교수팀과 함께 생후 8주된 실험 쥐에 화상을 입힌 후 사람의 태반상피줄기세포를 주사한 결과, 14일 후 상처의 크기가 대조군에 비해 30% 감소된 것을 관찰하였다. 2010년 월터Walter 등은 중간엽줄기세포를 함유한 배양액이 상처치유를 촉진시켰으며, 중간엽줄기세포가 상처촉진과 관련된 물질을 분비하였고 중간엽줄기세포 자체가 피부 세포의 분화에 의해 상처를 치유하는 것보다는 섬유아세포와 각질세포의 이동을 촉진하여 상처치유를 촉진한다고 보고하였다.

주름개선과 중간엽줄기세포

주름이 연륜의 상징이라고 위로도 해보지만, 눈가의 잔주름부터 이마의 큰 주름까지 참으로 반갑지 않은 것은 사실이다. 주름의 최대 원인은 우리가 매일 노출되어 있는 태양의 자외선으로, 이 자외선에 의해 진피층의 탄력을 담당하는 콜라겐, 엘라스틴 구조들이 느슨해지면서 주름이 생기게 된다. 최근에 줄기세포를 이용하여 피부 노화 현상인 주름, 기미 등 피부 색소 침착, 피부의 늘어짐 등을 개선하려는 시도가 증가하고 있으며 피부 미용 분야에 있어서 새로운 디에이징 기술로 각광을 받고 있다.

2009년 김 등은 털이 없는 마우스에게 8주간 자외선을 쬐어서 주름을 유발한 후, 지방유래 중간엽 줄기세포를 피하로 투여한 결

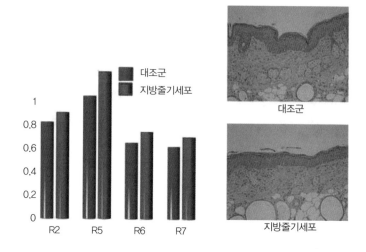

| 피부재생에 대한 지방줄기세포 효과 |

피부 노화 모델에서 피부 탄력성을 실험한 결과 시간이 지날수록 지방줄기세포 투여군의 피부 탄력도가 상승함이 관찰되었다(왼쪽 도표). 조직 검사 소견(오른쪽 사진)에서도 대조군에 비해 지방줄기세포 투여군에서 표피가 얇아지고 염증세포가 현저히 줄어듦이 관찰되었다.

과 유의적인 주름 완화효과를 확인하였으며 진피층이 두꺼워지고 진피내의 콜라겐 성분이 증가함을 보고하였다. 지방유래 중간엽 줄기세포를 배양한 배양액을 첨가했을 때는 사람 진피 섬유아세포의 증식의 회복이 용량의존적으로 증가하였으며 지방유래줄기세포 배양액이 사람진피섬유아세포의 자외선에 의한 죽는 것을 방지하였고, 콜라겐 type 1 생성을 촉진하였다고 보고하였다. 2010년 바이오스타 연구원과 계명대학교 김Kim 등, 자외선을 피부에 쬐어서 주름을 유발시킨 동물 모델에 지방유래중간엽줄기세포를 투여하여 주름 개선에 관한 연구 결과를 보고하였다. 연구 결과에 따르

면, 지방유래중간엽줄기세포가 자외선에 의해 피부가 빨갛게 손
상되는 것을 보호했으며, 수분이 손실되는 것을 막아 보습능력을
증가시켰다. 또한, 지방유래중간엽줄기세포를 투여한 군에선 대조
군에 비해 주름 면적이 줄어들었고 상피 두께가 얇아졌으며, 콜라
겐과 탄성섬유의 함유량이 증가했다. 이것은 지방유래중간엽줄기
세포가 쥐 피부의 MMP-3(단백질 분해 효소) 발현을 감소시켜 자
외선에 의한 피부 진피층의 콜라겐이 파괴되는 것으로부터 보호
하기 때문인 것으로 여겨진다고 밝혔다. 지방유래줄기세포뿐만
아니라, 지방유래줄기세포를 배양한 배양액에도 피부의 항산화를
방지하고, 주름을 방지하는 물질이 풍부한 것으로 밝혀지고 있다.

사례 1 주름 개선
줄기세포가 주름 개선에 효과를 보이고 있다. 아래의 사진에
서처럼 이마에 깊은 주름이 팬 사람에게 자신의 지방줄기세포와
지방조직을 함께 이식한 결과 줄기세포 이식 전과 비교하여 볼 때

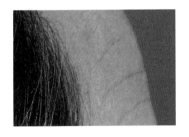

줄기세포 투여 전

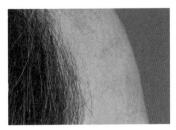

줄기세포 투여 2년 후

주름이 없어진 것이 확인되었다.

사례 2

피부 탄력 개선

줄기세포 투여가 피부의 탄력을 개선하는 데 효과를 보였다. 20대에서 60대까지의 여성들이 얼굴의 볼, 이마 등에 줄기세포를 투여 받은 결과 피부 탄력이 증가되고, 피부 톤이 맑아지고, 얼굴이 젊어지는 효과를 경험하였다.

사례 3

기미 개선

줄기세포 투여로 여성의 얼굴에 있는 기미를 개선시킬 수 있음이 확인되었다. 기미 주변부에 줄기세포를 두 번 투여하고 3개월 동안 지켜본 결과 기미가 개선됨이 확인되었다.

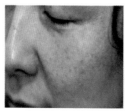 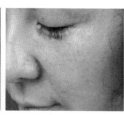 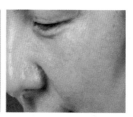

줄기세포 투여 전　　　줄기세포 투여 1개월 후　　　줄기세포 투여 3개월 후

09

간질환과
줄기세포

간의 역할

간은 우리 몸의 오른쪽 복부 위쪽, 우측 횡격막 바로 아래에 일부가 횡격막에 부착된 채로 거의 대부분이 늑골rib과 늑연골costal cartiliage로 이루어진 흉곽에 의해 보호받고 있다. 간은 내장기관 중에 가장 크고, 부드러운 피라미드 모양이며 두 개의 간엽으로 나누어진다. 간의 오른쪽 밑에는 쓸개(담낭)가 있는데, 지방소화에 중요한 물질인 쓸개즙은 간에서 만들어져 담낭에 보관된다.

정상 성인의 간 무게는 1,200~1,500g 정도로 체중의 약 2%를 차지한다. 그러나 신생아의 경우는 체중의 5%이다. 태아 시기와 신생아 초기에 간에서 혈액의 성분을 만드는 작용인 조혈작용

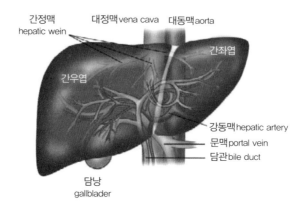

| 간의 모양 |

hematopoiesis을 하기 때문이다. 간은 겸상인대falciform ligament라는 구조물에 의해 좌엽left lobe과 우엽right lobe으로 구분이 되며, 보통 우엽이 좌엽보다 5~6배 정도 더 크고 두껍다.

간의 무게는 체중의 2~5%에 불과하지만, 다양한 일을 수행하기 때문에 간이 사용하는 에너지와 산소의 양은 상당하다. 간은 온몸에서 소모되는 에너지의 20% 이상, 산소의 20~25%를 소비한다.

뛰어난 재생 능력이 있어 정상 성인의 경우, 전체 간 용량의 40%만 남게 되더라도 원래의 크기로 회복될 수 있으며, 이러한 능력 때문에 간 이식술partial liver transplantation이 가능하다. 이식한 간에서는 하루에 70ml 정도의 간조직이 생성된다. 젊은 사람의 경우에는 공여자나 수여자 모두 3~5주 만에 간이 정상 크기로 회복

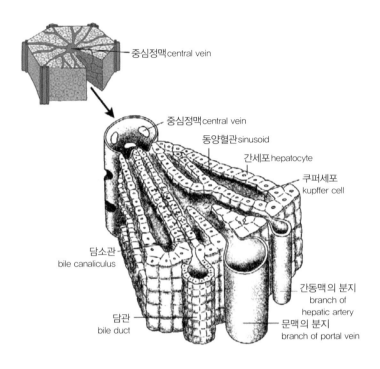

| 간소엽의 구조 |

될 수 있다.

간은 간동맥hepatic artery과 문맥portal vein, 두 혈관으로부터 혈액 공급을 이중으로 받는 기관이다. 간동맥을 통해서는 다른 장기처럼 산소가 풍부한 동맥혈이 유입되어 간세포hepatocyte에서 산소와 이산화탄소의 교환이 이루어지게 한다. 문맥을 통해서는 위와 소장에서 풍부한 영양분을 흡수한 정맥혈이 유입되어, 간에서 영양분의 가공처리, 저장 및 해독작용이 이루어진다. 작은 육각형 모양의 간소엽 hepatic lobule: acinus 이라는 단위로 이루어져 있으며, 간동맥, 문맥, 담관, 림프관 가지들이 소엽 사이를 통과하여 지난다. 각 간소엽은 중심정맥 central vein 을 중심으로, 간세포가 기다란 받이랑처럼 방사형으로 배열되어 있다. 그 사이사이를 지나는 동모양모세혈관 sinusoid 은 간으로 들어온 간동맥과 간문맥이 점점 가늘어져 서로 만나 이룬 약간 넓은 혈관 부위로, 혈액 내의 산소와 영양분 등과 간세포 내의 이산화탄소, 대사산물 및 노폐물 등의 교환이 이뤄지는 곳이다. 혈액은 동모양모세혈관을 따라 소엽을 지난 후, 중심정맥으로 모이고, 간소정맥 hepatic venule 과 간정맥 hepatic vein 그리고 대정맥 vena cava 을 거쳐 심장으로 흐른다.

정상 성인을 기준으로 간세포 수는 약 2,500억 개로 간을 구성하는 세포의 약 60%를 차지하고, 크기는 13~30μm이며, 세포질은 글리코겐으로 구성되었으며 전체 간세포 용량의 18%는 미토콘드리아로 되어 있다.

간 기능 1. 가공하고 저장하기

간은 위와 장을 통해서 흡수된 영양분들을 우리 몸의 요구에 맞추어서 가공하여 직접 간 내에 저장하거나 우리 몸의 필요한 곳으로 보낸다. 간은 포도당을 글리코겐으로 저장하여, 언제든지 필요할 때에 포도당으로 전환하는 데 중요한 역할을 한다.

간은 비타민vitamine A, D, B12와 철분, 구리나 아연 등 미네랄을 저장한다. 비타민 A는 10개월 이상, B12는 1년 이상, D는 3~4개월 정도를 외부 공급 없어도 지탱이 가능하다. 철은 순환혈액 속에 있는 양보다 많은 양을 페리틴ferritin의 형태로 저장하고 있어, 혈액 내 철분이 부족하게 되면 간에 저장되어 있는 것을 이용한다.

평소에 간은 전체 순환혈액량의 10%에 해당하는 약 450 ml 의 혈액을 저장하고 있는데, 이 저장량은 필요에 따라서 전체 순환혈액량의 약 3분의 1에서 2분의 1까지 저장할 수 있다.

간 기능 2. 만들기

간은 아미노산 형태로 전달된 단백질 소화산물을 이용하여, 알부민Albumin을 비롯하여 혈액응고에 관여하는 피브리노겐 fibrinogen, 프로트롬빈prothrombin 등 혈장단백질을 만든다. 하루에 약 15~50g 합성되는데, 혈액 속 전체 단백질의 약 90%가 간에서 만들어진다.

간이 손상되어 간에서의 단백질 합성이 부족하게 되면 부종, 코피, 잇몸 출혈, 입술 안쪽 점막의 출혈이 쉽게 발생하고 지혈이 잘 되지 않는다. 간에서는 쓸개즙(담즙)을 매일 1ℓ 가량 생산하여 담낭으로 보내어 저장하게 한다. 담즙은 담즙색소billirubin, 담즙산bile acid, 콜레스테롤이 주성분으로, 지방의 소화력을 증진하고 장운동을 활발하게 만들며 소장에서 세균의 증식을 억제하는 기능을 한다.

간 기능 3. 해독하기

위와 장에서는 우리 몸에 필요한 물질 이외에도 알코올, 니코틴, 수면제, 일반 약제 등도 흡수된다. 우리가 섭취한 거의 모든 약물은 간에서 산화oxidation, 환원deoxidation, 메틸화methylation, 아세틸화 acethylation 등 여러 대사과정을 통해 유독한 것은 무해하게 변환시 키고 과잉된 물질은 그 형태를 바꾸어 생물학적 작용을 제거시킨다.

간은 외부에서 섭취된 약물뿐만 아니라, 체내에서 생성된 대사 산물의 독성을 배설하기에 알맞은 형태로 전환시킨다. 이를 간의 해독작용이라고 한다. 아미노산이 에너지원으로 쓰이면서 물과 이산화탄소, 암모니아가 생기는데 이 암모니아가 체내에 쌓이게 되면 독성이 생긴다. 암모니아는 간에서 이산화탄소와 결합하여 독성이 약한 요소urea로 되고 혈액을 통해 신장에서 여과되어 오 줌으로 배설된다. 암모니아가 요소로 전환되지 못하고 체내에 쌓 이면 간성혼수나 간 기능 손상이 일어난다.

간은 외부에서 들어온 이물질을 제거한다. 때로 장내세균이 혈 액 내로 유입되는데 장내세균이 제거되지 못하고 증식하면 심각 한 패혈증sepsis을 일으킬 수 있다.

그러나 대개 이런 세균들은 문맥을 통해 간을 거치면서 간 대식 세포인 쿠퍼세포kupffer cell에게 탐식되어 간을 빠져나가는 것은 1% 미만도 되지 않는다. 쿠퍼세포는 감마글로불린을 생산하여 백 혈구가 혈중의 세균 및 바이러스 등을 포착하여 제거하는 탐식작 용을 돕는다.

간 기능 4. 조절하기

내분비기관에서 합성되는 호르몬은 혈액 내에 미량으로 존재하지만, 인체의 각종 기능을 조절하는 중요한 물질이다. 이러한 호르몬들도 간에서 화학적으로 변화되거나 배출되며, 간의 대사를 받는다. 간질환이 심해져 호르몬 분비가 불균형해지면 각종 신체 기능에 문제가 생기게 된다. 간은 여성호르몬을 파괴한다. 간경변 등이 발생한 남성 환자에게서 가슴이 커지거나 털이 없어지는 여성화가 나타나는 것도 손상된 간에서 여성호르몬을 파괴하지 못하기 때문이다.

간질환과 줄기세포를 이용한 간질환 개선

간질환은 급성간염, 만성간염, 간경변증, 간암, 자가면역성 간질환, 약물유인성 간질환, 알코올성 간질환, 감염성 간질환, 선천성 대사성 간질환 및 기타 원인이 불분명한 간질환으로 구분된다.

간염은 급성간염과 만성간염으로 나눌 수 있다. 급성 바이러스성 간염의 원인으로는 A형부터 E형 간염바이러스까지 다섯 종류가 있는 것으로 밝혀졌으며 만성간염은 B형 및 C형 간염바이러스, 자가면역성 간질환을 포함하여 기타 여러 가지 원인 인자들이 유발하는 것으로 알려져 있다.

또한 알코올성 간질환은 하루 평균 80g의 알코올을 20년(여자는 10년) 이상 음주하였을 경우 약 30% 발생한다고 하며 알코올성 지방간, 알코올성 간염, 알코올성 간경변증으로 구분된다. 간경변증은 간 전반에 걸친 재생결절 및 섬유화에 의해서 정상적인 간 구조가 소실되고 간 기능이 저하되며, 여러 합병증이 초래되는 하나의 질환 증후군으로 만성 B형 간염, 만성 C형 간염, 자가면역성 간염, 일차성 담관경화증, 알코올성 간질환, 버드-키아리 증후군 Budd-Chiari-syndrome, 윌슨씨병 Wilson's disease, 1차성 및 2차성 경화성 담관염, 원인 불명 등 다양한 원인에 의해서 발생된다.

간암은 양성종양과 악성종양으로 나눌 수 있다. 양성종양으로서 혈관종, 양성 증식성 결절, 선종 등이 있다. 악성종양은 원발성과 전이성으로 구분되며 원발성 악성종양으로서 간세포암과 담관암이 있다. 한국인에서는 간세포암의 빈도가 95%에 달한다. 그러나 낙동강 유역 등 간흡충증(간디스토마)의 감염률이 높은 지역에서는 담관암의 발생 빈도가 30% 이상을 차지한다.

만성간염, 간경변증 및 간세포암 환자 사이에는 발생 연령대의 뚜렷한 차이를 나타낸다. 즉, 병원에 내원하는 만성 B형 바이러스성 간질환 환자들의 평균연령을 보면 만성간염, 간경변증 및 간세포암 각각 35세, 45세, 55세 정도로 약 10년씩 차이가 난다. 반면 만성 C형 바이러스성 간질환 환자들의 평균연령을 보면 만성간염, 간경변증 및 간세포암 각각 45세, 55세, 65세 정도로 약 10년씩 차이가 나며, 만성 B형 간질환에 비해서도 해당 질환별로 약 10년씩 평균 연령대가 높다.

전 세계적으로 만성 간질환으로 인한 사망률이 급속히 증가하고 있지만, 현재까지 진행성 만성 간질환으로 인한 간부전의 치료법으로 확립된 방법은 간 이식뿐이다. 하지만 간 이식은 공여자의 절대적인 부족, 높은 의료비, 합병증, 지속적인 면역억제제 투여와 만성신부전, 이식 후 심혈관 합병증 등의 문제점을 가지고 있다.

지난 수십 년 동안 간 이식을 대체할 만한 간부전 치료법을 찾기 위해 인공간 보조기 개발, 간세포 이식 등의 연구가 진행되어 왔다. 그러나 인공간 치료법은 일시적인 간 기능 호전을 보일 뿐이며, 간세포 이식은 시험관 및 생체 내에서 장시간 증식시킬 수 없다는 문제점 등으로 실험적 방법으로만 시행 중이다.

여러 치료법들이 시도되고 있는 가운데, 최근 성체골수가 만성 간질환 환자 치료에 도움이 될 것이라는 희망을 주고 있어, 비대상성 간경변증, 급성 간부전과 광범위 간 절제술 후 간부전 상태를 줄기세포로 치료하려는 임상시험들이 보고되고 있다. 골수와 함께 태아 간줄기세포, 배아줄기세포 및 성체줄기세포를 이식하여 손상된 간을 재생하고 기능을 향상시키기 위한 연구가 활발히 진행되고 있다.

간질환으로 사망한 50세 이하 환자는 지난 30년간 7배가 증가했다. 또한 의사들은 간경변 환자의 숫자가 증가하고 있다고 경고한다. 간경변은 잠행성 질환으로 건강한 사람이라도 해도 자신이 모르는 사이 질환에 걸릴 수 있다. 간경변의 첫 번째 증상은 매우 말기 단계에서 나타난다. 음주를 할 경우 술은 빠르게 흡수되어 간

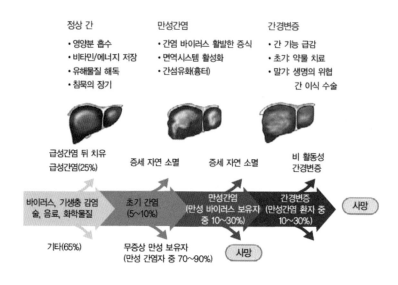

정상 간
- 영양분 흡수
- 비타민/에너지 저장
- 유해물질 해독
- 침묵의 장기

만성간염
- 간염 바이러스 활발한 증식
- 면역시스템 활성화
- 간섬유화(흉터)

간경변증
- 간 기능 급감
- 초기: 약물 치료
- 말기: 생명의 위협

간 이식 수술

급성간염 뒤 치유
급성간염(25%)

증세 자연 소멸

증세 자연 소멸

비 활동성
간경변증

바이러스, 기생충 감염
술, 음료, 화학물질

초기 간염
(5~10%)

만성간염
(만성 바이러스 보유자
중 10~30%)

간경변증
(만성간염 환자 중
10~30%)

사망

기타(65%)

무증상 만성 보유자
(만성 간염자 중 70~90%)

사망

| 간경화의 진행 단계 |

의 혈관을 지나가고, 이곳에서 간세포 안에 축적되는 지방이 만들어진다. 심하게 음주를 하는 사람 중에서 20~30%가 간 손상 초기 단계를 지난 상태이며 매우 치명적인 질환인 음주로 인한 간염으로 발전하게 된다. 적은 숫자의 사람들인 약 10%가 간경변을 앓고 있다. 간경변은 술 외에 간염이나 다른 독성 화학물에 의해서도 발생할 수 있다.

간질환 치료

런던 임페리얼대학 소속 과학자들이 줄기세포 치료법으로 간

이식을 기다리고 있는 환자들에게 큰 희망을 주고 있다. 런던의 해머스미스 병원의 간수술 전문의인 내기 하비브 교수Professor Nagy Habib는 임상 치료법을 시도하는 과정에서, "간은 어느 정도 자체적으로 재생할 수 있는 놀라운 기관이다. 하지만 많은 손상이 일어나게 되면 그 기능을 하지 않게 된다. 만일 15~20% 정도의 조직 재생 치료를 하게 되면 환자의 상태를 진전시킬 수 있다. 줄기세포는 이러한 손상을 치료할 수 있는 능력을 지니고 있다"라고 말했다. 하비브 교수팀은 환자 혈액에서 채취한 줄기세포를 간으로 통하는 혈관인 간혈관을 통해 주입하여 간 기능을 향상시켰다.

일본 야마구치 대학병원의 이사오 사카이다Isao Sakaida 교수팀은 9명의 간경변 환자에게 골수줄기세포를 투여한 결과, 간경변 개선의 뚜렷한 임상적 효과를 확인하였다고 보고하였다.

사라마Salama 등은 말기 간질환 환자 90명에게 과립구집락자극인자 G-CSF를 투여한 후 말초혈액에서 줄기세포를 추출하여 이러한 줄기세포를 환자의 간문맥으로 투여하였고 대조군으로 50명의 간질환 환자에게 일반적인 간 치료만을 하였다. 줄기세포 치료 결과 간 효소의 정상화와 종합적인 기능 개선이 줄기세포를 투여받은 그룹의 54.5% 환자에게서 관찰되었고, 부작용은 보고되지 않았으며 대조군 그룹에서는 개선된 환자가 없었다고 보고하였다.

조혈모세포 이외에도 사람의 골수와 제대혈에서 분리해낸 중간엽줄기세포가 기능성 간세포로 분화된다는 결과가 보고됨에 따라 중간엽줄기세포의 분화능에 대한 광범위한 활용성이 제시되었다.

중간엽줄기세포의 장점은 자가복제 능력이 있고 다능성 세포로 분화할 수 있으며 일반 배지 조건에서 분화 없이 세포 배양을 통해서 충분한 양을 쉽게 확보할 수 있다는 것이다. 이에 최근 조혈모줄기세포보다 활용도가 더 높아지는 추세이다.

모하마드네자드Mohamadnejad 등은 자가골수중간엽줄기세포를 비대상 간경변 환자에게 투여하여 그 안전성과 줄기세포 치료 가능성을 확인하였다. 임상 1상 시험에서 4명의 비대상간경변 환자에게 골수에서 추출 배양된 중간엽줄기세포를 말초혈관을 통해 투여하였다. 줄기세포 투여결과 환자에게서 부작용은 관찰되지 않았고 환자의 삶의 질이 개선되었으며 평균 신체건강지수와 정신 건강지수가 개선되어 줄기세포 치료 효과를 확인하였다. 또한 카라지하Kharaziha 등은 말기 간질환 환자 8명에 대해 자가골수유래중간엽줄기세포를 말초 혈관 및 간문맥으로 투여한 후 간 기능 개선을 관찰한 결과 프로트롬빈 시간, 크레아티닌 수치, 알부민, 빌리루빈 수치 등을 통하여 판단한 결과 간 기능이 개선되었고 이상반응을 관찰되지 않았다고 보고하였다. 골수중간엽줄기세포와 같이 성체줄기세포인 지방줄기세포는 자신의 지방조직에서 추출한 줄기세포이므로 이식거부 등의 부작용을 고려할 필요가 없기 때문에 성공적인 간질환치료제 개발이 가능한 것이다.

바이오스타 연구원은 세계적인 간조직 재생 연구그룹인 영국의 뉴캐슬대학과 공동 개발협력을 통해 지방조직으로부터 분리배양한 줄기세포를 이용해 완전한 기능을 갖는 간담도계 세포를 만들어내는 데 성공했다. 바이오스타 연구원이 분리배양한 지방줄기세포를 이용해 분화 유도된 간세포는 간세포 특이적인 알부민을 생산해낼 뿐 아니라 포도당을 당원물질로 변화시켜 저장하는 기능까지도 획득했다. 이로써 지방줄기세포를 이용한 간염, 간경화치료제 개발에 한층 더 가까워졌다고 말할 수 있다.

이렇듯 만성 간질환의 치료에서 줄기세포의 안전성과 효능성에 관한 많은 새롭고 흥미로운 임상시험 연구 결과들이 보고되고 있어 간질환 환자들에게 새로운 희망을 주고 있다.

간경변 환자, 자신의 지방유래줄기세포로 개선 효과 보다

저는 사단법인 한국간건강협회의 간사이자 13년째 간질환을 앓고 있는 58세의 환자입니다. 간질환 환자들은 자신의 병을 알리기를 꺼려하고, 주치의도 말했듯이 항상 간에 시한폭탄을 달고 다니는 기분으로 불안하고 불편한 생활을 하고 있습니다.

저는 45세에 바이러스성 간질환에 걸렸습니다. 대기업의 중견 간부로 일할 때였는데 원인은 잘 모르겠습니다. 그 후로 저는 간질환에 대해 많은 지식을 갖기 위해 열심히 공부하고 외국 단체, 바이오회사, 제약회사를 조사하고 연락해보았지만 치료 방법에 대한 뚜렷한 성과는 없었습니다. 그리고 근본적인 치료 방법은 없다는 결론을 내리고 절망에 빠졌습니다.

그러던 중 성체줄기세포 치료에 대해 알게 되었고 바이오스타 연구원이 간질환에 대해 뉴캐슬대학과 공동연구를 한다는 소식을 접하고 큰 희망을 갖게 되었습니다. 그리고 이것이야말로 필수 치료법이 아니겠냐는 생각이 들었고, 여러 번의 상담을 거쳐 중국 연길 조양재생병원에 가서 줄기세포 투여를 받게 되었습니다.

줄기세포 치료 후 많은 변화가 나타났습니다. 간 염증을 가늠할 수 있는 수치인 GOT glutamic oxalacetic transaminase, GPT glutamic pyruvate transaminase가 90 정도였는데 정상에 가까운 45까지 떨어졌습니다. 또한 알부민, 혈소판 수치도 정상에 가깝게 돌아왔고 계속 더 좋아지고 있는 상태입니다. 얼굴색이 많이 맑아졌다는 소리를 듣고 있고, 저 스스로도 그렇게 느끼고 있습니다.

더불어 신장 기능도 많이 좋아졌습니다. 원래 밤새 화장실에 들락날락했었는데 이제는 한 번밖에 가지 않습니다. 그리고 전에는 심하지는 않았지만 저혈압 증세가 나타났었는데 이제는 정상으로 돌아왔습니다.

이런 변화를 통해서 제가 몸소 느낀 것은 줄기세포가 몸의 모든 기능을 활성화하려고 노력한다는 것입니다. 줄기세포를 정맥에 투여 받은 것만으로도 이렇게 좋은 효과를 낸 것으로 미루어 볼 때, 간동맥에 주사하면 더 큰 효과가 있으리라고 기대합니다. 알앤엘바이오에서 그에 대한 연구를 계속해주시기를 부탁드립니다. 마지막으로 환자들에게 드리고 싶은 말씀은 좀 더 정기적으로 자가 줄기세포 투여를 받게 되면 삶의 질이 더 향상되고 장수하리라는 것입니다. 저 또한 간질환 환자들을 위해서 기꺼이 줄기세포 가이드가 되어드리고 싶습니다.

10

골격계질환과
줄기세포

　사람의 몸을 이루고 있는 뼈는 모두 몇 개일까? 어린아이와 성인의 몸을 구성하는 뼈의 수는 다르지만, 성인이 되면 206개의 뼈가 우리 몸을 지탱해준다. 날씨가 궂으면 노인들은 뼈 마디마디가 쑤신다고 말한다. 이때 뼈 마디마디가 곧 관절이다. 그러나 관절이 단순히 뼈로만 이뤄진 것은 아니다. 뼈를 부드럽게 연결해줄 여러 조직이 필요하다. 연골, 인대, 힘줄, 근육 그리고 점액낭과 같은 조직들이다. 우리 신체는 이들 관절 부위의 메커니즘으로 움직인다 해도 과언이 아니다. 여기가 고장 나면 걷기도 힘들고, 팔을 놀리기도 어렵게 된다. 뼈마디도 쑤시고 아프다.

　관절은 살아가면서 쉴 새 없이 움직임을 강요받기 때문에 아무래도 노화가 빨리 올 수밖에 없다. 외부 충격에 의한 부상뿐 아니라 나이가 들면서 자연스럽게 이상이 찾아온다. 바로 퇴행성 관절염이다. 관절염의 가장 흔한 증상은 관절 부위가 아프고 뻣뻣하며 붓는 것이다. 추운 겨울이면 고통이 더하다.

관절염은 크게 퇴행성 관절염과 류머티즘성 관절염으로 나뉜다. 이 중 퇴행성 관절염이 가장 흔하고 또 고통이 심하다. 퇴행성 관절염은 주로 관절연골이 손상되어 일어난다. 즉, 관절을 구성하고 있는 연골이 나이가 들어감에 따라 수분이 줄고 탄력을 잃어 닳아 없어지고, 매끈했던 표면이 울퉁불퉁해지면서 관절이 뻣뻣해지게 되어 통증과 염증이 생기는 것이다. 퇴행성 관절염은 체중이 실리는 무릎에서 가장 많이 발생하나 발목관절, 팔꿈치관절, 손목관절 심지어 엉덩이관절에도 생긴다. 퇴행성 관절염은 대개 50대를 전후로 찾아온다. 경제적·가정적으로 안정기에 접어들어 운동 등 취미 생활에 눈을 돌릴 즈음, 퇴행된 다리에 염증이 생겨 고통 받는 중년이 의외로 많다.

나이와 관계없이 인스턴트식품 등 식생활 변화로 인한 관절염도 적지 않다. 이런 경우는 보통 통풍성 관절염이라 한다. 이는 단백질 대사의 부산물인 요산 생성이 너무 많거나 몸에서 빠져나가지 않아 관절에 통증이 생기는 질환이다. 이 밖에 당뇨병 등의 합병증으로 인한 관절염도 있다. 류머티즘성 관절염은 자가면역성 질환으로 면역계질환의 일종이다. 이처럼 다양한 골관절에 발생하는 질병을 치료하기 위해서 기존의 치료 방법의 단점을 극복하는 새로운 개념의 치료 요법 즉 줄기세포 요법이 최근에 적용되고 있다.

골 및 관절질환의 줄기세포 적용

연골재생을 위한 세포치료제 개발

퇴행성 관절염은 연골손상질환으로 65세 이상 고령자의 80% 이상이 앓고 있다. 대부분의 노인들은 나이가 들면 의례 퇴행성 관절염에 걸리는 것으로 알고 아파도 참는 경우가 많다. 대개 통증을 덜어주기 위해 진통제를 복용하거나, 연골손상의 진행을 최대한 늦추려고 글루코사민이나 콘드로이친과 같은 연골영양제를 복용한다. 또한 적당한 운동으로 관절의 운동성을 높이고, 근육의 강도를 높여 생활의 불편함을 줄여주는 정도의 노력을 한다.

성인의 경우 손상을 입은 관절연골의 자가치유 능력이 매우 제한되어 있어 작은 결손이라도 치료하지 않으면 미만성의 퇴행성 변화로 진행할 수 있다. 현재 연골손상에 대한 치료는 첫째, 동종 또는 자가 골연골조직을 이용한 결손 부위의 충전. 둘째, 미세 골절술 등 골수를 자극하여 섬유연골조직의 형성을 도모하는 방법. 셋째, 골막이나 연골막 등의 연골전구세포를 이용해 분화를 유도하는 방법 등이 있는데 이들 방법들의 결과는 연구자에 따라 상이하여 일관되게 만족스런 결과를 얻기 위한 개선이 요구된다.

현재 연골재생용 세포치료제라고 할 만한 것은 자가연골세포 이식술이며 조직공학적 연골재생에 있어서 임상 적용이 되는 제품들은 대부분 이를 기본으로 한다. 자가연골세포 이식술은 연골이 손상을 받으면 연골세포가 세포의 증식, 성장, 치유의 능력을 갖고 있는 좀 더 미성숙한 상태인 연골모세포로 바뀌게 된다는 사실이 밝혀지면서 임상에 적용되었다. 연골모세포의 기능을 이용하여 연골손상이 있는 환자에게 환자 자신의 다른 쪽 관절의 건강한 연골을 일부 떼어내어 연골모세포를 분리해내고 이를 배양 증식하여 손상된 연골에 이식하는 것이 자가연골세포 치료 기술이다. 그러나 연골모세포를 이용한 치료 방법은 매우 초기의 골관절염이나 손상 부위가 작은 경우에만 적용 가능하다.

이러한 자가연골세포 이식의 단점으로 다른 대체 세포인 활액막 세포와 중간엽줄기세포를 이용한 치료가 시도되고 있다. 활액막 세포는 손상 부위와 동일한 관절 내에서 얻을 수 있는 세포원이라는 점과 충분한 양의 세포를 얻을 수 있다는 점, 양질의 연골 생성능을 가지고 있다는 점에서 장래성이 있다. 지방에서 얻어지는 중간엽줄기세포는 자기 자신의 줄기세포를 이용하며 충분한 양을 얻을 수 있다는 장점이 있다. 현재 사람 지방중간엽줄기세포를 이용한 퇴행성 관절염 치료가 진행 중에 있다.

바이오스타 연구원은 자가지방줄기세포를 이용한 퇴행성 관절염 치료제 '조인트스템'을 개발하여 식품의약품안전청으로부터 상업임상을 승인 받아 서울시립 보라매병원에서 줄기세포 치료를 진행하고 있다. 바이오스타 연구원의 지방줄기세포를 이용한 퇴행성 관절염 치료는 닳거나 손상된 관절연골을 원래의 초자연골로 재생시키는 방법으로, 퇴행성 관절염 환자의 복부 지방조직을 소량 채취해 바이오스타 연구원의 특허 기술로 지방줄기세포를 분리배양한 후 환자의 관절강 내로 주사를 놓아 연골이 재생되도록 하는 치료법이다. 이러한 방법은 국소 주사 요법으로 수술이 필요 없기 때문에 시술이 간단하고 환자 자신의 줄기세포를 사용하므로 거부반응 등 부작용이 전혀 없을 뿐만 아니라 치료 후 줄기세포 은행에 계속 보관하여 필요 시 재투여할 수 있다는 장점이 있다.

퇴행성 관절염 환자의 연골을 재생시키는 지방줄기세포

지방줄기세포를 퇴행성 관절염을 앓고 있는 환자의 무릎에 투여하고 6개월이 경과된 후에 관절경을 통해 관찰한 결과 연골이 재생됨이 확인되었다.

무릎 아픈 한국인이 많은 이유는?

O자형 무릎은 체중이 관절 전체에 골고루 분산되어 전달되지 못하고 무릎 내측의 한 부위에 집중적으로 전달되기 때문에 피로도가 높고 연골의 손상이 크다. 한국인들 중에는 O자형 무릎을 가진 사람이 많고 좌식 생활에 따라 양반다리로 앉거나 쪼그리고 앉아 일하는 경우가 잦아 무릎관절의 퇴행성 관절염이 많이 발생한다.

줄기세포 투여 전

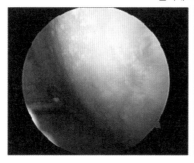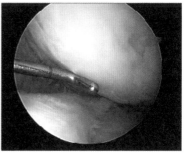

줄기세포 투여 6개월 후

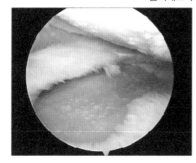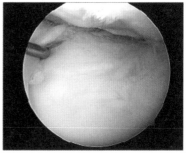

| 지방줄기세포 투여에 의한 연골재생 |

관절을 보호하는 생활 습관

1. 규칙적으로 운동한다. 다만 운동 후 관절통이 2시간 이상 지속되면 운동을 중단한다.

2. 경미하게 관절을 다쳤다면 수영, 고정식 자전거 타기를 한다. 관절은 자꾸 움직여줘야 활액이 꾸준히 분비되어 유연해지고 인대도 튼튼해진다.

3. 표준 몸무게를 유지한다.

4. 하루에 15분 가량 따뜻한 물에 입욕하거나 온찜질을 한다. 갑작스럽게 악화된 관절염은 냉찜질로 부종과 통증을 줄인다.

5. 쪼그려 앉거나 무릎 꿇는 자세를 피한다.

6. 무릎에 통증이 있다면 계단 이용을 자제한다.

7. 칼슘, 단백질, 비타민, 무기질이 많은 음식을 섭취하고 염증을 악화시키는 인스턴트 식품이나 육류는 피한다.

골 결손 세포치료제 개발

골 결손을 치료하기 위한 방법으로 자가 골 이식과 동종 골 이식이 쓰이고 있다. 자가 골의 사용은 골 형성 측면에서는 효과적이나 공급에 한계가 있고 채취 부위의 손상을 가져온다는 문제가 있다. 타가 골의 사용은 질병의 전염, 감염을 일으킬 수 있으며 타가 골은 제한된 골유도 능력을 갖고 있다.

최근 세포 배양 기술의 발전은 자가 골과 타가 골을 사용할 때 생기는 문제와 제약을 극복할 해결책을 제시하고 있다. 줄기세포와 조직공학적 기술을 응용하여 골 형성을 유도한 후 이를 이식하는 새로운 방법의 해결책인 것이다. 이러한 골 형성 조직공학 기술에 골수와 지방유래중간엽줄기세포가 사용되고 있다.

〈뉴잉글랜드 의학저널New England Journal of Medicine〉 보고에서 쾌르토Quarto 등은, 심한 외상으로 인한 변형이나 골의 결손이 있는 환자들에게 뼈를 구성하는 하이드록시아파타이트HAP:

hydroxyapatite 구조와 자가골수줄기세포를 배양시킨 골모세포를 결합시켜 환부에 이식하는 방법을 적용, 효과적으로 골격 재건이 가능함을 보여주었고 이러한 결과는 근골격계 분야 재건 수술에 있어서 줄기세포 임상적 적용이 보다 가까워졌음을 시사하고 있다.

지방조직은 골수와 같이 중간엽조직으로부터 기원하며, 쉽게 분리되는 지지 간질조직을 함유하고 있다. 주크Zuk 등은 지방흡입술에서 얻어진 지방조직 내에서 줄기세포의 가능성이 있는 세포군을 분리배양하여 확인하였으며, 이들을 계통 특이적 배지를 이용하여 조골모세포로 분화시켰다.

또한 할보스Halvorse 등은 사람의 지방조직에서 얻어진 줄기세포에서 골조직으로 분화할 때 보이는 표지자를 확인하였고 이러한 줄기세포를 이용하여 구개골 결손을 수복하는 실험을 성공적으로 수행하였다.

골조직에 사용되는 지방유래줄기세포는 복부 외에도 협부에서 얻어질 수 있다. 협부지방은 턱 얼굴의 발생과 더불어 생성되며, 무게가 9.3g 정도, 평균적인 양은 9.6ml으로 일생에 걸쳐 일정하게 유지된다.

협부지방은 구강 내를 통한 채취가 용이하고 혈액 공급이 풍부하며, 결손부 형태에 맞게 쉽게 변형이 가능해 구강 내 결손부 수복을 위한 조직 공여부로서의 가치가 높다. 또한 채취 후에도 안모변형을 최소화할 수 있어 턱 얼굴 영역의 결손부 재건에 자주 이용되어 왔다.

지방유래줄기세포를 이용한 턱뼈조직 생성과 이식 치료

핀란드 연구팀이 지방조직에 들어 있는 성체줄기세포를 추출, 배양해 턱뼈조직을 만들어내는 데 성공했다. 핀란드 탐페레대학 재생의학 연구소의 리타 수로넨 박사Dr. Ritta Suuronen는 양성종양으로 위턱뼈를 제거한 65세 환자의 지방조직에서 채취한 줄기세포를 환자의 복부 안쪽에서 혈관이 박힌 뼈조직으로 키워 이를 환자의 위턱에 이식하는 데 성공했다고 밝혔다.

수로넨 박사는 우선 환자의 지방조직에서 줄기세포를 분리해 이를 환자 자신의 혈청이 포함된 특수배양액에서 2주 동안 배양한 다음 그중에서 뼈, 근육 또는 혈관으로 분화하는 미성숙세포인 중간엽줄기세포를 찾아냈다. 이어 중간엽줄기세포를 인산칼슘 생체물질로 만든 형틀scaffold에 부착한 뒤 이를 환자의 복부 안쪽에 넣어 9개월 동안 자라게 했다.

중간엽줄기세포는 뼈를 포함한 여러 가지 조직으로 자라났고 심지어는 혈관까지 생성되어 있었다. 수로넨 박사는 이 조직덩어리를 환자의 위턱이 제거된 부분에 이식해 나사로 두개골과 연결시키고 미세 수술을 통해 이식조직에 있는 동맥과 정맥을 목의 혈관과 연결시켰다.

수로넨 박사는 기자회견을 통해 이 환자는 자신의 다리뼈를 잘라 이식했을 경우보다 훨씬 빠른 속도로 회복되고 있으며 겉으로 보기에 그의 위턱은 이식 받은 흔적을 찾아볼 수 없을 정도라고 밝혔다.

이번 실험의 성공으로 환자 자신의 성체줄기세포로 심한 조직손
상을 치료하는 기술이 현실화될 가능성이 높아졌다.

골다공증 및 골불유합 줄기세포 치료

우리 몸의 뼈는 무기질과 유기질로 구성되어 있는데, 나이가 들
면서 무기질과 유기질이 자연적으로 감소한다. 특히 폐경된 여성
의 경우 에스트로겐이라는 호르몬이 감소하면서 갑자기 골의 밀
도가 감소되어 뼈가 약해지게 된다.

일반적으로 골다공증이란 유기물과 무기질이 뼈에서 일정량 감
소된 상태를 일컫는다. 골다공증이 심한 경우는 뼈가 약해져 쉽게
부러지기도 한다. 골다공증은 시험관 내에서 중간엽줄기세포를
골세포로 분화시킨 후 이를 환자의 신체 내로 이식하여 치료할 수
있다.

골절 후 골절 부분이 유합되지 않는 불유합이 발생하였을 경우
일반적으로 자신의 뼈를 다른 부위에서 떼어내어 이식하는 방법
이 주로 쓰이고 있다. 하지만 이 경우 수술한 부위보다 뼈를 떼어
낸 부분의 통증이 심하고, 뼈를 많이 필요로 할 경우 충분한 양의
뼈를 얻지 못한다는 단점 등이 있다.

이러한 단점을 극복하는 한 가지 대안으로 골수 또는 지방에서

중간엽줄기세포를 분리배양하여 골형성세포로 분화시킨 다음 이식하고자 하는 노력 등이 행하여지고 있다.

줄기세포를 이용한 대퇴골두 무혈성 괴사증의 치료

골수와 줄기세포를 이용한 대퇴골두 무혈성 괴사증 치료 연구가 보고되었다. 초기에는 단순히 골수만을 주입하여 치료를 시도하였으나 단순한 골수의 주입은 세포의 양적 측면이나 치료적 효용성 측면에서 다소 뒤떨어진다.

이를 개선하는 방법으로 2002년 허니고Hernigou 등이 자가골수에서 단핵구성 줄기세포만을 분리 이식한 결과, 골두의 붕괴 전 치료 시에는 93.8%, 붕괴 후도 40.9%의 대퇴골두 괴사의 정상 회복을 보고하였다.

2010년 페이토사Feitosa 등은 8마리의 양을 3그룹으로 구분하여 대퇴골두무혈성괴사를 유도시킨 후 6주 후에 골수중간엽줄기세포와 미성숙 치수 줄기세포를 어떠한 면역억제제도 사용하지 않고 투여하였고 대조군으로 중심감압술을 시행하였다. 그 결과 세포를 투여한 모든 그룹의 손상 부위에서 골 조직 복구가 진행되었고 조직학적으로 분석한 결과, 중심감압술을 시행한 그룹보다 더 나은 결과를 보여 중간엽 줄기세포 투여가 안전하며 손상된 골 조직을 복구시켜준다는 것을 확인하였다.

인공관절에의 줄기세포 적용

관절염이나 무혈성 괴사 등의 질환으로 인하여 인공관절을 삽입할 경우 금속으로 이루어진 인공관절과 뼈 사이의 유합 혹은 결합이 충분히 일어나지 않아 인공관절이 뼈로부터 분리되는 무균성 해리 현상이 일어나기 쉽다. 이렇게 되면 많은 임상적 증상이 발생한다. 결국에는 재수술밖에 해결책이 없게 되는 것이다.

무균성 해리 현상 감소를 위하여 갖가지 노력이 행하여지고 있다. 중간엽줄기세포를 배양하여 인공관절의 표면에서 자라게 한 다음 환자에게 투여하는 방법 등이 그것이다. 또한 중간엽줄기세포를 이용하는 방법은 벌써 일본의 오구시Ohgushi 박사 등에 의하여 환자에게 적용되고 있다.

연골·인대손상의 줄기세포 적용

뼈와 뼈 사이를 붙잡아주는 끈과 같은 역할을 하는 것을 인대, 뼈와 근육 사이를 붙잡아 매주는 역할을 하는 것을 건이라고 하며, 이는 몸을 지탱해주는 데 매우 중요한 역할을 한다. '월드 축구스타 ○○○, 전방십자인대 파열로 선수생명 위기'와 같은 기사처럼, 건이나 인대가 손상되면 운동을 중단해야 할 정도로 운동선수에게는 치명적이다.

이 경우에도 성체줄기세포로 치료 효과를 얻을 수 있을까? 그

답은 이태리 밀라노 연구팀이 〈미 스포츠 의학저널〉에서 밝힌 연구 결과에서 찾을 수 있다. 운동선수들에게서 자주 발생하는 전방 십자인대 파열에 대한 치료법으로 파열된 십자인대를 꼬매어 연결하는 외과 수술 후, 인대 주위의 골수를 자극하여 중간엽줄기세포의 생성을 촉진하는 골수자극 요법을 병행한 결과, 인대손상의 회복과 기능의 향상이 높아졌다고 한다. 또한, 적절한 재활 치료와 병행 시 인대 기능이 향상되고 무릎이 안정적으로 유지될 수 있다고 하였다.

동물의 인대손상에 대한 줄기세포 치료도 진행되고 있다. 격렬한 운동과 경주 탓에 인대손상의 위험이 많은 경주마는 줄기세포 치료 대상이다. 미국에서는 말의 인대·연골손상에 대해 지방줄기세포 투여로 2,500여 건 이상의 좋은 치료 결과를 보였다.

사례 1

경주마 백광의 부활:
말의 운동기질환인 계인대염 치료 성공

백광은 4세이던 2007년 4월 1군 경주에서 3연승을 거두며 최강의 자리에 올랐으나 2008년 4월 경주 이후 왼쪽 앞발의 계인대염으로 출전 불가 판정을 받았다. 부상 직전의 백광은 그야말로 국산마의 지존이었다. 부상 직전까지의 경주 성적을 살펴보면 통산 17번의 경주에 나가 9승, 2착 5회, 3착 3회로 승률 52.9%, 복승률 82.4%, 연승률 100%를 기록했다. 마지막 직선주로에서 내닫

는 추입력이 대단해 '은빛가속도'
라는 별명을 얻기도 했다.

치료를 받기로 결정할 당시 많은
경마팬들과 전문가들은 경주마에
게 줄기세포 의학을 적용하는 것
에 대해 반신반의하는 입장이었
다. 회복된다고 해도 경주마로 재
기할 가능성이 낮아 보였지만 조
금이라도 희망이 있다면 그대로
보낼 수 없을 만큼 능력이 아깝고

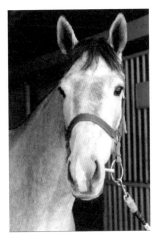

경주마 백광

많은 사랑을 받았던 경주마가 백광이었다. 경주마로서 계인대염
은 완치가 어려운 난치병으로, 보통의 경우라면 은퇴를 고려했겠
지만 백광의 마주와 조교사는 줄기세포 치료를 받기로 결정하고
치료에 돌입했다. 백광은 2008년 5월 다친 인대 부위로 줄기세포
를 투여 받고 재활 치료를 위해 제주도로 긴 여정을 떠났다.

2009년 꽃피는 봄 백광은 재활 치료를 마치고 과천 경마장에 복
귀했다. 줄기세포 치료를 받은 후 첫 데뷔전은 2009년 7월 SBS
대상경주였다. 백광은 4착의 성적으로 착순권에 이름을 올렸다.
그리고 점차 옛 기량을 회복 중이던 2009년 10월 17일, 토요경마
제11경주에서 박태종 기수가 기승한 백광은 경주가 시작되자 출
주마 9두 중 최하위로 경주를 시작했다. 3코너에 진입하기 전까
지 순위 변동 없는 레이스가 이어졌으나, 3코너 진입 이후 백광

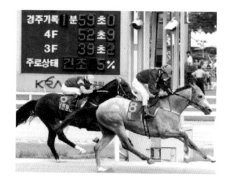
줄기세포 치료 후 1등으로 골인하는 모습

은 서서히 선두와의 거리를 좁히며 다른 경주마들을 추월하기 시작했다. 결승선 전방 30미터를 앞두고 백광은 눈부신 막판 추입력을 과시하며 4세마였던 2007년 4월 일반 경주 우승 이후 30개월 만에 꿈같은 우승을 차지했다. 명마의 부활이 '각본 없는 드라마馬'를 연출해낸 것이다. 2009년 과천으로 복귀한 백광은 7~12월에 걸쳐 총 5회 출전하여 2승, 2착 2회, 4착 1회 성적으로 완벽하게 재기에 성공하였다. 백광의 마주는 백광의 이 같은 선전에 힘입어 백광이 받은 상금 1억 중 50%를 장애인을 돕는 데 쓰라고 쾌척했다.

줄기세포를 이용한 개의 무릎관절질환 치료는 이미 널리 응용되고 있으며, 무릎의 연골·인대손상의 경우 수술적 방법에만 의존하지 않고, 관절 부위에 줄기세포를 투여하면 손상된 인대나 연골이 재생되어 치료될 수 있다. 한국에는 카스멕KASMeC: Korea Animal Stem Cell Medical Center이라는 동물을 위한 성체줄기세포 전문 치료 동물병원이 개설되어 있기도 하다.

사례 2 애완견 치료

　10살 된 몰티즈 초롱이는 2007년 전십자인대 단열이라는 진단을 받았다. 동물병원에서 무릎수술을 받고 끊어진 인대는 다시 복구했지만 관절의 손상으로 퇴행성 관절염이 발생하게 되었다. 수술이 끝나고 1년 6개월 이상 진통제와 관절영양제를 복용했지만 다리를 계속 절었고 통증 때문에 잘 달리지도 못했다. 초롱이는 줄기세포를 투여한 지 1~2주 만에 현저하게 증상이 호전되었고 3개월이 지난 후에는 잘 뛰어다닐 정도로 정상 상태를 유지하게 되었다.

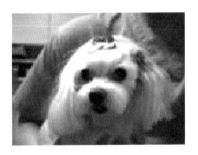

애완견 초롱이 모습

11

폐질환과
줄기세포

폐의 구조와 하는 일

호흡은 단순히 숨쉬기라고 생각하지만, 숨쉬기는 생명 활동에 필요한 에너지를 만들기 위한 과정이다. 코를 통해 몸에 공기가 들어오고, 폐에서 공기 속의 산소가 혈관으로 전해져 온몸을 돌게 된다. 양초가 빛을 내기 위해 산소를 받아들여야 하는 것처럼 몸의 각종 영양소를 태워 에너지를 만드는 필수 과정이다. 그래서 '숨이 멈추었다'는 것은 죽음의 다른 이름이다. 인간은 하루 2만 번 정도 호흡을 하고 한 번 숨을 쉴 때 드나드는 공기는 약 0.5ℓ, 가만히 누워서 휴식 중일 땐 1분에 9ℓ, 걸을 때는 27ℓ, 달릴 때는 50~60ℓ의 공기가 필요하다. 폐는 두 개로 심장을 감싸면서 흉강 내에 갑옷과

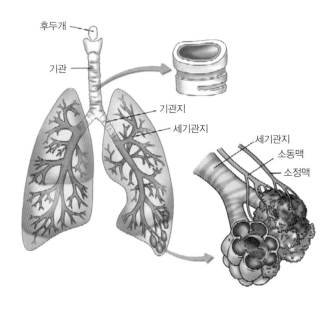

후두개

기관

기관지

세기관지

세기관지
소동맥
소정맥

| 폐의 구조 |

같은 구조의 흉곽에 의해 보호 받고 있으며, 횡격막에 의해 복강과 구분되어 있다.

폐는 공기가 드나드는 공기의 길, 즉 기도airway와 혈관으로 구성되어 있으며, 이들은 점차 가늘어지면서 폐포alveolus(허파꽈리)에서 공기 중의 산소와 혈액 속의 대사산물인 이산화탄소의 가스 교환이 일어나게 된다. 폐는 호흡작용 외에도 호흡에 의해 열을 발산시킴으로써 체온 조절을 하는 기능이 있고 몸속의 산과 염기의 평형을 유지하는 기능도 한다. 우측 폐는 상엽, 중엽, 하엽 등 세 개로 나뉘어져 있고, 좌측 폐는 상엽, 하엽의 두 개로 이루어졌다.

폐의 실질은 3~4억 개의 폐포로 구성되어 있는데, 이는 탄력

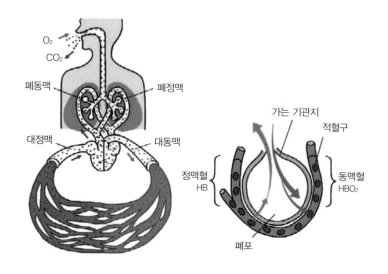

O₂ / CO₂ 부분:
폐동맥   폐정맥
대정맥   대동맥

가는 기관지   적혈구
정맥혈 HB   동맥혈 HBO₂
폐포

| 폐의 역할과 구조 |

있는 얇은 한 층의 막으로 되어 있으며, 수많은 모세혈관이 분포하고 있다. 폐포들은 작은 포도송이 모양을 하고 있으며 표면적이 약 $100m^2$으로 효율적인 가스교환을 위한 구조를 가졌다.

  횡격막과 가슴의 근육, 늑골, 쇄골이 모두 하나가 되어서 호흡이 일어난다. 능동적인 근수축에 의해 호흡의 주요 근육인 횡경막이 수축하면서 편편해지며 복강 쪽으로 이동하여 흉강의 크기가 증가하고 진공상태가 될 때, 공기가 입을 통해 들어오게 된다. 신체 활동이 증가하거나 폐의 상태가 변해 호흡량의 증가가 필요하면 목 부분의 근육, 늑골 사이의 근육과 같은 보조 근육이 흉강의 용적을 증가시키는 데 도움을 준다. 호흡에서 호기는 근수축을 필요

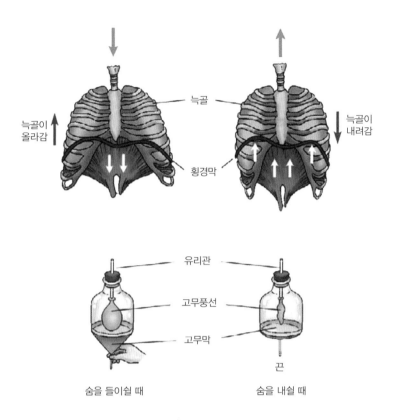

늑골

늑골이
올라감

횡경막

늑골

늑골이
내려감

유리관

고무풍선

고무막

끈

숨을 들이쉴 때

숨을 내쉴 때

| 호흡 운동의 원리 |

로 하지 않는 수동적 운동이다. 이때에 팽창된 폐가 늘어난 고무줄
이 제자리를 찾는 것처럼 작용하며 원래의 위치로 수축한다. 이 수
축은 입을 통해 공기가 폐에서 나가게 한다.

건강에 좋은 올바른 호흡

편안하고 깊게, 폐를 한껏 열어 폐 구석구석까지 공기가 들어갈 수 있도록 호흡해야 한다. 깊고 느리고 고르게 호흡하라. 일반적으로 근육세포를 1이라고 하면 심장의 근육세포는 5배 이상, 뇌의 신경세포는 12배 이상 산소를 필요로 한다. 결국 호흡이 나빠지면 제일 큰 타격을 받는 곳은 뇌이며, 그 다음이 심장이다.

만성 폐쇄성 폐질환 치료의 성체줄기세포 적용

만성 폐쇄성 폐질환COPD: chronic obstructive pulmonary disease은 대표적인 폐질환으로 '폐기종', '만성기관지염'을 통칭한다. '폐암보다 더한 고통'을 유발하는 이 질환에 걸리면 만성적으로 호흡 기능이 저하된다. 담배나 대기오염, 그 외의 물질들에 의한 호흡기도의 장애로 일명 '숨찬병'으로 알려졌다. 또한 이 질환은 일명 '담배병'이라 불릴 정도로, 흡연이 원인의 80~90% 이상을 차지한다. 흡연 이외의 다른 위험인자는 작업장 분진, 공해, 요리가스, 연료 등이다. 담배 등 유해한 입자나 가스를 계속 흡입하게 되면, 폐 속은 염증이 일어난 상태가 지속되고 이러한 염증으로 인해 객담이 증가하고 기관지가 가늘어지거나 폐포의 벽이 망가지고 탄력

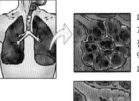

폐포를 확장시킨 모습

폐기종:
과다 분비되는
점액과 함께
약해지고 허탈된
폐포가 특징

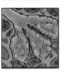

정상의
건강한 폐포

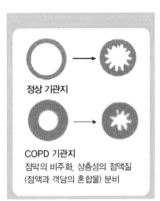

정상 기관지

COPD 기관지
점막의 비주화, 상층성의 점액질
(점액과 객담의 혼합물) 분비

| 만성 폐쇄성 폐질환 |

이 없어져 공기의 흡입과 배기가 어려워진다. 이 시기에 치료를 하지 않고 방치하면 폐포의 파괴는 더욱 진행되어 호흡곤란이나 전신장애가 발생한다. 개개인의 유전적 인자도 관련된다.

폐조직은 한 번 손상되면 회복이 불가능하다. 이상 증후를 느꼈다면 이미 폐기능의 50% 이상을 잃은 상태이다. 기침 등 흔한 증상으로 시작하여 천천히 진행하기 때문에 호흡곤란 등의 이상 증후가 느껴진 후에는 이미 회복이 어려운 상태에 빠져 있는 경우가 많은 '생활습관병'이다. 초기에는 증상이 전혀 없을 수도 있으며, 질환이 진행되면서 만성기침, 가래, 호흡곤란을 느낄 수 있다. 호흡곤란은 수년에 걸쳐 서서히 발생하며, 활동이나 운동 시 호흡곤란 증상이 더욱 심해져서 일상생활을 하는 데 지장을 초래하게 된다.

폐기능 검사에서 1초간 내뱉는 숨의 양(FEV1: 호기량)이 예측치의 80% 미만이면서 1초간 내뱉는 숨의 양과 폐활량에 대한 비율 (FEV1/FVC)이 70% 미만의 상태가 수개월 이상 지속되며, 기관지 확장제에 대한 반응이 거의 없다면 만성 폐쇄성 폐질환에 걸린 것이다.

평균수명의 연장과 함께 증가하고 있는 만성 폐쇄성 폐질환은 노인의 사망과 건강 문제를 일으키는 주된 질환 중 하나다. 미국에서는 65세에서 75세 사이 노인의 병원 입원 원인 중 만성 폐쇄성 질환이 19.9%를 차지하며, 75세 이상에서는 18.2%를 차지할 정도이며, 전 세계적으로 네 번째로 많은 사망 원인으로 보고되고 있다. 노인 여성보다 남성이 만성 폐쇄성 폐질환에 더 많이 걸린다.

중간엽줄기세포는 연골 재생능, 골 형성능, 신경세포로의 분화능, 혈관 형성능 뿐만 아니라 2008년 로빙거Dr. Michael R. Loebinger 등에 의해 폐의 기도airway와 폐실질의 상피세포로 분화된다는 것이 보고되었다. 중간엽줄기세포로부터 호흡기계의 세포 형태로 분화 가능하다는 것은 폐질환의 재생적 치료법으로 줄기세포가 효용이 있음을 제시한다.

실제로 동물을 이용한 여러 연구에서 중간엽줄기세포가 폐질환을 치료할 수 있다는 가능성이 제시되었다. 2008년 슈페스Spees 등은 골수유래중간엽세포가 진행성 폐고혈압을 가진 동물에서 폐 재생에 관여했다고 보고하였다. 실험동물에서 폐섬유화를 유도하기 위해 블레오마이신bleomycin을 기관 내에 투여한 후 즉시 중간엽줄기세포를 정맥으로 투여한 결과, 폐조직의 섬유화 시 증가하는 물질인 콜라겐collagen의 침착이 감소하였고 섬유화와 염증 발생 시 증가하는 물질이 감소하였다고 보고하였다. 독소물질을 투여하여 전신적 염증 상태를 일으킨 실험 쥐에 중간엽줄기세포를 미정맥으로 투여한 결과 폐조직의 염증을 감소시켰으며, 다당체를 투여하여 염증 반응을 일으킨 쥐에서 채취한 폐세포와 중간엽줄기세포를 함께 배양하였을 때, 중간엽줄기세포가 분비하는 여러 사이토카인cytokine으로 인해 염증성 물질의 분비가 감소하였고 항염증 물질은 증가하였다고 보고되었다.

2009년 무들리Moodley 등은 탯줄유래중간엽줄기세포를 폐 손상 동물 모델에 투여한 후 폐 손상 개선 여부를 관찰한 결과 줄기세포의 투여는 폐의 염증을 감소시키고, 염증 관련 여러 인자들의 발현을 억제시켰으며 폐 내의 콜라겐을 확연히 감소시켰음을 보고하였다.

2010년 카레라스Carreras 등은 폐쇄성수면무호흡증 20마리 중 10마리에게 골수중간엽줄기세포를 투여하였고 10마리는 대조군으로 분류하여 줄기세포 투여 후 염증관련 사이토카인의 혈청 농도를 측정하였다. 그 결과, 골수중간엽줄기세포 투여 군에서 염증 사이토카인 수치가 확연히 감소하는 결과를 보여 줄기세포를 이용한 폐쇄성수면무호흡증 치료 가능성을 제시하였다.

2010년 쉬와이처Schweitzer 지방중간엽줄기세포가 폐기종에서 발생하는 내피세포 사멸 및 만성적인 폐 손상의 개선 가능성을 증명하기 위해, 동물 모델에게 담배연기를 장기간 노출시켜 폐기종을 유발시킨 뒤, 지방줄기세포 치료 효과를 평가하였다. 그 결과, 지방줄기세포 투여가 폐의 염증과 폐세포 사멸을 감소시켰으며 폐혈관을 보호하는 기능을 하였다. 폐 기능 개선과 더불어 지방줄기세포는 담배연기에 의해 감소된 골수 기능을 복구시키고, 감소된 체중을 복구시키는 등의 폐를 보호하는 것 이상의 효과를 보였다. 이러한 결과들은 흡연으로 인한 폐와 전신성 손상에 대한 지방줄기세포의 유용한 치료효과를 말해주며, 지방줄기세포가 분비하는 인자들이 폐혈관 보호 기능과 연관되어 있다는 것을 증명하고 있다.

최근에는 미국 오시리스Osiris란 기업에서 타가골수유래중간엽줄기세포를 이용하여 중등도에서 심한 정도의 만성 폐쇄성 폐질환(FEV1/FVC, 0.70, 30%~FEV1 70%)의 환자에 대한 치료 효력에 대한 임상 2상을 2008년 5월부터 다기관, 이중맹검법으로 진행하고 있다. 이것은 중간엽줄기세포의 항염증성 조절능이 만성 폐쇄성 폐질환 환자의 폐와 전신적 염증 상태를 떨어지게 하여, 폐 기능 증진과 호흡곤란을 완화하여 이로 인해 환자의 삶의 질이 개선될 것이라고 예측하고 있다.

 사례 산소호흡기 없인 거동 못했던 쥬디스의 체험사례
쥬디스 밴 후스(Judith Van Hoose, 67세)

미국 네바다 주에 거주하는 미국인 여성 쥬디스 밴 후스는

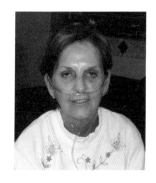

쥬디스 밴 후스 치료 모습

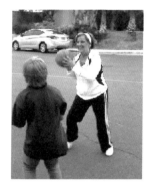

줄기세포 치료 후 건강을 되찾고
손자들과 운동하는 쥬디스

30년 동안 장기간 흡연으로 인한 지난 2009년에 폐섬유증Pulmonary Fibrosis 및 만성폐쇄성 폐질환COPD이라는 진단을 받았다. 호흡곤란과 폐부전으로 인해 일상적인 활동이 불가능하며 산소보조기 없이는 호흡조차 힘들었던 쥬디스는 미국 의료진으로부터 더 이상의 치료법이 없고 앞으로 남은 여생도 2년여에 불과하다는 통보를 받았다. 자택에서 산소호흡기에 의존해 하루하루 연명하던 쥬디스는 마지막 수단으로 2011년 초 2회에 걸쳐 자신의 지방줄기세포를 3억셀 씩 정맥 내에 투여 받았다. 그 결과 산소호흡기를 떼고도 위층으로 올라가기도 하고 주방과 거실에서 가사 일을 하거나 정원 가꾸기 등 일상생활이 가능하게 될 정도로 호전되는 놀라운 결과를 얻었다.

12

당뇨병과
성체줄기세포

당뇨병의 정체와 발생 이유

당뇨병은 대표적인 만성 성인질환이며, 혈액 내 포도당(혈당)을 조절하는 인슐린이 절대적 혹은 상대적으로 부족한 상태로, 조직에서 인슐린의 기능이 제대로 발휘되지 못하는 저항성으로 고혈당 상태와 이에 수반되는 당대사 장애 상태이다.

정상인이 음식물을 소화, 흡수할 때는 혈중 내 당 성분glucose이 증가하고, 췌장의 랑게르한스섬 세포에서 인슐린이 생성, 분비되어 혈액 내의 당분(포도당)을 세포 속으로 운반해줌으로써 혈당이 유지된다. 그러나 당뇨병 환자의 경우에는 인슐린의 분비가 부족하거나, 그 기능을 제대로 발휘하지 못해 혈당이 상승하고, 신장에서 재흡수되지 못하여, 포도당이 뇨와 함께 배출된다.

제1형 당뇨병은 자가면역 매개성으로 췌장의 랑게르한스 β세포의 파괴로 발생하며, 제2형 당뇨병은 전신적 인슐린 저항성과 췌장도세포의 β세포로부터 인슐린 생성이 감소되면서 발생한다. 인슐린 요법, 췌장도세포 이식이 제1형 당뇨병의 유일한 치료법이며, 정상 혈당 수치 유지와 저혈당성 상태를 피하는 것이 중요하다.

한국의 당뇨병 환자는 전체 인구의 약 5%로 최소 250만 명으로 추정된다. 미국의 경우에 당뇨병 환자가 전체 인구의 10%까지 보고되고 있으며, 점차로 당뇨병 환자가 증가될 것으로 여겨진다. 특히 노인 인구의 급증으로 노인 당뇨병에 대한 관심이 높아지고 있는데, 65세 이상 노인의 10%가 당뇨병을 앓고 있다.

당뇨병의 분류와 원인

제1형 당뇨병(IDDM: 인슐린 의존형 당뇨병)

제1형 당뇨병은 인슐린 의존성 당뇨병으로, 유전적인 소인을 갖고 있는 사람이 바이러스 감염과 같은 환경요인에 노출 시, 자가면역적 기전에 의해 췌장의 인슐린생성세포인 β세포가 파괴되어 인슐린의 절대적인 부족으로 발생한다.

증상은 췌장 β세포의 60~80% 이상 파괴되었을 때 나타나며, 주로 20세 이전에 발병하고, 11~12세의 어린이에게 급성적으로

항목	제1형 당뇨병	제2형 당뇨병
발병 연령	< 20세	> 40세
증상의 발현	급성적으로 발현	만성적으로 진행
당뇨 환자의 비율	약 10%	약 90%
케톤산증의 발생	일반적으로 발생	일반적으로 해당
췌장의 β 세포	파괴됨(60~80%)	파괴되지 않음
인슐린의 분비	감소	정상이거나 감소
췌장세포에 대한 자가항체의 생성	존재	없음
치료	인슐린 투여	식이요법, 운동, 인슐린촉진 경구제 투여

| 제1형 당뇨병과 제2형 당뇨병의 비교 |

발병하여 소아당뇨병이라고도 한다. 제1형 당뇨병에 걸리면 다음 다갈(물을 비정상적으로 많이 마시거나 갈증이 비정상적으로 많이 생기는 현상), 체중 감소, 저혈당과 케톤산증이 발생하여 사망하게 된다. 인슐린이 절대적으로 부족하여 생기기 때문에 인슐린 투여가 꼭 필요하다.

제2형 당뇨병(NIDDM: 인슐린 비의존형 당뇨병)

제2형 당뇨병은 인슐린 비의존성 당뇨병으로, 칼로리의 과잉 섭취나 운동량 감소, 과다한 스트레스에 노출되어 인슐린의 기능이 저하되어 췌장에서의 인슐린의 분비는 충분하지만 표적세포에서 수용체가 부족하여 발생한다. 보통 40세 이후에 발생하며, 비만한 경우가 많고 천천히 증상이 나타나므로 증상이 뚜렷하지 않은 경우도 많다. 제1형 당뇨병과는 달리 초기에는 췌장 기능이 정상에 가까운 경우가 많아 인슐린이 정상적으로 분비되기는 하지만 인슐린이 작용하는 장기(근육, 간, 지방세포 등)에서 인슐린에 대한 저항성이 생겨 인슐린이 제 기능을 충분히 발휘하지 못해 생긴다. 치료 면에서도 인슐린 주사가 필수적인 것은 아니다.

제2형 당뇨병은 당뇨병 환자의 90% 이상을 차지하며 연령 및 비만 정도가 증가함에 따라 발생률이 높아진다. 그래서 제2형 당뇨병 경우의 치료는 인슐린이 모자라기는 하나 췌장의 인슐린 분비 능력이 남아 있으므로 식사 요법과 운동 요법만으로도 혈당 조절이 가능할 수가 있으며, 이와 같은 방법에 의해 혈당 조절이 불가능할 경우에는 약물(경구혈당강하제)을 사용하거나, 인슐린 주사를 이용하여 혈당을 조절하게 된다.

내당능 이상군은 공복 시 혈당 및 경구 당부하 검사의 혈당치가 정상인과 당뇨병 진단 기준의 중간에 해당되는 그룹으로, 5년 이내 10~25%가 제2형 당뇨병으로 진행되므로 관리가 필요한 상태이다.

당뇨병 발생 이유로는 유전적 요인과 나이, 비만, 약물 복용, 임신 등의 환경적 요인이 작용한다. 유전적 요인은 특히 제2형 당뇨병과 관련이 높다. 일란성 쌍생아의 경우, 한쪽이 제1형 당뇨병에

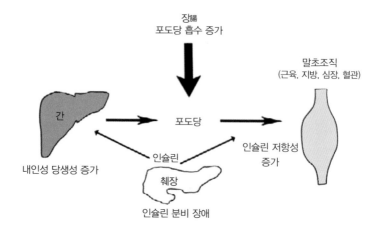

장腸
포도당 흡수 증가

말초조직
(근육, 지방, 심장, 혈관)

간

포도당

내인성 당생성 증가

인슐린

인슐린 저항성
증가

췌장

인슐린 분비 장애

| 당뇨병의 발병기전 |

걸렸다면, 다른 건강한 쪽이 당뇨병에 걸린 확률이 30∼70%이다.
제2형 당뇨인 경우는 70∼90%이며, 부모가 당뇨병인 경우도 40%
인 것으로 알려져 있다. 환경적 요인으로, 제1형 당뇨병인 경우, 바
이러스, 단백 성분, 부신피질호르몬제 등이 자가면역계를 교란시
켜 췌장세포의 파괴를 일으켜 임상 증상을 일으킨다. 현재까지 약
20종의 바이러스 감염에 의해 당뇨병이 발생할 수 있다고 알려져
있다. 식사, 운동 부족으로 인한 비만, 임신이나 외상, 타박상 및 수
술 등의 스트레스에 노출된 때, 관절염 또는 신경통치료제 복용으
로 인한 부신피질호르몬제 남용과 같이 다른 병의 치료제에 의한
부작용으로 당뇨병이 발생할 수도 있다. 또한 고혈압 또는 고지혈
증에서 당뇨병이 함께 있는 경우가 많다. 위의 원인들이 서로 연관

되어 장기에서의 인슐린 저항성이 증가하여 고혈당을 보이는 당뇨병을 일으키게 된다.

당뇨병의 진단 기준

어떨 때 우리는 당뇨병이라는 진단을 내리게 되는가? 2002년 미국당뇨협회의 기준에 의하면 다음과 같다.

첫째, 물을 평소보다 많이 마시게 되는 다음 다갈과 함께 식사량은 증가하였으나 체중 감소를 보인다든가 하는 당뇨병 증상과 혈장의 혈당 수치가 200mg/dl 이상. 둘째, 공복 혈장 혈당 수치가 126mg/dl 이상. 셋째, 경구당부하 2시간 혈장 혈당이 200mg/dl의 경우 중, 하나에 속한다면 당뇨병으로 진단된다.

혈당이 정상 이상으로 증가한 고혈당 상태는 급성 및 만성적으로 여러 가지 합병증을 일으킨다. 즉 고혈당이 지속되면 혈액 흐름과 지방대사의 이상으로 뇌졸중, 심근경색, 족부궤양, 동맥경화증 같은 합병증의 발생 가능성이 높아진다.

당뇨로 인하여 뇌졸중 발생 위험도가 2~3배, 실명의 위험도가 20배, 심장병 위험도가 2~4배, 요로감염증 위험도가 2~8배, 족부 절단 위험도가 16배 증가한다고 알려졌다.

당뇨병 치료를 위한 성체줄기세포

당뇨병 치료에 대한 성체줄기세포의 적용은 자가면역 매개성 질환인 제1형 당뇨병의 경우부터 우선적으로 다루어졌다. 2008년 에스케르Ezquer 등은 약물(스트렙토조토신)을 주입, 췌장의 인슐린 분비세포인 췌장도세포를 파괴하여 제1형 당뇨병에 걸린 실험동물에서 성체줄기세포를 투여했을 때와 투여하지 않았을 때를 비교했다.

그 결과 골수중간엽줄기세포를 투여 받은 군에서 췌도세포손상과 당뇨병의 합병증으로 생기는 신장세포의 파괴가 줄기세포를 투여 받지 않은 동물에 비해 훨씬 적었다. 투여 일주일 내에, 줄기세포를 투여 받은 당뇨 쥐에서 확연한 혈당의 감소를 보였고, 한 달 후에는 정상 혈당과 비슷한 수준으로 유지되었다. 줄기세포를 투여 받은 2개월 후, 줄기세포를 투여 받은 당뇨 쥐에서만 단백뇨가 감소했다. 또한, 신장의 조직병리학적 구조의 변화를 살펴본 결과 줄기세포 투여 동물에서는 사구체의 구조가 정상적인 구조를 보였으나, 줄기세포를 투여하지 않은 당뇨 쥐에서는 사구체의 손상을 보였다. 또한 췌장에서도 줄기세포를 투여 받은 당뇨 쥐에서는 전형적인 췌장도세포가 존재하였고 췌장 내의 구조도 정상적이었으나, 줄기세포 비투여군에서는 췌장도세포가 정상보다 작아져 비정상적 구조를 보임을 확인하였다.

결론적으로 줄기세포의 투여가 당뇨 쥐에서 췌장의 인슐린분비세포의 재생과 신장 기능의 손상을 방지함을 알 수 있다. 이런 동물실험의 결과는 골수유래 혹은 지방유래중간엽 줄기세포가 제1형 당뇨병의 치료와 당뇨병성 신증diabetic nephropathy 예방에 대한 새로운 세포치료제의 가능성을 시사한다.

2008년 리우Liu 등은 중간엽줄기세포를 인슐린분비세포로 분화시켜 췌장 내로 이식해 인슐린을 분비하게 함으로써 당뇨병 치료가 가능할 것이라고 제시하였다. 성체줄기세포를 이용한 당뇨병 치료의 사람 임상 결과를 보면, 2008년 트리베티Trivedi 등은 당뇨병 환자에게 지방유래줄기세포를 골수와 함께 투여한 결과 인슐린의 요구량이 30~50% 감소하고, 인슐린 생산능이 4~26배 증가하였다고 보고하였다. 또한, 미국에서는 자신의 지방에서 분리한 줄기세포를 정맥 내 투여하여, 제1형·제2형 당뇨병 치료 효과에 대한 임상시험이 진행 중이어서 곧 당뇨병 치유의 길이 열릴 것으로 예상된다.

최근에 당뇨병 중증하지허혈과 족부궤양 치료를 위한 줄기세포 요법이 시도되고 있다. 2010년 한Han 등은 당뇨 족부궤양을 지닌 총 54명을 대상으로, 26명의 환자에 대해서는 당뇨 족부궤양에 대한 일반적 치료를, 28명 환자에 대해서는 단순 분리한 지방유래줄기세포를 투여한 후 줄기세포 치료 효과를 비교 분석하였다. 그 결과 줄기세포를 투여 받은 군에서는 100%의 창상 치유가 되었고, 일반적 처리를 한 대조군에서는 62%만이 창상 치유가 되었다.

2011년 루Lu 등에 의하면 양쪽 다리 모두에 중증하지허혈과 족부궤양을 갖고 있는 41명의 2형 당뇨 환자의 하지에 골수 유래의 중간엽줄기세포와 단핵구 세포 그리고, 식염수를 근육 내 투여한 후 치료 효과를 비교한 결과, 투여 6주째에 줄기세포 치료군의 궤양 치료율이 다른 군에 비해 월등히 높았으며, 단핵구세포 치료군보다 4주 일찍 100%에 도달하였다. 이러한 최근의 결과들은 당뇨병에 의한 합병증에 줄기세포의 치료 가능성을 말해주고 있다.

사례 1

당뇨병 합병증 개선: 줄기세포를 만난 후 삶의 질이 향상되었다는 태근우 씨

60대 중반의 당뇨병 환자 태근우 씨는 말기신부전이 당뇨 합병증으로 발생하여 일주일에 세 번 투석을 하는 환자였다. 매번 4시간을 투석하며, 투석 후 30분 이상을 침대에 누워 있어야 했다. 급격한 혈압 저하 현상 때문에 투석이 끝나고 몇 차례 졸도를 하기도 했다. 그뿐이 아니다. 투석한 날은 집에 와서 하루 종일 누워 있어야 했고 심지어는 그 다음날도 누워 지내는 편이었다. 이런 신체의 불편함은 삶에 대한 욕구와 희망마저 앗아가는 것 같았다. 그가 자신의 신장에 문제가 있다는 것을 알게 된 것은 60세, 대장암 수술을 받으면서였다. 그전에는 장거리 여행을 하면 다리가 부어 그저 잘 붓는 체질이려니 하고 지냈다. 물만 마셔도 살이 쪘으나 이것이 심각한 것인지 몰랐다. 그런데 대장암 수술을 받으면서 신장이 나쁘다는 것을 알게 되었고 투석을 권유 받았다.

투석을 시작하면 평생 투석과 전쟁을 해야 한다는 것을 알고 있었기에 그는 투석을 거부했다. 그러나 투석을 미룬 결과는 급속한 신장 괴사였다. 결국 신장 기능이 10% 정도밖에 남지 않아 투석을 더 이상 미룰 수 없게 되었을 때 투석을 시작했다.

64세에 줄기세포를 이용한 당뇨병 치료를 시작한 당시 태 씨의 신장병은 당뇨의 합병증이었다. 그는 13년 동안 당뇨를 앓아오고 있었다. 그의 당뇨는 심각한 상황은 아니었지만 너무 긴 시간 동안 당뇨에 노출되어 있었던 것이 문제였다. 그는 당뇨 합병증으로 치아 상태도 엉망이었다. 그는 치아 중 11개를 임플란트에 의존하고 있었다. 왼쪽 눈은 백내장 수술을 했고, 레이저 치료를 받았다. 오른쪽 눈은 수술 대기 중이었다. 가래가 끓고 가슴이 조이고 오한을 자주 느꼈다. 종아리에 힘이 빠지며 중심 잡기가 힘이 들었고, 누웠다 일어나기가 쉽지 않았다. 손가락관절이 굵어지면서 움직임이 부자연스럽고 수족냉증이 심해 저린 것은 당연했다. 왼쪽 엄지발가락 밑에 상처가 생기는가 하면 발가락 위가 검게 변하고 염증이 생겼고 오른쪽 고관절에도 염증이 생겨 걷지도 못했다. 그야말로 온몸이 만신창이인 상태에서 그는 줄기세포 치료를 시작했다.

줄기세포 치료를 결정한 그는 시술을 받을 날을 손꼽아 기다렸다. 그의 몸 상태는 최악이었고, 뭐든 붙잡고 싶은 심정이었다. 당시 그는 시술 시기를 한 달만 늦췄어도 심각한 결과를 초래할 수 있을 정도였다. 건강은 건강할 때 지키는 것이라면 그는 막차를

탄 셈이다. 의사는 태 씨의 복부지방을 7g 정도 채취하였다. 바이오스타 연구원에서는 줄기세포를 분리하였고 2,000배 정도 증식하여 2억 셀을 준비했다. 정맥주사를 통하여 줄기세포를 맞았다. 300~400cc 정도를 두 개의 파우치에 나누어 맞았는데, 약 1시간이 걸렸다.

중국에서 줄기세포 시술 후 그는 1박을 엔지호텔에서 지냈다. 다음날 조찬에선 그와 같이 치료 받은 12명이 모두 모였다. 모인 이들은 이구동성으로 기분이 상쾌하다고 했다. 이 기분은 일시적인 것이 아니었다. 그 이후 상쾌함은 지속되었다. 3일 후 종아리에서 잔잔한 파동이 일기 시작했다. 일주일쯤 파동이 격렬해지면서 낙뢰가 찌르르 흐르는 듯했다.

2주일이 지나자 발가락에 간헐적으로 경련이 났다. 통증이 오고 몸서리가 쳐졌다. 발가락으로 불덩이가 굴러 내려가는 듯 발가락이 따뜻해졌다.

3주일이 지나면서 다리에 전해지는 파동은 더 심해져 몸이 피곤할 정도였다. 감기 몸살이 오는 듯 으슬으슬하고 춥고 가래가 끓었다. 이런 것도 몸이 좋아지기 전에 보이는 명현 현상이라고 믿고 싶었다.

4주째로 접어들면서 몸은 폭풍이 지나가고 난 뒤처럼 떨 듯이 가벼워졌고 피부는 10년 전 모습으로 젊어졌다. 몸에서는 땀이 엄청나게 솟았다. 주변 사람들이 놀랐다. 몸이 건강해지면서 그의 삶의 질은 기대 이상으로 좋아졌다. 삶의 질이 경제력과 비례할 것이라고 생각하는 사람이 있다면 그는 잘못된 생각이라고 말해주고 싶다. 몸이 건강해야 최상의 삶을 살 수 있다는 사실을 깨달았기 때문이다. 정신이 맑아지고 몸이 가벼우며 미래에 대한 희망이 생겼고 활동을 재개하고자 하는 욕구도 생겼다. 두문불출했던 동창회도 나가고 주민활동도 시작하게 되었다.

사례 2

당뇨병성 족부궤양을 치료한 줄기세포 시술 체험수기
조선래 씨(39년생)

병명 : 당뇨병으로 인한 족부궤양, 중이염, 심근경색, 발기부전, 손발 저림

저는 1993년에 당뇨병 판정을 받았습니다. 처음엔 당뇨병이란 진단에 너무 억울하고 황당했지만 혈당관리를 소홀히 하면 무서운 합병증으로 오래 살 수 없다는 두려움과 아내의 간곡한 권유로 평소 게을리 하던 운동과 생경한 식사요법을 병행하면서 오로지 당뇨를 완치시킬 수 있는 특효약이 개발되기만을 학수고대했습니다. 그러던 중 1998년 제천소재 강신구 내과에서 향후 10년간 책임지고 치료해준다고 해서 약 3년간 처방해주는 병원약과 당부를 철저히 준수하였으나 날이 갈수록 혈당치가 상승(공복혈당 평균 200~250, 식후 2시간 혈당 평균 400~450)될 뿐만 아니라 얼굴과 다리의 심한 부종과 하룻밤에 5~6회씩 소변 때문에 숙면을 취하지

못했죠. 그럴수록 성격은 난폭해지고 사소한 참견에도 혈기가 솟구쳐 대인관계까지 기피할 지경이었습니다.

병원에서 처방받은 약(경구용 혈당강하제)을 장기 복용할 경우 약효가 떨어지고 저처럼 내부장기(간, 신장, 심장)에 치명적인 합병증을 유발한다는 사실을 당뇨병을 앓은 지 8~9년이 지난 뒤에야 비로소 알게 돼 더 이상 약물치료가 능사가 아님을 깨달았습니다. 충주 건국대학교병원에 입원하여 최수봉 교수가 개발한 인공췌장기(인슐린펌프)를 착용하여 오늘날까지 온갖 불편함을 무릅쓰고 당뇨병 환자이기에 감수해야 할 훈장인 양, 인슐린펌프를 허리에 차고서 하루하루의 고된 삶을 살아가고 있었습니다.

당뇨를 극복하기 위하여 그동안 안 먹은 것이 없었으며, 전국을 돌아다니며 당뇨 세미나에 참석하여 새로운 정보와 지식도 습득하고 용하다는 당뇨전문의와 당뇨 관련 책자에 의하면 "당뇨는 혈당과 당화혈색소로 말하며 오로지 합병증으로 죽는다"는 말을 수없이 반복하여 들으면서도 "설마 나한테도 합병증이 오겠어? 올 테면 와보라지"라고 체념 반 두려움 반으로 지내던 중 드디어 천형처럼 합병증이 찾아왔습니다.

어느 날 새벽 갑자기 가슴이 답답하고 구토와 가슴을 움직일 수 없을 만큼의 강한 통증을 느껴 병원을 찾고, 심근경색이란 진단을 받고 원주기독병원에서 스텐 2개를 삽입하는 수술을 하였으며 발과 다리의 쓰리고 아리고 화끈거리는 손발 저림 증상으로 인하여 밤새도록 다리를 붙들고 하염없는 눈물을 쏟으며 뜬눈으로 밤을

새우기가 다반사였습니다.

인슐린펌프에 의존하며 당뇨혈당관리에 온갖 지극정성을 쏟던 중 2010년 5월 초순경 왼쪽발가락에 작은 물집의 상처가 생기더니 순식간에 다섯 발가락이 까맣게 썩기 시작했습니다. 답답하고 안타까운 마음에 제천소망의원에 내원하여 상담을 받으니, 당뇨로 인한 족부궤양에는 특별한 치료법이 없다는 대답을 듣고 낙심하던 중 지인의 소개로 줄기세포에 대해 알게 되었습니다.

현대의학으로는 족부궤양에는 다리 절단밖엔 특별한 방법이 없다는 것을 알고 대체의학인 쑥뜸과 침술을 병행하였음에도 불구하고, 고름 부위는 점점 넓고 깊어졌고 까맣게 썩어 들어가는 상처 부위는 날이 갈수록 악화되었습니다. 혹시 상처의 독이 혈관을 타고 돌면 생명에 위험할 수 있다는 주위의 경고를 들으면서 보관하고 있던 줄기세포를 해외에 나가서 맞고 오게 되었습니다.

그 즈음 줄기세포 치료를 받겠다는 제 의견에 큰 아들 내외와 아내는 외국에서의 시술이 위험하다는 이유로 강한 반대를 했습니다. 그리고 제 큰아들은 수술밖에 방법이 없다면 서울 소재 병원이 유리할 것이라고 판단, 서울 광진구 화양동 소재 혜민병원에서 다리절단수술 날짜를 잡았습니다.

드디어 2010년 9월 15일 교토병원에서 정맥 2억셀, 왼쪽 발등 족부궤양 상처에 5천만 셀, 오른쪽 다리 정강이 아래에 5천만 셀 등 총 3억 셀을 맞았습니다. 당시 제 솔직한 심정은 체념 반 기대 반, 우려 등 갖가지 감정이 교차했습니다.

그런데 시술 후 얼마 지나지 않아 왼쪽 상처 부위에 따스한 온기가 스며들었고 평소 시리고 쓰리면서 화끈거리던 오른쪽 다리의 증상도 놀랍게 호전되는 듯 했습니다. 그리고 바늘로 쑤실 듯 참을 수 없었던 통증마저 말끔히 사라져서 저는 감격에 겨운 기도를 올렸습니다.

이후 좀 더 시간이 지나자 고름 투성이었던 상처 부위는 70~80% 정도 호전되었고 다시 10여 일이 지나니 약 90% 이상 상태가 좋

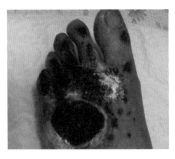
줄기세포 투여 전

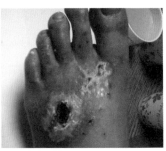
줄기세포 1차 시술 24일 후

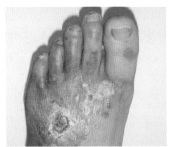
줄기세포 2차 시술 12일 후,
줄기세포 1차 시술 29일 후

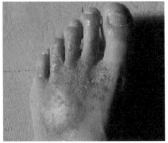
줄기세포 시술 4달 후 총 5회 시술

| 줄기세포 투여 후 당뇨병성 족부궤양 치료 사진 |

아져서 새까맣게 썩어 들어가던 상처 부위에 어느덧 새살이 돋아나기 시작하였습니다.

그 후, 중국 연길에서 2차로 3억 셀을 시술받았더니 당뇨로 인한 합병증이었던 왼쪽 발 족부궤양과 오른쪽 손발 저림이 정상에 가까운 수준으로 낫게 되었을 뿐만 아니라 평소 칙칙하고 푸석하던 얼굴이 맑고 깨끗하게 되어 지인들과 가족들로부터 얼굴색이 좋아졌다는 인사 듣기에 바쁠 지경이었죠. 또 심한 피로감과 무력감이 씻은 듯 사라지고 삶의 의욕이 넘쳐나서 하루하루가 너무나 감사하고 기쁠 뿐입니다.

전 지금 3차 시술을 기다리고 있습니다. 이번 시술로 어릴 때부터 앓던 중이염과 눈물 흐름 증상, 발기부전증상과 아직도 천형처럼 인슐린펌프를 착용해야 하는 고달픈 당뇨 인생에 희망을 가지려 합니다. 제가 만약 줄기세포를 만나지 못했다면 다리를 절단하고 낙심천만한 모습으로 평생을 살아야 한다는 생각을 하면 모골이 송연할 뿐입니다.

저 같은 사람을 위해 하루라도 빨리 줄기세포 시술이 국내에서도 이루어져야 한다는 생각뿐입니다.

13

암과
성체줄기세포

암이란 무엇인가?

나이가 들면서 가족 중 누군가를 암으로 잃거나 동료나 친구가 암으로 고통 받는 것을 보면 자신의 주위에도 암의 공포가 다가옴을 느끼게 된다. 대한민국 부동의 사망 원인 1위인 암! 많은 암 관련 보험상품과 "암 환자 1명이 온 집안을 거덜낸다"라는 말이 있을 정도로 암은 우리의 삶에 고통을 주는 요소이며, 해가 되는 대상을 '암적인 존재'라고 표현할 정도로 고통스러운 것으로 여긴다.

암이란 무엇인가?

우리 몸을 구성하는 가장 작은 단위인 세포는 조절 기능에 의해 성장, 분열하고 세포자연사를 거쳐서 정상적인 세포로 바꾸거나 이상이 생긴 세포를 제거하는 엄격한 조절에 의해 우리 몸을 유지한다. 그러나 여러 가지 원인에 의해 세포의 증식과 정상적인 세포사 및 억제가 조절되지 않는 비정상적인 세포가 과다하게 증식하고, 주위 조직 및 장기에 침입하여 종괴 형성 및 정상조직을 압박하고 파괴하는 상태를 일으킨다. 이러한 상태를 암cancer이라 한다.

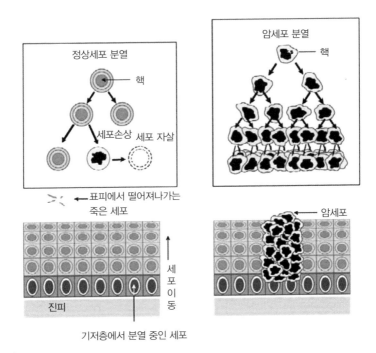

| 정상세포와 암세포 분열 |

양성종양과 악성종양

몸에서 이상적으로 증식한 조직(종양)이 발견되었다면 조직 검사를 통해 진짜 암인지 아닌지를 알아보아야 한다. 엄밀히 말해서 종양이란 우리 몸속에서 새롭게 비정상적으로 자라난 덩어리(neoplasia =neo(new) + plasia(growth): 신생물)로 영어로 tumor라는 용어를 사용한다.

양성종양은 성장이 비교적 서서히 이루어지며, 신체 여러 부위로 확산, 전이하지 않으며 제거하여 치유시킬 수 있는 종양이다. 양성종양은 우리 몸에 큰 해를 입히지 않는다. 그러나 암이라고 하는 것은 악성종양으로 성장이 매우 빠르며, 다른 조직으로 파고들어가 자라면서 퍼져나가는 성질(침윤성)이 강하고, 체내 각 부위로 암세포의 씨가 뿌려지듯이(파종성) 확산, 전이되어 생명을 위협한다.

암은 신체 어느 부위에서나 발생이 가능하다. 한국인에게서 가장 흔하게 발견되는 암은 위암, 폐암, 간암, 대장암, 유방암, 갑상선암, 자궁경부암 등이다.

암은 왜 생기나?

암은 생활환경과 관련이 있는 병이다. 세계보건기구 산하 국제암 연구소의 보고에 따르면, 암 사망의 30%는 흡연에 의한 것이며, 식생활이 원인인 경우는 30%, 만성감염에 의해서는 18%가 발생한다고 보고하고 있다. 그 외의 직업, 유전, 음주 및 호르몬, 방사

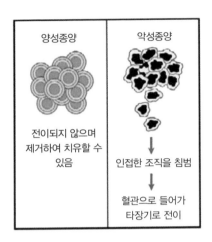

| 양성종양과 악성종양 |

선, 환경오염 등의 요인에 의한 암 사망률은 각각 1~5% 정도라고 알려져 있다.

암세포는 반란을 일으킨 세포이다. 즉 본래는 정상적인 세포였는데, 어느 날 갑자기 '발암유전자'의 명령을 받고 반란을 일으켜 암세포가 되는 것이다. 당신이 암 환자가 많은 집안에 태어났다면, 당신은 암에 걸린 확률이 가족 중 암 환자의 발생이 없는 사람에 비해 높다. 흡연이나 음식물 등은 그 반란의 계기를 만들어준다.

그러나 모든 사람이 암 때문에 고생을 하는 것은 아니다. 이는 우리 몸속의 면역세포인 자연살상세포natural killer cell(NK세포)가 새로 생긴 암세포를 파괴하고 있기 때문이다. 인체의 정상적인 면역 기능은 신체 내에서 생성되는 종양세포를 1,000만 개까지 파괴할 수 있는 능력을 가졌다. 그러나 보통 임상적으로 발견될 정도로 암세포가 분열 및 증식되어 커지는 경우는 최소한 10억 개의 종양 세포를 포함하게 된다. 면역 기능에 의하여 파괴될 수 있는 수준을 훨씬 초과한 것이다. 이 경우 암이 발생하게 된다. 암세포를 부수는 자연살상세포는 나이가 들면서 점차 약해지거나 스트레스에 시달리게 되어 수도 줄고 기능도 약해져 암세포에 대한 감시체계가 허물어지게 된다. 신체는 비정상적인 세포의 발생을 감시하고 제거하는 탁월한 능력을 갖고 있으나 각종 환경적 요인으로 자신의 면역체계가 허물어지면 암에 걸리기 쉬운 상태가 되는 것이다.

암의 성체줄기세포 적용

최근의 연구 결과에 따르면 성체줄기세포가 암의 예방과 개선에 적용될 수 있을 것으로 보인다. 1999년 마에스트로니Maestroni 등은 동물실험에서 골수유래중간엽줄기세포가 폐암세포와 멜라노마세포주의 성장과 전이를 억제하였다고 보고하였다. 마에스트로니 등은 골수유래중간엽줄기세포와 폐암 또는 멜라노마세포를 함께 섞은 다음 이를 동물 다리 근육 내로 투여한 후 종양세포의 크기와 폐로의 전이를 관찰한 결과 골수유래줄기세포가 종양세포의 크기와 폐전이를 유의적으로 감소시킴을 관찰하였다. 이러한 줄기세포의 항암 효과는 줄기세포가 분비하는 여러 가지 수용성

물질에 의한 것임이 확인되었다. 이 연구 결과는 줄기세포가 암세포 성장 억제 및 전이를 막을 수 있는 가능성을 말해주고 있다.

2006년 미국의 카쿠Khakoo 연구팀의 보고에 의하면, 면역손상 생쥐에 카포시 육종Kaposi's sarcoma세포를 피하에 접종하고, 사람 골수유래중간엽줄기세포를 꼬리정맥으로 단회 투여한 결과 암의 성장이 50% 이상 억제되었으며, 줄기세포를 중복 투여했을 경우 단회 투여보다 종양의 성장이 더욱더 효과적으로 억제되었다고 보고하였다. 사람 제대혈관내피세포를 가지고 동일한 실험을 실시한 결과 줄기세포와 같은 암세포 성장 억제 효과를 관찰할 수 없어 줄기세포를 이용해야만 종양 억제 효과가 있음이 밝혀졌다.

2007년 하카라이넨Hakkarainen 등은 암 치료에 있어 지방중간엽줄기세포에 암세포를 죽이는 바이러스를 감염시켜 정맥으로 전신 투여한 결과 지방줄기세포가 암세포 쪽으로 이동하지 않았지만 바이러스만 투여한 군에 비해 줄기세포 투여군에서 폐와 유방종양의 치료 효과가 보였다고 보고하였다. 2007년 쿠체로바Kucerova 등은 암세포를 죽일 수 있는 단백질을 과발현한 지방줄기세포를 피하주사와 전신 투여한 결과 생쥐에서 인체 결장암세포의 성장이 억제됨을 보고하였다.

2008년 키아오Qiao 등은 사람 중간엽줄기세포가 in vitro 시험관내와 in vivo 동물 모델에서 간암세포의 성장을 유의적으로 억제하였으며 이러한 줄기세포의 효과는 간암 세포주의 자연사 apoptosis를 유발하여 이루어진다고 보고하였다.

2009년 간타Ganta 등은 유방암 실험동물에 제대기질 유래의 줄기세포를 병변부에 직접 혹은 혈관 내로 이식한 결과 2주 후부터 종양이 현저히 줄어들었고 5주 후에는 완전히 사라지는 것을 관찰하였으며, 그 후 100일이 경과할 때까지 종양의 재발은 없었다고 보고하였다.

2009년 쿠신Cousin 등은 in vivo 동물을 이용한 실험에서 췌장암 세포를 미리 투여 받아 췌장암이 발생한 동물에 지방줄기세포를 췌장암내로 투여한 결과 지방줄기세포를 췌장암 세포내로 투여 받은 동물에서 췌장암의 크기와 무게가 줄어듦이 확인되어 지방줄기세포의 항암치료 효과를 보고하였습니다.

2010년 마우야Maurya 등은 폐암세포주를 미정맥으로 주입하여 폐암을 유도한 후 제대혈유래중간엽줄기세포를 기관지 또는 정맥 내로 투여한 결과 줄기세포 투여가 암세포의 성장을 억제하여 암세포의 크기와 무게를 감소시킴을 보고하였다.

바이오스타 연구원은 서울대학교 윤화영 교수팀과의 공동연구를 통해 사람 지방줄기세포를 이용하여 피부암의 일종인 멜라노마의 성장 억제 실험을 실시하였는데, 멜라노마 암세포주를 동물 내에 접종하기 전에 정맥 내로 지방줄기세포를 투여한 결과 멜라노마 성장이 억제되었음을 관찰하였다. 또한 멜라노마암을 가지고 있는 동물에 지방줄기세포를 투여한 결과 암 성장이 유의적으로 억제됨을 관찰하였다. 이러한 연구 결과는 줄기세포의 투여가 몸의 면역력을 증가시켜 암의 예방과 치료에 효과적으로 작용함을 말해주고 있다. 줄기세포 단독 외에도 줄기세포와 유전자조작을 결합하여 암을 치료하려는 연구가 진행 중에 있다.

2007년 하카라이넨Hakkarainen 등은 암 치료에 있어 지방중간엽 줄기세포에 암세포를 죽이는 바이러스를 감염시켜 정맥으로 전신 투여한 결과 지방줄기세포가 암세포 쪽으로 이동하지 않았지만 바이러스만 투여한 군에 비해 줄기세포 투여군에서 폐와 유방종양의 치료 효과가 보였다고 보고하였다.

2007년 쿠체로바Kucerova 등은 암세포를 죽일 수 있는 단백질을 과발현한 지방줄기세포를 피하주사와 전신 투여한 결과 생쥐에서 인체 결장암세포의 성장이 억제됨을 보고하였다.

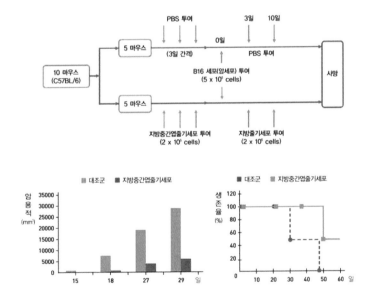

| 지방유래중간엽 줄기세포의 피부암(멜라노마)에 대한 예방적/치료적 항암 효과(정맥 내 투여) |

14

살맛 나게 하는
줄기세포

　건강은 건강할 때 지켜야 한다는 옛말은 줄기세포 치료 시에도 적용된다. 줄기세포 치료를 받고 건강해진 많은 사람들은 하나같이 입을 모아 말한다. "몸이 나은 것은 물론 삶의 질이 높아졌다"고 말이다. 그들이 이렇게 말할 수 있는 이유는 무엇일까? 이어지는 사례에서 체험자들의 생각을 읽어보자.

 놀라운 줄기세포의 능력, 놀라운 한국의 줄기세포기술
닥터 스탠리 존스 Dr. Stanley Jones 부부

　척추외과의사인 나는 2009년 9월 25일 긴 수술을 집도하고 있었는데 도중에 오른쪽 손목이 아프기 시작했습니다. 손목이 붓

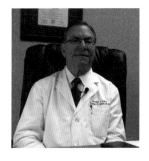

존스 박사

기 시작했는데 평생 그런 고통은 처음일 정도였습니다. 도대체 뭐가 문제인지 알 수 없었지만 인대염일 것으로 생각해서 간호사인 아내에게 부탁해서 손목 관절에 코티손Cortisone을 맞았습니다. 그날 집에 가는데 손목이 믿을 수 없을 만큼 아팠습니다. "도대체 이 통증의 원인이 뭘까? 뭐가 잘못된 걸까?" 하는 생각이 들었습니다. 이틀이 지나자 통증이 사라졌고 "어라 코티손이 좀 드네."라고 생각했습니다. 뭔가 이상했지만 아무튼 고통이 사라져서 좋았습니다.

전 승마를 즐기는데요. 매년 10월에는 큰 규모의 승마클럽에서 많은 회원들과 말을 탑니다. 이제 문제는 다 사라졌다고 생각하고 있었는데 갑자기 3일 후에 무릎이 붓더니 걸을 수가 없었습니다. 무릎이 그토록 고통스러웠던 적은 처음이었습니다. "어라 처음엔 손목이 아프더니 이제는 무릎까지 아프네. 도대체 내게 무슨 일이 생긴 거지?" 하면서 정형외과 의사를 찾아갔습니다.

의사는 무릎에서 관절액을 50cc 정도 뺐는데 그 안에 결정 같은 것은 없었습니다. 별다른 이상은 없었지만 백혈구가 좀 검출되었습니다. 기타 감염의 소견도 없었고 그냥 정상이었습니다. 그래서 목발을 짚은 채 검사실로 향했습니다. 혈액검사결과 CRP를 빼고는 정상이었습니다. CRP수치는 정상에서 매우 벗어난 상태였습니다. 그 수치가 어찌나 높은지 믿을 수 없을 정도였습니다. "맙소사, 대체 왜 이러지?" 그래서 곧장 류머티즘 전문의에게 달려갔습니다. 류머티즘 의사는 제가 자가면역에 의한 관절염이라고 진단하였습니다.

제 통증의 정도는 그 의사가 봐오던 환자 중에서 제일 심한 경우였습니다. 저는 의료보조원에 의지해야만 병원을 갈 수 있었고 통증은 정말 지독했습니다. 그리고 앞으로 어떻게 해야 할지 막막했습니다. 인생이 이대로 끝나는 것 같았습니다. 의사로서의 인생도 이제 끝이구나 생각이 들었습니다. 모든 게 끔찍했죠. 그래서 코티손을 복용하기 시작했고 5일 연속 정맥투여도 했습니다. 그러자 고통이 사라졌고 이젠 괜찮겠지 생각해서 하루에 메드롤Medrol 30~40mg과 프레드니손Prednisone 60mg 정도를 복용했습니다. 당연히 이런 약을 장기 복용하면 안 되는데 역시 얼마 후 흉통과 식도감염이 찾아왔습니다. 코티손이 면역력을 약화시켜 칸디다균이 식도와 위에 퍼져 식도는 하얀 농포로 뒤덮였으며 입은 아구창에 걸렸습니다.

사람은 병과 관련된 상황에 대해 더 안 좋게 느끼는 경향이 있죠. 저는 뭔가 다른 해결책을 찾아야 했습니다. 그때 하나님께서 보내신 선물이 도착했습니다. 캘리포니아 샌디에이고 출신인 마시 라저스는 척추회사 대표로서 제 오랜 친구입니다. 그녀는 제 친구이면서 정형외과 의사인 잭 칼슨에게 나의 상태를 들었다며 본인이 경험한 줄기세포 치료에 대해 얘기해줬습니다. 한국의 바이오스타라는 회사를 알게 되어 본인 지방에서 줄기세포를 추출,

배양한 후 중국에서 줄기세포 주사를 맞았는데 관절염과 혈관염 vasculitis, 레이노드 증후군Raynaud's disease까지 좋아졌다는 것입니다. '오! 지금 나한테 필요한 게 바로 그거야!'라고 마시 라저스 한테 말하고 회사 담당자를 소개 받아 바로 전화통화를 했습니다. 그 후 바이오스타 연구원 미국 지사를 방문하고, 줄기세포 뱅크에 도 즉시 가입했습니다. 또한, 레이노드 증후군과 혈관염vasculitis이 있는 아내 캐시도 줄기세포 치료를 받고 싶어 했습니다. 그녀는 간호사이기 때문에 저와 함께 거의 일주일 내내 일하고 있습니다. 우리는 병원으로 가서 복부 피하에서 지방을 채취하였고 그 지방 줄기세포는 한국으로 보내져 세포배양이 진행되었습니다. 두어 달이 지난 후 5월 초에 우리 부부는 한국으로 먼저 갔습니다. 내 자 신의 세포가 배양되고 저장되어 있는 곳을 직접 보고 싶었기 때문 에 바이오스타 연구원 본사와 연구소에도 갔었습니다. 의사는 실증 원리에 입각한 의술, 실증에 바탕을 둔 임상실험 등에 따라 교육을 받은 사람들이며 환자를 치료할 때 그 치료법이 무엇이든 증거본위 로 치료를 해야 합니다. 따라서 이에 대한 증거를 원했는데 회사에 서 제공한 자료는 생각했던 것보다 솔직했고 굉장했습니다.

한국에서 며칠 머문 후 교토로 갔고, 그곳에서 저와 아내는 줄기 세포 투여를 받았습니다. 저는 정맥 내 3회와 고관절 내 1회 투여 를 받았습니다. 줄기세포 투여 후 둘 다 좀 이상한 느낌이었습니 다. 그 시술법은 내 생애 가장 쉬운 방법이었습니다. 그동안 우리 는 뭔가 특별한 느낌일 것이라 착각했던 것입니다. 무슨 일이 벌

어질지 제대로 몰랐기 때문에 처음에 긴장을 많이 했는데 결국 아무 일도 없었고 특별하지도 않았습니다. 그리고 교토를 떠나 미국으로 돌아온 이후 4개월 반 동안 별다른 차이를 느끼지 못했습니다. 5개월부터 뭔가 달라지는 걸 느끼기 시작했는데 더 이상 약을 먹을 필요가 없게 되었습니다. 의사와 간호사인 우리 부부는 다른 사람이 우리를 진단하는 것보다 우리 자신에 대해 더 잘 압니다. 우리 몸에 무슨 문제가 있는지, 그 문제를 해결하기 위해 무엇이 필요한지 압니다.

저는 류머티스 관절염 치료제인 메소트렉세이트를 먹고 있는 동안에도 관절이 계속 아팠는데 10월 중순에 이르자 모든 증세가 사라졌습니다. 점점 시간이 지나고 통증이 줄어감에 따라 약의 복용량을 처음엔 6알에서 4알로 줄이고 그 다음은 3알로 줄였습니다. 이제는 3알조차도 필요 없게 되었습니다. 만일 제가 약을 끊어서 문제가 생긴다면 추수감사절과 크리스마스 때 예약되어 있던 많

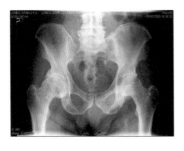
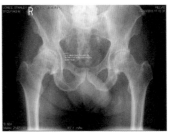

2009년 9월 30일 X-ray   2011년 2월 23일 X-ray

| 고관절 내 줄기세포 투여 전후 X-ray 결과 |

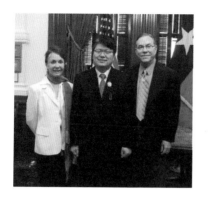
줄기세포 치료 후 건강해진 닥터 존스 부부

은 수술 건들을 처리할 수 없어 크게 곤란에 빠졌을 겁니다. 그러나 상태가 좋았기 때문에 약을 끊을 수 있었습니다. 지난 9월 이후로 약을 전혀 먹고 있지 않습니다. 고관절 통증도 사라지고 X-ray 결과 연골이 재생된 것 같습니다. 감사하게도 저는 지금 발병하기 이전보다 더 일을 많이 하고 있습니다. 지금은 다시 젊어진 것 같습니다. 제 환자들은 제가 젊은 의사처럼 이리저리 뛰어다니는 것을 믿을 수 없어 합니다. 몇몇 환자들은 제게 이렇게 말합니다. "저도 선생님이 드신 그런 물약을 좀 주세요". 불행히도 미국 사람들의 경우 한국에서 세포를 배양하고 일본에 가서 줄기세포 주사를 맞아야 합니다. 언젠가 우리 모두 줄기세포를 시술 받을 수 있는 날이 온다면 굉장한 일일 겁니다. 아내 캐시도 지난 5년간 레이노드 증후군 때문에 기온이 내려가면 손가락과 발가락이 하얗게 탈색이 되면서 손발 저림과 마비가 왔었는데 줄기세포 투여 후 통증과 다른 증상들이 줄어들기 시작하더니 이젠 다 없어졌습니다.

저와 제 아내가 건강하게 된 데 대해 다시 한 번 하나님께 감사의 기도를 올립니다. 우리와 같은 문제를 가진 환자들도 같은 경험을 하게 되길 바라고 그런 날이 빨리 오기를 바랍니다.

사례 2 줄기세포로 류머티즘을 극복한
정금도 씨(라이온스354-C지구 운영위원장)

　30년 전 류머티스 판정을 받았으나 당시에는 손가락이 붓고, 저린 정도로 심하진 않았다. 극심한 통증이 시작되면서 양약을 복용하기 시작한 것은 그로부터 약 25년 후이다. 급속도로 심해진 병에 오랜 동안 즐기던 골프도 손을 놓게 했고, 기타 사회활동은 물론이고 엘리베이터 버튼도 누르지 못할 정도였다. 심지어 젓가락질도 힘들어 남모르게 포크로 식사할 경우도 허다했다.

　나날이 더해지는 독한 진통제 숫자와 약의 종류들…… . 이 약들을 평생 먹어야 한다는 의사의 말과 류머티스 희귀병 판정이 찍힌 의료보험카드에 나는 우울함과 절망을 느꼈다. 약을 복용해도 류머티스 증세는 전혀 호전되지 않았고 2차, 3차 부작용으로 병세는 나날이 심해질 뿐이었다.

　그즈음, 사돈이 줄기세포 치료로 허리가 호전되었다는 말을 듣고, 아들과 함께 바이오스타 연구원을 찾아가 처음으로 줄기세포 대한 설명을 듣게 되었다. 류머티스 치료로 그림을 다시 그릴 수 있게 되었다는 미국인 화가 존 컬리슨 씨의 기사를 보면서도 반신반의하였으나 2009년 11월 처음 줄기세포와의 만남이 시작되었다. 당시 나의 병세는 2억 셀 투여로 기대 이상의 효과를 보여 바로 약을 끊어버렸다. 줄기세포에 대한 사전지식이 부족한 탓이었다. 2개월이 흐르면서 다시 심해진 류머티스 통증으로 약을 복용하게 됐고, 2010년 6월부터 본격적인 줄기세포 치료에 나섰다. 약 2개월 간격으로 중국과 일본을 오가며 정맥 2, 3억 셀씩 치료하던 중 2011년 2월을 마지막 투여로 현재 7차까지 투여한 상태이다. 3차 투여 후에는 하루 3번 먹던 약을 하루 1번으로 줄이고 지금까지 유지하고 있다. 물론 약을 줄였음에도 불구하고 통증도 많이 줄었다. 3개월마다 했던 혈액검사결과 자료를 보고 담당 의사가 좋아졌다라고 하는 걸 보니 이 모든 것이 자의적인 판단은 아닌가보다. 뜻밖에 기쁘게도 골다공증으로 치료 받던 골밀도가 정상으로 돌아와 골다공증약도 끊게 된 것이다.

기특하고 감사한 줄기세포는 나의 몸을 전반적으로 회복시키고 있다. 아무도 모르는 나의 가장 아픈 곳은 하나님만이 아실 것이다. 이제 건강을 주셨으니 이전에 했던 대로 라이온스 봉사와 내게 남겨진 사명들을 해내며, 바이오스타 연구원의 번영과 라정찬 박사님의 계획들이 하나님 뜻 안에서 이뤄지길 두 손 모아 기도드린다.

사례 3

베체트Behcet 병에 대한 자가줄기세포의 효과
장세홍 원장(치의학박사, 구강악안면외과)

베체트병이란 인체 내에서 발생하는 자가면역병의 하나로서 중동으로부터 일본까지의 지역에서 주로 발생한다. 이 병은 1920년대 터키의 베체트라는 의사가 처음 보고를 하여서 병명을 베체트병이라고 부른다. 우리 신체의 면역체계는 원래 균같이 외부에

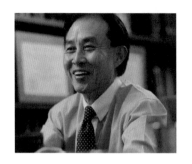

정세홍 원장님

서 침입한 물질에 대항하여 염증 반응을 일으켜 신체를 보호하는 기능을 수행하는데, 그 면역체계가 너무 과도하게 활성화되어 과대한 염증반응이 예측 불가능한 수준으로 발생하는 것이 자가면역병이다. 원인을 알 수 없었던 병들이 자가면역체계의 오작동으로 생긴다는 게 근래에 알려졌다. 오작동하는 면역체계는 자기 신체의 조직들을 외부에서 침입한 적으로 착각해 공격을 하여 다양한 증세를 나타내며, 베체트병은 소혈관들을 공격하기 때문에 혈관이 있는 곳이면 어디라도 발생할 수 있다. 베체트병의 증세는 여러 가지가 있으나 안구에 발생할 때는 실명이 초래되기 때문에 심각한 병이다. 실제로 일본의 통계를 보면 실명의 원인으로 베체트병이 당뇨병 다음을 차지한다.

베체트병의 가장 흔한 증상은 재발성 구강 궤양이다. 이 구강 궤양은 혀, 입술, 인두 등 구강 내 어느 곳에서도 다 발생하며, 정상인에서의 구강 상처와 달리 통증이 심하며, 치유기간도 두 배나 걸린다. 정상인의 구강 내 상처는 큰 통증 없이 일주일이면 치유가 되나 베체트병 환자의 경우에는 구강 내 상처가 궤양으로 변하여 반드시 2주가 지나야 치유된다. 구강 내 상처가 없어도 피곤할 때 자생적으로 발생하며, 혓바늘도 그냥 치유되지 않고 궤양으로 변한다. 환자들에게 구강 내 수술을 시술할 때도 똑같은 현상을 관찰할 수 있다.

베체트병의 최종적 진단은 재발성 구강 궤양과 함께 음부 궤양, 피부 결절성 홍반, 안구 염증, 피하 자침검사 양성반응 중 두 가지가 동반될 때 내리는 것으로 되어 있다. 그러나 재발성 구내염 하나만으로도 베체트병으로 진단하기도 한다. 그 외의 부위로 위장관, 관절, 중추신경계 등에서도 발생한다. 베체트병의 치료에는 스테로이드, 콜키신, 면역억제제 등이 사용되나 이 약물들은 병의 근치제가 아니고 부작용이 적지 않아서 사용에 주의를 하여야 한다. 구강 내에 궤양이 동시다발로 발생하여 동통이 심하고, 식사 장애가 클 때는 단기간의 스테로이드 투여가 효과적이다.

본인은 어릴 때 아버지께서 자주 구강 궤양이 발생하여 고생하고, 혹시 암이 아닌가 하고 걱정하시던 걸 목격하였다. 동생도 20대 초반부터 재발성 구강 궤양으로 가끔 고생한다. 이러한 사실로 유추해볼 때 이 병은 유전되는 것 같다. 나 자신은 30대 후반부터 구강 궤양이 생기기 시작하여 아직까지 겪고 있다. 근래에는 다리에 결정성 홍반도 생기고 있다. 처음에는 전구증상으로 몸살까지 나더니 나중에는 별 전구증상 없이 많이 피곤할 때 자생적으로 구강 궤양이 생겼고, 식사 시 혀나 입술을 깨물면 그 상처는 반드시 궤양화가 진행돼 2주 동안 통증에 시달렸다. 레이저 치료, 구강연고 도포, 마취제 도포 등 여러 가지 치료법을 나 자신에게 적용하여 보았지만 구강 궤양은 별 차도가 없었다. 다만 다리에 생긴 결절성 홍반은 콜키신에 좋은 반응을 보였다.

성체줄기세포 소식을 접하고 외국 문헌 및 자료들을 검토하다 보니 이 치료법이 자가면역병들에 효과가 있다는 보고가 있었고, 거기에는 베체트병도 포함되어 있었다. 또한 본인이 당뇨병 전 단계에 있었기 때문에 당뇨병의 개선효과가 크다는 내용도 상당히 관심을 끌었다. 줄기세포에 대해서는 학교 때 모든 세포의 어머니 세포라고 배운 바가 있었고, 실제로 조직의 치유에 동원되는 세포가 줄기세포라는 것도 익히 알고 있었기 때문에 자가지방줄기세포를 별 걱정 없이 맞기로 결정을 내리고 지난 2월과 4월에 각 3억 셀씩을 맞았다.

투여 후 수개월간 나 자신을 관찰한 결과 구강 궤양의 발생 빈도가 감소하였고, 치유기간도 2주에서 10일 정도로 줄어들었으며, 통증의 강도도 감소하였음을 감지하였다. 현재 최종 투여 후 4개월밖에 지나지 않았고, 적정한 효과 발현 기간과 적정 용량에 대하여서는 지식이 없으나 현 상태로 봐서는 어느 정도 베체트병이 개선된 것으로 판단된다. 약 10일 전에 입술을 심하게 깨물어서 그동안 상처를 면밀히 관찰하였고, 또한 소형의 궤양이 두 군데 병발하여서 동시에 관찰한 바에 의하면 깨물어서 생긴 심한 궤양도 그 치유기간이 단축되었고 병발한 소형의 궤양들은 병 증상 없이 소멸되고 있다. 투여 단위를 높임으로써 병 자체가 완전히 치유되는지에 대해서는 추후 연구가 더 필요할 것으로 사료된다.

자가줄기세포를 베체트병의 치료에 적용하여 그 결과가 보고된 건 아직 몇 증례가 되지 않는다. 현재 이란의 한 대학병원에서 이 치료법을 연구하기 위하여 베체트병 환자를 모집한다고 인터넷에 나와 있는 것을 봤다. 좀 더 많은 임상케이스가 연구되어서 자가 줄기세포가 베체트병 환자들에게 희망을 줄 수 있기를 기대한다.

사례 4 줄기세포로 당뇨병을 개선한 나카마 켄(의사)

안녕하십니까. 저의 직업은 의사이며, 줄기세포에도 관련되어 있는 의사입니다.

저는 의사로써 저의 몸에 투여한 것을 객관적으로 서술하려고 합니다.

우선 저의 병명부터 말씀 드리겠습니다.

1. 당뇨병: 10여 년 전부터 혈당수치가 높아서(공복시 200~300mg/dl) 베이슨, 아마릴을 복용하고 있습니다만, 콘트롤이 잘 되지 않았습니다.

2. 고혈압: 40대 후반부터 계속 올라가고 있으며(200/110), 디오반, 칼슘대항제를 복용하고 있지만, 콘트롤 불량이었습니다.

3. 불안정협심증: 매일은 아니지만, 2주에 한 번 정도 아침에 가슴이 답답해져서 눈을 뜨는 일이 있습니다.

4. 척추관 협착증: L5~S1 사이의 헤르니아가 있어서, 무릎에서 아래 부분이 저리고, 마치 다른 사람의 다리처럼 되어버렸습니다. 또 무릎뼈가 어긋나 있기 때문에 계단을 내려갈 때는 손잡

이가 없으면 불안정한 상태였습니다.

5. 만성 간염: 자각 증상은 없었는데, 최근 10년 정도 정상치였던 적은 없습니다.

6. 만성 편두통: 원인불명이지만, 이 두통 때문에 진통제를 하루에 3정씩, 365일 복용하고 있습니다.

어쨌든 아직 52세라는 연령이고, 결정적으로 큰 병은 없지만, 이대로 방치하면 가까운 장래에 뇌출혈, 뇌경색이 올 것이라는 사실은 의사가 아니어도 알 수 있을 것입니다.

그러한 이유로 2010년 11월 5일을 시작으로 일주일에 한 번씩 정맥으로 2억 셀을 투여 받았습니다. 그 데이터를 아래에 표시하겠습니다.

	2010/ 8/24	2010/ 11/5	2010/ 11/12	2010/ 11/19	2010/ 11/26	2010/ 12/3	2010/ 12/17
GOT	36	70	96	76	46	56	28
GPT	64	65	85	90	59	66	41
γ-GTP	155	143	122	112	102	99	82
血糖値	235	467	335	261	208	197	210
HbA1c	10.5	10.1	10.2	10.3	10.2	10.2	9.8
クレアチニン	1.1	0.55	0.53	0.76	0.65	0.67	0.78
インスリン			0.7	17.4		4.5	16.7

| 줄기세포 투여 전후의 간기능과 혈당치 변화표 |

8월 24일의 데이터는 지방을 채취했을 때의 데이터입니다. 이 데이터는 이상 수치만을 썼습니다. 노란색 부분이 이상 수치입니다. 설명하기 어려우므로, 그림으로 표시하겠습니다.

아래는 간 기능의 데이터입니다.

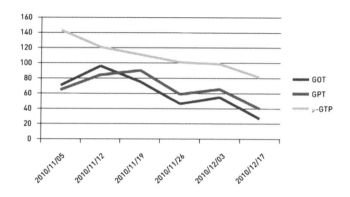

| 줄기세포 투여 전후 간기능 수치 변화 그림 |

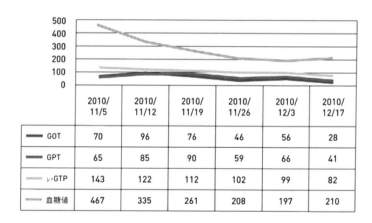

	2010/ 11/5	2010/ 11/12	2010/ 11/19	2010/ 11/26	2010/ 12/3	2010/ 12/17
GOT	70	96	76	46	56	28
GPT	65	85	90	59	66	41
ν-GTP	143	122	112	102	99	82
血糖値	467	335	261	208	197	210

| 줄기세포 투여 후 간기능과 혈당치 변화 |

저는 거의 매일 알코올을 섭취하고 있었고, 줄기세포 투여 후에도 그것은 변하지 않았습니다(사실은 안 되는 것이지만요).

그렇기 때문에 생활 태도가 변했기 때문에 이렇게 간 기능이 정상화되어 있는 것은 아닙니다. 이것은 간 기능과 혈당치의 변화입니다. 혈당치는 현재 210mg/dl으로 결코 낮은 수치는 아니지만, 최근 2개월 동안 반으로 줄었습니다.

다음은 혈압입니다.

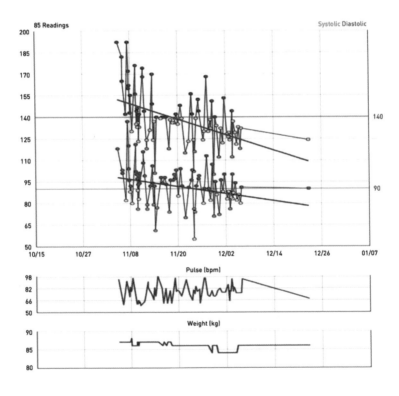

| 줄기세포 투여 후 혈압치 |

11월 8일부터 하루에 3회 측정한 결과입니다. 약 1개월 정도를 측정했습니다. 처음에는 평균 190/110이었던 혈압이 서서히 떨어져 현재는 평균 140/90정도입니다. 이것도 낮은 수치는 아니지만, 지금까지 컨트롤이 힘들었던 저로서는 새로운 삶을 살게 된 것 같은 기분입니다.

협심증은 지금 시점에서는 깨끗하게 흔적이 없어져 완전히 잊어버리고 있습니다. 다리가 저리던 증상에 대해서는 매일매일이 변화하여, 컨디션이 아주 좋은 날은 이전의 절반 이하이며, 평소보다 술을 많이 마시게 되면 역시 다리가 저리기는 하지만, 계단을 내려갈 때의 불안감은 없어졌습니다.

만성 두통에 관해서는 그다지 변화가 없는 것 같습니다.

이러한 변화를 의사인 제가 어떻게 받아들이는가를 말씀드리면 몸의 변화는 줄기세포를 투여 받고 난 이후의 변화이기 때문에, 줄기세포 투여에 의한 변화라고 밖에는 말할 수가 없기에 확실히 좋아졌다고 실감하고 있습니다.

그리고 동시에 줄기세포 치료의 문제점도 보이게 되었습니다.

문제점으로서는 이것만 효과가 있으니까, 많은 사람들에게 투여를 하고, 어떻게 몸에 좋은 영향을 끼치는가를 폭넓게 조사하여, 어떤 병에 효과가 있는지, 어떤

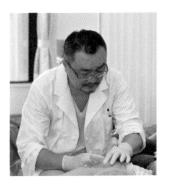

니카마 켄

병에는 효과가 없는지, 또 이러한 효과는 계속적인지를 조사할 필요가 있을 것입니다. 그리고 많은 환자들에게 제공하기 위해서는 가격면으로 연구가 필요하며, 정부의 원조도 필요하다고 생각합니다.

저는 이렇게 장래성이 있는 줄기세포 치료에 관련되게 된 것이 너무 기쁩니다. 여러분 모두에게도 이 감동을 함께 나눌 수 있도록 열심히 노력하겠습니다.

2011년 1월 7일

나카마 켄中間 健

사례 5 줄기세포로 자율신경계 이상을 극복한 김승호 교수

1959년에 태어난 한국성서대학 신학부 김승호 교수는 언제나 자신의 건강을 자신했다. 술과 담배를 하지 않고 규칙적인 생활을 했으며, 목사라는 직업에 걸맞게 철저히 겸손하고 금욕적인 생활을 해왔기 때문이다. 나이 또한 아직 젊었기에 그는 건강에 자신이 있었다.

그런데 그의 이러한 생각은 오만이자 자만이었다. 교수 생활 10년차였던 지난 2009년 초 겨울방학 동안 김 교수는 이슬람에 관한 연구로 극도의 스트레스에 시달렸다. 과로로 인한 피로는 사라질 줄 몰랐고, 불면으로 인한 피곤함으로 신경은 극도로 예민해졌다. 2009년 3월 개학 첫 주 금요일, 출근을 위해 샤워를 하던 중 김 교

수는 갑자기 어지럼증을 느꼈다. 전기를 맞은 듯 손발이 저렸고 몸의 오른쪽이 마비되었다. 전형적인 뇌졸중 증세인지라 스스로 응급처치를 하고 겨우 한방 병원으로 갔다. 그러나 도착한 병원에 선 잘 모르겠다는 듯 고개만 갸웃거릴 뿐 정확한 진단을 내리지 못하고 MRI 촬영만을 요구했다. 2~3일 병원에서 휴식을 취했지 만 증세는 별로 나아지지 않았다. 결국 CT 촬영을 했고, 뇌졸중이 아니라 자율신경계 이상으로 나타난 증세라는 진단이 나왔다.

이후 김 교수는 극심한 공황장애에 시달렸다. 신경은 극도로 예민 해졌고, 불안하고 답답했으며 지속된 불면으로 피로에서 벗어나 지 못했다. 이런 증상이 한 달 이상 지속되자 강의를 제외한 다른 업무를 전혀 할 수 없는 지경이 되었다. 그는 가능한 모든 치료법 을 동원했고, 스스로 정신과 전문의를 찾아가 지속되는 공황장애 에 대한 상담도 받았다. 하지만 차도는 없었다.

그러던 중 아내의 권유로 줄기세포에 관심을 가지게 되었다. 김 교수의 아내는 건강은 건강할 때 지켜야 한다는 필자의 말을 기억 하고 있었던 것이다. 결국 김 교수는 그의 아내와 함께 바이오스 타 연구원을 찾았고, 2009년 3월 말에 강남에 있는 한 성형외과에 서 줄기세포를 추출했다. 이후 4월 중순 중국 연길로 건너가 1억 셀의 줄기세포를 투여 받았다.

후에 김 교수는 줄기세포를 투여 받고 난 뒤의 느낌을 필자에게 다음과 같이 털어놓은 바 있다.

"처음 줄기세포를 투여 받았을 때는 전혀 변화가 없었습니다. 저는 투여 받으면 바로 모든 병이 나을 것이라고 생각했거든요. 그런데 투여 받고 2주쯤 지나면서부터 몸에 서서히 변화가 일어났습니다. 줄기세포를 투여 받기 위해 연길에 갈 땐 제 몸도 마음도 절망 그 자체였습니다. 그런데 2주 후부터 손발 저림이 호전되고 피로도 조금씩 사라졌습니다. 특히 2주가 지나면서부터는 말을 아주 정확하게 할 수 있게 되었습니다. 더 이상 어눌하게 말하지 않아도 되었지요. 그러나 불면증은 조금 오래 지속되었습니다. 불면증은 정신적인 문제에서 비롯되었다고 판단되어 정신과 치료를 받았고, 점차 나아졌습니다."

김 교수는 6월에 2차로 2억 셀의 줄기세포를 투여 받았다. 이후 그의 삶은 몰라보게 변했다. 과거 김 교수는 지독한 완벽주의자였다. 김 교수의 아내 또한 그가 일이든 공부든 완벽하지 않으면 절대 만족하지 못하는 사람이라고 했다. 그러나 이런 김 교수가 2차례의 줄기세포 투여 후 180도 변했다. 예전에는 모든 일을 완벽하게 처리하려고 언제나 조바심을 내고 바빠보였는데, 이제는 말과 행동에 여유가 생겼다. 멀리하던 운동도 하기 시작했다.

실제로 김 교수는 "전에는 목표 지향적이었는데 줄기세포 치료를 받고 건강이 나아지면서 관계를 지향하는 사람이 되었습니다. 10년간 교수생활을 하며 업적 평가에서 항상 1등을 했었는데, 2009년에는 C를 받았습니다. 예전 같으면 아마 죽고 싶었을 테지만 이젠 아닙니다. 삶에서 중요한 것이 무엇인지 알았기 때문입니다. 일보다 가족이 우선이라는 것을 전 50살이 넘어 아프면서 알게 되었습니다. 건강을 회복하고 난 후 전반적으로 삶의 질이 좋아진 것입니다"라고 말하며 성격과 생활 태도를 개선하면서 인생이 즐거워졌고, 부부 관계도 좋아졌다며 환하게 웃었다.

김 교수뿐만이 아니다. 줄기세포로 건강을 회복한 대부분의 사람들은 '건강 회복이 삶의 질 회복'이라고 입을 모았다.

줄기세포로 젊음을 되찾은 전 국방부 장관 윤성민 씨

전 국방부 장관 윤성민 씨는 1926년생이다. 그는 당뇨, 고관절, 무릎관절 등으로 고생하고 있던 차에 지인에게 줄기세포를 소개 받고 주저 없이 줄기세포 치료를 했다. 중국까지 가서 시술을 받는 것이 번거롭기는 했지만 2009년 5월, 7월, 9월과 2010년 2월 등 총 4회에 걸쳐 줄기세포를 투여 받았다.

그 결과 당뇨 수치와 혈압이 정상으로 돌아왔으며, 무릎관절도 많이 좋아졌고 피로감이 없어져서 생활하는 데 무척 자유로워졌다

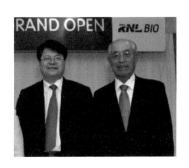

줄기세포 투여 후 회복된 모습

고 했다. 앓고 있던 질병이 나은 것뿐만 아니라 나이가 들면서 다소 둔해진 청력과 시력도 좋아졌다. 목소리에 힘이 생기고 체중도 늘었다. 특히 안색이 좋아져서 주위 사람들로부터 젊어졌다는 소리를 많이 듣고 있다. 현재 그는 지인들

에게 줄기세포 치료를 적극적으로 권하고 있다.

사례 7 줄기세포로 인생의 즐거움을 되찾은 가수 이은하 씨

'밤차'로 유명한 가수 이은하 씨도 줄기세포의 효과를 톡톡
히 보았다. 이은하 씨는 오래 전에 디스크 판정을 받았다. 10년 전
에는 목디스크와 허리디스크가 심해 병원에서 복강경으로 수술을
하라는 권유를 받기도 했다. 하지만 주변 사람들이 "아무리 시대
가 좋아졌어도 수술은 위험하다"고 말려 수술을 받지 않았다.

그러나 몸 상태는 계속해서 악화되었다. 아침에 일어나 움직이려
면 약 2시간의 워밍업이 필요했다. 목욕탕에 들어가서 1시간 정도
반신욕을 한 후에야 허리를 움직이고 목을 가눌 수 있었기 때문이
다. 그러던 차에 줄기세포에 대한 정보를 접하고 줄기세포를 투여
받기로 결정했다.

"처음 줄기세포를 투여 받고 나서는 증세가 특별히 호전되지 않
았어요. 몸 상태가 심각해서 일주일 간격으로 줄기세포를 투여 받
았는데, 2번째 투여 후엔 하루 정도 몸살을 심하게 앓았죠. 그런데
그 다음날, 아침에 일어나서 물을 마시려고 주방으로 가는데 몸이
무척 가뿐해졌어요. 그전엔 몸을 가누기가 힘들어 더듬더듬 걸어
갔거든요. 게다가 목도 훨씬 편해졌어요. 그 다음날도, 또 그 다음
날도 몸이 가뿐해서 '이게 무슨 증상일까' 하고 궁금해 하다가 3
주째 다시 3억 셀을 투여 받았어요. 그리고는 지인인 일본 분을 만

낳는데 그분 말씀이 자신도 저와 비슷한 증상이 있었는데 줄기세포를 투여 받은 후 벌떡 일어났다는 거죠. 그래서 제 몸의 변화가 줄기세포 덕분이라는 것을 알게 되었지요. 정말 깜짝 놀랐어요."

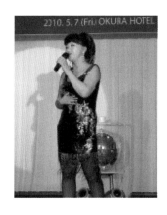

줄기세포 투여 후 회복된 모습

이상은 이은하 씨가 필자에게 직접 털어 놓은 이야기다. 이은하 씨는 1961년생이다. 48세에 폐경을 맞은 그녀는 몸의 리듬이 깨져 피부가 많이 상한 상태였다. 그러나 줄기세포를 투여 받고 다시 젊어진 기분이라고 했다. 건강이 회복되자 그녀는 전 같으면 꿈도 못 꾸었을 다이어트 프로그램에 도전했다. 2010년 2월부터 KBS 〈리빙쇼 당신의 6시〉의 '살과의 전쟁' 코너에 출연하게 된 것이다. 예전 같으면 러닝머신, 줄넘기 등의 운동이 무서워 감히 상상도 못할 일이었는데 이제 이 모든 것을 거뜬히 소화해내고 있다. 13세에 가수로 데뷔해 현재 37년째 노래를 부르고 있는 이은하 씨는 목소리도 건강해져 전성기를 누리던 20대로 돌아간 것 같다며, 다시 인생이 즐거워졌다고 말했다.

줄기세포로 웃음을 되찾은 코미디언 한주열 씨

안녕하십니까?

저는 코미디언 한주열입니다. 제가 40여 년간 바쁘다는 핑계로 먹기만 하고, 운동을 적게 하고 몸 관리를 잘못하여 10여 년 병원신세를 지고 수술을 60번이나 했습니다. 8년 전엔 뇌졸중으로 한쪽 기동을 못하게 되었고, 4년 전부터는 신장이 나빠 혈액 투석을 해야 했으며, 작년에 받은 수술 후유증으로 많이 힘들어하고 있었습니다.

그러던 중 지인의 소개로 성체줄기세포를 알게 되었고 해외에서 줄기세포 투여를 받았습니다. 처음 이틀간은 몸살을 앓는 것처럼 몸이 아팠습니다. 또한 이틀 동안 낮 밤을 가리지 않고 잠을 잤습니다.

지금 제 몸의 변화는 몇 가지가 있습니다.

신장이 나쁘면 소변 양이 무척 작은데 줄기세포 투여 후 소변 양이 많이 늘었습니다. 지금은 300cc 정도 나와서 그런지 몸이 붓는 일이 줄어들어 그전에는 항상 얼굴이 부어있었는데 이제는 생활하기가 편해졌습니다. 게다가 발기부전 증세도 조금 개선되었습니다.

앞으로 계속 제 줄기세포 투여를 계속해서 몸이 제 기능을 찾는 그날을 기대하며, 성체줄기세포를 사랑하는 사람이 되어 일생에 마지막 희망을 줄기세포에 걸겠습니다. 이 작은 소망이 이뤄질 수 있도록 열심히 연구해주시길 바랍니다.

사례 9

줄기세포는 건강을 유지해주는 마법, 모토 사장

고마쯔, 교토를 비롯하여 일본 내에서 총 여섯 개의 '쾨르 프로젝트Coeru Project' 에스테틱 샵을 운영하고 있는 모토 사장Mr. Moto Masahiko은 출장이 잦아 늘 피곤했다. 그러던 차에 한국 바이오스타의 지방유래줄기세포를 소개 받고, 일본에서 2009년 7월에 정맥과 얼굴에 지방유래줄기세포를 투여 받았다.

첫 번째 투여를 받고 2개월 정도 지나자 거래처 사람들과 술을 많이 마셔도 다음날 아침에 수월하게 일어날 수 있었다. 그전보다 피로감을 훨씬 덜 느끼게 되었고, 수면 시간이 짧아도 몸이 피로하지 않았다. 모토 사장은 '아, 이게 바로 줄기세포의 효과구나!' 라고 생각했다. 그리고는 거울을 봤는데 줄기세포를 투여 받은 후 얼굴의 주름이 줄고 혈색이 좋아졌음을 느낄 수 있었다.

줄기세포의 효과가 눈에 보이자 모토 사장은 그해 10월 두 번째로 정맥에 줄기세포를 투여 받았다. 그리고 혈액 검사를 했더니 그동안 운동을 전혀 하지 않았는

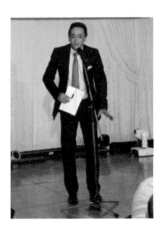

줄기세포 투여 후 회복된 모습

데 중성지방 수치가 반으로 줄었고, 헤모글로빈 A1c 수치도 낮아져 있었다. 그는 줄기세포가 건강을 유지해주는 마법 같다고 털어놓았다.

사례 10 함께 줄기세포 효과를 본 요시다 부부

건강은 건강할 때 지켜야 한다는 진리는 일본인 기업가 요시다 사장Mr. Yoshida Kazuhiro를 통해서도 배울 수 있다. 1949년생인 그는 평소 몸 관리를 잘해온 덕분에 큰 병 한 번 앓지 않고 건강하게 지내왔다. 그러나 아무리 건강한 사람도 세월 앞엔 장사 없다고 했던가. 나이가 들자 저혈압이 왔고, 급기야는 아침에 일어나기도 힘들어졌다.

더 늦기 전에 건강을 지켜야 한다고 생각한 그는 줄기세포를 투여받았다. 지방줄기세포 투여 후 가장 먼저 눈에 띈 변화는 아침에 벌떡 일어날 수 있게 된 것이다. 그뿐 아니다. 잠이 다소 부족해도 몸이 확실히 가벼워졌다. 줄기세포는 나이가 들면서 어두워진 얼굴에도 효과를 발휘했다. 줄기세포 투여 후 얼굴이 다시 밝아진 것이다.

당연히 요시다 사장은 부인에게도 줄기세포를 권했다. 그는 아내의 얼굴에

줄기세포 투여 후 회복된 모습

있던 기미가 현저하게 줄어들자 10년은 젊어진 것 같다며 만족해
했다.

건강한 몸은 삶의 질을 향상시키고 마음의 평화를 가져다준다.
쏟은 물을 주워 담을 수 없듯이 건강할 때 건강을 지켜야 한다. 건
강한 몸과 마음으로 오래 살 때 그 삶이 더 가치가 있다. 의술의 발
전으로 오래 사는 것은 이제 누구나 가능한 일이 되었다. 중요한
것은 어떻게 사느냐이다. 건강한 몸으로 더 길어진 인생을 즐기며
살 것인가? 아니면 그저 오래 살 것인가? 해답은 모든 분들이 알
고 있을 것이라고 생각한다.

"당신을 건강 전성기로 되돌려줄 열쇠를 찾았습니까?"
"줄기세포에 그 해답이 있다고 생각하십니까?"
"줄기세포가 그 열쇠라고 생각하십니까?"

이 책을 다 읽은 당신은 중학교 시절 생물 시간을 떠올렸을 것이며, 우리 몸의 신비로움에 감탄했을 것이며, 노화와 난치병과의 성전을 승리로 이끌 가능성을 보았을 것입니다. 줄기세포의 능력은 참으로 신비롭습니다. 저는 그동안 줄기세포와 관련된 많은 연구를 했습니다. 줄기세포를 실제로 적용해 많은 사람들의 건강을 되찾아주었습니다. 이러한 경험을 하면서 신비롭고도 훌륭한 줄기세포를 만드신 하나님을 찬양하지 않을 수 없었습니다.

어린 시절 성경을 접한 저는 예수님께서 동정녀 마리아에게서 태어나셨다는 사실을 믿을 수 없었습니다. 또한 하나님께서 소경, 벙어리, 귀머거리, 중풍 환자를 말씀으로 치료하시고 죽은 나사로를 살리신 것과 죽은 지 사흘 만에 부활하신 것도 믿을 수가 없었습니다.

그러나 줄기세포를 연구하고 현장에서 많은 환자들의 몸속 줄기세포를 채취하여 바이오스타 연구원의 기술로 높은 활성도의 많은 숫자로 증폭하여 다시 몸에 투여함으로써 죽은 조직이 다시 살아나는 것을 확인하면서 이제는 예수님께서 동정녀 마리아에서 태어나시고, 말씀만으로 희귀 난치병을 치료하시고, 부활하셨음을 100% 확신하게 되었습니다.

줄기세포 연구는 완성형이 아니라 진행형입니다. 당신을 건강 전성기로 되돌리기 위해 지금 이 순간도 한국 바이오스타 연구원과 같은 혁신적인 바이오기업과 대학에서 연구실에 불을 밝히고 있습니다. 현대 의학으로는 고칠 수 없다고 알려진 루게릭병, 알츠하이머병, 파킨슨병, 척수손상 그리고 암까지도 멀지 않은 장래에 줄기세포를 활용함으로써 정복할 수 있을 것으로 저는 생각합니다.

미래는 맞춤 의학의 시대입니다. 당신의 몸속 지방조직의 줄기세포를 보관하면 피부의 노화 방지부터 자가면역질환의 치료에까지 사용할 수 있습니다. 만약 당신이 치매에 걸리면 보관해둔 지방줄기세포를 역분화 기술을 활용하여 역분화 줄기세포를 만들어 이용할 수 있습니다. 특별한 유전자를 당신의 지방줄기세포에 삽입하여 치매에 효과가 탁월한 줄기세포를 만들어낼 수 있는 기술도 개발되고 있습니다.

2010년 5월 현재 1만여 명의 사람들이 자신의 지방줄기세포를 보관하였고, 7천여 명이 줄기세포를 투여 받았습니다. 그런데 참으로 안타까운 일은 줄기세포가 시급히 필요함에도 불구하고 경제적으로 어려운 분들이 너무 많다는 것입니다. 눈물겨운 사연을 담아 보내온 여러분들의 편지를 읽으면서 저는 해결책을 구상하게 되었습니다.

저는 2010년 1월 바이오스타 연구원과 함께 예닮 줄기세포 치료 기금을 설립하였습니다. 바이오스타 연구원의 줄기세포 매출액 중 1%가 지속적으로 기금에 기부될 것이며, 이 책의 인세 또한 전액 기부될 것입니다. 이 책을 구입하신 분은 저와 함께 생명 나눔을 몸소 실천하신 셈입니다.

아마 1년 내로 저는 여러분에게 줄기세포의 발전과 고마운 소식을 전하기 위해 두 번째 책을 집필할 수밖에 없을 것입니다. 끝으로 첫 번째 줄기세포 이야기 《고맙다, 줄기세포》가 출판되기까지 동참해준 강성근 박사를 비롯한 바이오스타 연구원 가족들께 감사드리며 체험 사례를 기꺼이 제공해주신 여러분들께 고마움과 더욱 열심히 연구개발에 힘쓰겠다는 각오를 전하고자 합니다. 또한 아무도 가지 않은 길을 두려움 없이 헤쳐나갈 수 있도록 항상 저와 동행하시는 주님께 이 책을 바칩니다.

지방줄기세포 안전성

Ra JC et al. (2011) Safety of intravenous infusion of human adipose tissue-derived mesenchymal stem cells in animals and humans. Stem Cells Dev. 2011 Feb. 8 [Epub ahead of print]. PMID: 21303266.

지방유래중간엽줄기세포AdMSCs는 줄기세포 치료제를 위해 윤리적 문제가 없는 매우 효용적인 재료이다. 최근의 보고에 의하면, 정맥투여된 중간엽줄기세포는 세포가 손상된 조직으로 이동이 증가한다. 본 연구는 임상적 적용을 위해 사람지방유래중간엽줄기세포의 독성과 발암성에 대해 밝혔다. 배양한 사람지방유래중간엽줄기세포는 중간엽줄기세포의 전형적인 세포형태, 면역표현형immunophenotype과 분화능을 보였으며 배양시 12계대 배양까지 유전적 안정성을 유지하였고, 생리식염수에 부유시켜 냉장보관시 적어도 3일 동안 중간엽줄기세포의 특성이 유지되었다.

사람지방유래중간엽줄기세포의 독성검사를 위해 다양한 농도의 사람지방유래중간엽줄기세포를 면역결핍SCID 마우스에 정맥 투여하여 13주간 관찰하였다. 최고용량인 체중 kg당 2.5×108cells을 투여시에도 독성은 없었으며, 부작용도 없었다. 26주간의 누드마우스를 이용한 발암성 검사에서 체중 kg당 2×108 MSCs을 피하 내 투여시에도 종양의 발생은 없었다. 임상에 참여하기 12개월 전 척수손상을 입은 8명의 남성을 대상으로, 자가지방유래중간엽줄기세포 4×108cells을 1회 정맥 내 투여한 후, 3개월 동안 관찰한 결과, 지방유래중간엽줄기세포의 투여에 의한 부작용 발생은 없었다. 결론적으로, 사람지방유래중간엽줄기세포의 정맥 내 투여는 어떠한 부작용 발생도 없이 안전하며, 암을 발생시키지도 않는다.

뇌졸증

Lee JS et al. (2010) A long-term follow-up study of intravenous autologous mesenchymal stem cell transplantation in patients with ischemic stroke. Stem Cells Jun;28(6):1099-106.

본 연구는 골수중간엽줄기세포의 정맥 내 투여에 따른 장기간 안전성 및 효능을 중뇌동맥영역의 경색을 갖고 있는 52명의 환자를 대상으로 평가하였다. 뇌경색 환자들을 무작위로 분배하여 두 그룹으로 나누어, 한 그룹(16명)은 자가골수중간엽줄기세포를 정맥 내 투여하였고, 다른 그룹(36명)은 대조군으로 정한 뒤, 5년간 추적 관찰하여 사망 원인과 장기간 부작용 및 동반질환의 발병 등을 관찰하였다. 연구 결과, 누적 생존율은 골수중간엽줄기세포 투여군이 0.72, 대조군은 0.34로 줄기세포 투여군에서 생존율이 높았으며 유의적인 부작용은 관찰되지 않았다. 발작과 혈관 질환의 재발 발생은 두 그룹 간에 차이가 없었다. 대조군과 비교해보았을 때, 골수중간엽줄기세포 투여군은 수정랭킨척도 점수는 감소한 반면, 0에서 3 사이의 수정랭킨척도 점수를 나타내는 환자 수는 증가하였다. 본 연구는 자가골수중간엽줄기세포의 정맥 내 투여가 뇌졸중 환자에게 있어서 안전하다는 것을 장기간 추적관찰을 통하여 증명하였다.

알츠하이머병

Marutle A et al. (2007) Modulation of human neural stem cell differentiation in Alzheimer (APP23) transgenic mice by phenserine. Proc Natl Acad Sci USA. 104(30):12506-12511.

알츠하이머병에 대한 이전의 연구를 통하여 사람신경줄기세포를 고농도의 아밀로이드 전구 단백질 APP에 노출시키면 성상세포로 분화가 되는 것이 실험을 통해 확인됨에 따라, 알츠하이머병과 같은 신경퇴행성 질환에서 아밀로이드 전구 단백질의 병적 변화가 줄기세포의 신경 분화를 방해할 것으로 생각된다. 따라서 알츠하이머병의 성공적인 치료를 위해서는 신경줄기세포가 신경세포로 분화되는 것을 촉진할 수 있도록 적절한 수준의 아밀로이드 전구 단백질의 발현 조절이 필요하다.

펜세린Phenserine은 최근 개발된 콜린에스테라아제 억제제로 시험관 및 체내에서 APP 수준을 감소시킨다고 보고되었다. 이번 연구에서 APP23 생쥐에 펜세린 처치를 하면 14일 후 해마 부위의 신경교섬유질산성단백질GFAP 및 아밀로이드 전구 단백질 수준이 낮아지는 것을 확인하였다. 펜세린 처치 후에 줄기세포를 이식하고 다시 7일 후 펜세린을 처치한 결과, 6주 후 해마 및 피질 부위로의 줄기세포 이동 및 신경세포로의 분화가 관찰되었다. 특히 펜세린을 처치한 경우 이식된 줄기세포의 신경분화가 유의적으로 증가하였다. 이러한 결과는 펜세린이 체내 APP 단백질을 감소시키고 신경줄기세포의 신경 분화를 증가시킨다는 것을 의미한다. 줄기세포 이식을 펜세린과 같은 뇌내 APP 조절 약물과 조합을 이루면 알츠하이머병과 같은 신경퇴행성 상태에서의 줄기세포 이동과 분화 기전을 이해하는데 유용할 것이다.

만성신부전

Choi S et al. (2009) The role of mesenchymal stem cells in the functional improvement of chronic renal failure. Stem Cells Dev Apr;18(3):521-9.

본 연구에서는 중간엽줄기세포를 이용한 치료가 만성신부전에 있어서 신장 기능을 개선하고 손상을 복구시켜줄 수 있다는 가설을 평가하였다. 동물모델에게 5/6만큼 신장 절제술을 시행하였으며, 하루 뒤 꼬리 정맥을 통해 1백만 개의 중간엽줄기세포를 투여하였다. 혈액 및 소변 샘플을 7일 후부터 매달 채취하였으며 혈액 및 소변 샘플을 채취하고 24시간 뒤, 병리학적 평가를 위해 동물모델의 신장을 채취하였다. Y-염색체 염색을 시행하여 신장 내에 중간엽줄기세포의 존재를 확인하였다. 줄기세포 투여군과 대조군 사이에서 요소질소BUN와 크레아티닌creatinine에서 유효한 차이가 나타나지 않았다. 그러나 4개월 뒤, 중간엽줄기세포 투여군에서 대조군에 비해 체중이 확연히 증가하였고, 줄기세포 투여군에서 단백뇨가 모든 시간에서 대조군에 비해 적었다. Y-염색체는 줄기세포 투여군의 신장에서 탐지되었다. 비록 두 그룹 간에 확연히 관찰된 것은 없었으나 병리학적 분석은 중간엽줄기세포가 사구체 경화증에 대해 긍정적인 효과를 보인다는 것을 암시한다.

류머티스 관절염

Gonzáez MA et al. (2009) Treatment of experimental arthritis by inducing immune tolerance with human adipose-derived mesenchymal stem cells. Arthritis Rheum Apr;60(4):1006-19.

최근 성체유래중간엽줄기세포가 T-cell 반응을 억제하는 효과를 갖고 있으며, 다양한 면역 이상에 대한 효과가 있다고 밝혀지고 있다.

본 연구는 사람지방유래중간엽줄기세포를 이용한 류머티스 관절염의 새로운 치료법을 개발하고자 실험용 생쥐에 콜라겐을 투여하여 관절염을 일으킨 후, 사람지방유래중간엽줄기세포를 투여하여 질병 발생 시기, 임상점수, 관절과 혈청 내의 다양한 염증관여물질의 변화를 측정하였다. 실험결과 사람지방유래중간엽줄기세포의 투여는 관절염의 발생시점과 질병의 강도를 유의적으로 감소시켰다. 사람지방유래중간엽줄기세포는 림프절과 관절 내의 다양한 염증 관련 사이토카인 및 케모카인과 항원 특히 Th/Th17 세포 증식을 감소시켰으며, 항염증 관련 사이토카인인 인터루킨-10의 생성을 유도하였다. 또한 인간지방줄기세포는 새로운 조절 T세포의 생성을 유도하여 자가반응 T세포를 억제하였다. 결론적으로 사람지방유래중간엽줄기세포는 조절 T세포의 생성과 활성을 유도하여 면역학적으로 자기내성을 조절하는 중요한 역할을 하며 류머티스 관절염에 대한 매력적인 세포치료제 후보물질이다.

전신 홍반성 낭창 : 루프스

Liang J et al. Allogenic mesenchymal stem cells transplantation in refractory systemic lupus erythematosus: a pilot clinical study. Ann Rheum Dis. 2010 Aug69(8):1413-4.

2007년 3월 11일~2008년 11월 15일까지 반복재발성 전신성 홍반성 낭창SLE 환자 15명(여 14명, 남 1명)을 대상으로, 건강한 다른 사람(18~40세)의 골수에서 추출한 중간엽줄기세포를 투여한 후, 루프스 질병활성도 지수SLEDAI, 혈청학적 검사, 신장 기능의 검사, 혈액에서 면역을 조절하는 조절 T세포의 양을 조사하였다. 투여 후 평균 17.2±9.5개월 동안 환자의 이상 여부를 관찰하였고, 13명에 대해서는 12개월 이상 환자의 상태를 검사하였다. 투여한 골수유래줄기세포는 환자의 가족 중에서 육체적, 신체적으로 건강한 사람을 선정하였으며, 이때 HLA를 일치시키지는 않았다. 중간엽줄기세포는 정맥 내로, 환자의 체중 kg당 100만 개를 투여하였다. 줄기세포 투여 후 12개월 동안 관찰한 결과 환자 모두에게 임상적으로 질병의 정도를 나타내는 루프스 질병 활성도 지수가 12.3±3.3에서 3.2±2.8로 감소하였고, 24시간 동안 채집한 뇨에서의 단백량(뇨단백)은 2505.0±1323.9에서 858.0±800.7mg/24h로 감소하였다. 13명의 환자를 1년간 검사한 결과, 2명은 단백뇨가 재발되었으나, 11명은 최소한의 치료만으로도 루프스 활성지수가 지속적으로 감소하였다. 심각한 부작용은 보고되지 않았다.

스테로이드 치료 저항 이식 거부

Fang et al (2007) Favorable response to human adipose tissue-derived mesenchymal stem cells in steroid-refractory acute graft-versus-host disease. Transplant Proc. 39(10):3358-62.

스테로이드 치료에 효과를 보이지 않는 급성 이식거부반응을 보이는 환자 6명에게 지방유래중간엽줄기세포를 체중 kg당 1×106을 정맥 내로 투여하였다. 지방유래중간엽줄기세포를 정맥 내로 투여한 후, 어떠한 이상반응도 관찰되지 않았다. 환자 중 5명은 1회, 1명은 2회 지방유래중간엽줄기세포를 투여 받았다. 두 명은 가족의 지방유래중간엽줄기세포를, 4명은 혈연관계가 없는 조직접합성이 일치하지 않는 공여자의 지방유래중간엽줄기세포를 투여 받았다. 지방중간엽줄기세포 투여 후 급성 이식거부반응(이식편대숙주반응)이 6명중 5명의 환자에서 사라졌으며, 이들 중 4명은 추적관찰 평균기간 40개월까지(추적 관찰기간 : 18~90개월) 생존하였다. 생존한 4명은 임상증상이 좋은 상태였으며, 혈액학적 이상이 사라졌다. 사망한 2명의 경우는, 1명은 다기관기능부전에 의해, 1명은 백혈병의 재발에 의해 사망하여 투여한 지방유래중간엽줄기세포의 부작용에 의한 것이 아니었다. 본 연구 결과는 지방중간엽줄기세포가 심각한 스테로이드 저항 이식편대숙주반응을 억제하는 훌륭한 치료제임을 말해주고 있다.

피부 손상

BH Kim et al (2010) Anti-wrinkle effect of adipose tissue-derived mesenchymal stem cells in a UV-irradiated hairless mouse model. Tissue Engineering and Regeneration Medicine 7(5):583-591.

자외선을 피부에 쬐어서 주름을 유발시킨 동물 모델에 지방유래중간엽줄기세포를 투여하여 피부 손상 개선을 연구한 결과, 지방유래중간엽줄기세포가 자외선에 의해 피부가 빨갛게 손상되는 것을 보호했으며, 수분이 손실되는 것을 막아 보습능력을 증가시켰다. 또한, 지방유래중간엽줄기세포를 투여한 군에선 대조군에 비해 주름 면적이 줄어들었고 상피 두께가 얇아졌으며, 콜라겐과 탄성섬유의 함유량이 증가했다. 이러한 피부 손상 개선은 지방유래중간엽줄기세포가 쥐 피부의 MMP-3(단백질 분해 효소) 발현을 감소시켜 자외선에 의한 피부 진피층의 콜라겐이 파괴되는 것을 보호하기 때문인 것으로 밝혀졌다.

말기 간질환

Kharaziha P et al. (2009) Improvement of liver function in liver cirrhosis patients after autologous mesenchymal stem cell injection: a phase I-II clinical trial. Eur J Gastroenterol Hepatol Oct;21(10):1199-205.

본 연구는 자가골수중간엽줄기세포를 이용하여 말기 간질환에 대한 실행 가능성과 안전성 및 효능을 연구하였다. 말기 간질환 점수가 10 이상인 8명의 환자를 선별한 뒤, 자가골수중간엽줄기세포를 장골에서 채취하였다. 대략 3~5천만 개의 골수중간엽줄기세포를 증식한 뒤 말초 혈관 및 간문맥에 투여하였다. 간 기능과 임상적 특징을 투여한 후 1, 2, 4, 8, 24주에 측정하였다. 줄기세포를 투여한 결과 말기 간질환 점수가 17.9±5.6에서 10.7±6.3으로, 프로트롬빈 시간이 1.9±0.4에서 1.4±0.5로 감소한 것으로 보아 간 기능이 개선됨이 확인되었다. 혈청 크레아티닌은 114±35에서 80±18micromol/l로 감소하였으며 혈청 알부민은 30±5에서 33±5g/l로 빌리루빈은 46±29에서 41±31micromol/l로 변화되었다. 줄기세포 투여로 인한 이상반응은 관찰되지 않았다. 결론적으로 중간엽줄기세포는 말기 간질환 환자에게 만족할 만한 결과를 가지는 치료제로 사용될 수 있다.

폐기종

Schweitzer K et al. (2010) Adipose Stem Cell Treatment in Mice Attenuates Lung and Systemic Injury Induced by Cigarette Smoking. Am J Respir Crit Care Med Aug 13.

본 연구는 지방줄기세포가 폐기종에서 발생하는 내피세포 사멸 및 만성적인 폐 손상을 개선할 것이라는 가설을 세웠으며, 이를 증명하기 위해, 동물모델에게 담배연기를 장기간 노출시켜 폐기종을 유발시킨 뒤, 지방중간엽줄기세포의 치료 효과를 평가하였다. 지방중간엽줄기세포를 정맥으로 전신에 투여한 결과 지방중간엽줄기세포가 투여 후 21일까지 폐의 실질과 대기도에서 발견되었다. 지방중간엽줄기세포를 투여한 결과 담배 연기로 인해 유발된 폐의 염증세포 침윤, 폐세포 사멸과 기도 확장이 감소하였다. 놀랍게도 지방중간엽줄기세포 투여는 담배연기에 의해 감소된 골수 기능을 복구시켰고, 감소된 체중을 복구시키는 등 폐를 보호하는 것 이상의 효과를 보였다. 지방중간엽줄기세포의 혈관보호 효과는 폐 내피세포 손상을 개선시키는 것이 확인되었다. 본 연구의 결과는 흡연으로 인한 폐와 전신성 손상에 대해 지방중간엽줄기세포의 유용한 치료효과를 말해주며, 지방중간엽줄기세포가 분비하는 인자들이 폐혈관 보호 기능과 연관되어 있다는 것을 증명한다.

당뇨병

Trivedi HL et al (2008) Human adipose tissue-derived mesenchymal stem cells combined with hematopoietic stem cell transplantation synthesize insulin. Transplant Proc. 2008 May;40(4):1135-9.

1형 당뇨는 혈당과 인슐린의 대사작용 이상으로, 당뇨병 환자의 30%에서 조직에 이상이 생기지만, 평생 동안 인슐린 치료법 이외에 다른 치료법이 없는 자가면역성 질환이다. 본 논문은 사람지방유래 인슐린 생성 중간엽줄기세포를 배양한 골수와 함께 5명의 인슐린 의존성 당뇨환자에게 투여하였다. 줄기세포 치료를 받은 사람은 0.6년에서 10년간 당뇨병을 앓고 있는 14세에서 28세의 5명 환자(남녀비 2 : 3)로, 하루 14~70단위의 인슐린 치료와 식후혈당이 156~470mg%, 당화혈색소는 6.8%~9.9%, C-peptide 수준은 0.02~0.2ng/mL의 병력을 지니고 있었다. 환자들은 사람지방유래중간엽줄기세포 평균 1.5mL(세포수 : 2.1×10^3/uL)을 간문맥을 통해서 투여 받았다. CD45-/90+/73+ 세포의 구성이 29.8%와 16.8%였으며 C-peptide 수준은 3.08ng/mL, 인슐린은 1578IU/mL이었다. 이러한 세포를 배양한 골수(평균량 94mL, 세포수 18.7×103/uL, 세포구성은 CD45-/34+이 0.93%)와 혼합하여 투여하였다. 투여한 모든 환자에게서 투여에 의한 부작용은 없었으며, 평균관찰기간 2.9달 동안, 인슐린 요구량이 30~50% 감소하였고, 혈청 내 C-peptide가 4~26배 증가하였다. 본 논문은 중간엽줄기세포와 골수세포가 인슐린 의존 당뇨병에 대해 안전하고 효과적인 치료제임을 말해주고 있다.

암

Adult stromal cells derived from human adipose tissue provoke pancreatic cancer cell death both in vitro and in vivo. Cousin et al. PLoS One. 2009 Jul 17;4(7):e6278.

본 연구는 인간지방중간엽줄기세포(기질세포)가 췌장암 세포의 증식에 어떠한 영향을 미치는지 알아보고자 수행되었다. 췌장암 세포를 지방줄기세포 또는 지방줄기세포 배양액과 공동 배양한 결과 췌장암세포의 생존율과 증식이 억제되었다. 지방줄기세포는 다른 상피세포 유래 암(간, 대장, 전립선)의 증식을 억제하였고 지방줄기세포 배양액은 암세포의 괴사를 일으켰다. 지방줄기세포를 췌장암 내로 1회 투여한 결과 강력하고 오래 지속된 암 세포의 성장을 억제시켰다. 결론적으로 본 연구 결과는 지방줄기세포가 췌장암 세포의 증식을 시험관 내와 생체 내에서 억제하고 세포 성장주기를 변화시켜 종양 세포의 죽음을 유도한다는 것을 말해주고 있다. 따라서 지방줄기세포는 현재까지 효과적인 치료 방법이 없는 췌장암의 새로운 치료제로 활용될 수 있을 것이다.

줄기세포
논문

줄기세포 리뷰논문 또는 총론

1. Chamberlain, G., J. Fox, et al. (2007). "Concise review: mesenchymal stem cells: their phenotype, differentiation capacity, immunological features, and potential for homing." Stem Cells 25(11): 2739-2749.

2. Crespo-Diaz, R., A. Behfar, et al. (2010). "Platelet lysate consisting of a natural repair proteome supports human mesenchymal stem cell proliferation and chromosomal stability." Cell Transplant.

3. Francois, S., M. Bensidhoum, et al. (2006). "Local irradiation not only induces homing of human mesenchymal stem cells at exposed sites but promotes their widespread engraftment to multiple organs: a study of their quantitative distribution after irradiation damage." Stem Cells 24(4): 1020-1029.

4. Lapidot, T., A. Dar, et al. (2005). "How do stem cells find their way

home?" Blood 106(6): 1901-1910.

5. Levi, B., A. W. James, et al. (2010). "Depot-specific variation in the osteogenic and adipogenic potential of human adipose-derived stromal cells." Plast Reconstr Surg 126(3): 822-834.

6. Liras, A. (2010). "Future research and therapeutic applications of human stem cells: general, regulatory, and bioethical aspects." J Transl Med 8: 131.

7. Maijenburg, M. W., W. A. Noort, et al. (2010). "Cell cycle and tissue of origin contribute to the migratory behaviour of human fetal and adult mesenchymal stromal cells." Br J Haematol 148(3): 428-440.

8. Malgieri, A., E. Kantzari, et al. (2010). "Bone marrow and umbilical cord blood human mesenchymal stem cells: state of the art." Int J Clin Exp Med 3(4): 248-269.

9. Meyerrose, T. E., D. A. De Ugarte, et al. (2007). "In vivo distribution of human adipose-derived mesenchymal stem cells in novel xenotransplantation models." Stem Cells 25(1): 220-227.

10. Mitchell, J. B., K. McIntosh, et al. (2006). "Immunophenotype of human adipose-derived cells: temporal changes in stromal-associated and stem cell-associated markers." Stem Cells 24(2): 376-385.

11. Mizuno, H. (2009). "Adipose-derived stem cells for tissue repair and regeneration: ten years of research and a literature review." J Nippon Med Sch 76(2): 56-66.

12. Mizuno, H. (2010). "Adipose-derived stem and stromal cells for cell-based therapy: current status of preclinical studies and clinical trials." Curr Opin Mol Ther 12(4): 442-449.

13. Pelacho, B., M. Mazo, et al. (2010). "Adult Stem Cells: From New Cell Sources to Changes in Methodology." J Cardiovasc Transl Res.

14. Ra, J. C., I. S. Shin, et al. (2011). "Safety of intravenous infusion of human adipose tissue-derived mesenchymal stem cells in animals and

humans." Stem Cells Dev.

15. Sensebe, L., P. Bourin, et al. (2011). "Good manufacturing practices production of mesenchymal stem/stromal cells." Hum Gene Ther 22(1): 19-26.

16. Shi, M., J. Li, et al. (2007). "Regulation of CXCR4 expression in human mesenchymal stem cells by cytokine treatment: role in homing efficiency in NOD/SCID mice." Haematologica 92(7): 897-904.

17. Tat, P. A., H. Sumer, et al. (2010). "The efficient generation of induced pluripotent stem (iPS) cells from adult mouse adipose tissue-derived and neural stem cells." Cell Transplant 19(5): 525-536.

18. Vilalta, M., I. R. Degano, et al. (2008). "Biodistribution, long-term survival, and safety of human adipose tissue-derived mesenchymal stem cells transplanted in nude mice by high sensitivity non-invasive bioluminescence imaging." Stem Cells Dev 17(5): 993-1003.

19. Yoshimura, K., T. Shigeura, et al. (2006). "Characterization of freshly isolated and cultured cells derived from the fatty and fluid portions of liposuction aspirates." J Cell Physiol 208(1): 64-76.

20. Zou, Z., Y. Zhang, et al. (2010). "More insight into mesenchymal stem cells and their effects inside the body." Expert Opin Biol Ther 10(2): 215-230.

21. Zuk, P. A. (2010). "The adipose-derived stem cell: looking back and looking ahead." Mol Biol Cell 21(11): 1783-1787.

22. Zuk, P. A., M. Zhu, et al. (2001). "Multilineage cells from human adipose tissue: implications for cell-based therapies." Tissue Eng 7(2): 211-228.

혈관형성능력

심근재생(심근경색)

1. Amado, L. C., A. P. Saliaris, et al. (2005). "Cardiac repair with intramyocardial injection of allogeneic mesenchymal stem cells after myocardial infarction." Proc Natl Acad Sci U S A 102(32): 11474-11479.

2. Arom, K. V., P. Ruengsakulrach, et al. (2008). "Intramyocardial angiogenic cell precursor injection for cardiomyopathy." Asian Cardiovasc Thorac Ann 16(2): 143-148.

3. Ayala-Lugo, A., A. M. Tavares, et al. (2010). "Age-dependent Availability and Functionalityof Bone Marrow Stem Cells in an Experimental Model of Acute and Chronic Myocardial Infarction." Cell Transplant.

4. Bai, X. and E. Alt (2010). "Myocardial regeneration potential of adipose tissue-derived stem cells." Biochem Biophys Res Commun 401(3): 321-326.

5. Bai, X., Y. Yan, et al. (2010). "Both cultured and freshly isolated adipose tissue-derived stem cells enhance cardiac function after acute myocardial infarction." Eur Heart J 31(4): 489-501.

6. Bai, X., Y. Yan, et al. (2010). "Tracking Long-Term Survival of Intramyocardially Delivered Human Adipose Tissue-Derived Stem Cells Using Bioluminescence Imaging." Mol Imaging Biol.

7. Berry, M. F., A. J. Engler, et al. (2006). "Mesenchymal stem cell injection after myocardial infarction improves myocardial compliance." Am J Physiol Heart Circ Physiol 290(6): H2196-2203.

8. Carr, C. A., D. J. Stuckey, et al. (2008). "Bone marrow-derived stromal cells home to and remain in the infarcted rat heart but fail to improve function: an in vivo cine-MRI study." Am J Physiol Heart Circ Physiol 295(2): H533-542.

9. Chen, G., M. Nayan, et al. (2010). "Marrow stromal cells for cell-based therapy: the role of antiinflammatory cytokines in cellular cardiomyoplasty." Ann Thorac Surg 90(1): 190-197.

10. Dai, W., S. L. Hale, et al. (2005). "Allogeneic mesenchymal stem cell

transplantation in postinfarcted rat myocardium: short- and long-term effects." Circulation 112(2): 214-223.

11. Danoviz, M. E., J. S. Nakamuta, et al. (2010). "Rat adipose tissue-derived stem cells transplantation attenuates cardiac dysfunction post infarction and biopolymers enhance cell retention." PLoS One 5(8): e12077.

12. Forrester, J. S., M. J. Price, et al. (2003). "Stem cell repair of infarcted myocardium: an overview for clinicians." Circulation 108(9): 1139-1145.

13. Grauss, R. W., E. M. Winter, et al. (2007). "Mesenchymal stem cells from ischemic heart disease patients improve left ventricular function after acute myocardial infarction." Am J Physiol Heart Circ Physiol 293(4): H2438-2447.

14. Guo, J., G. S. Lin, et al. (2007). "Anti-inflammation role for mesenchymal stem cells transplantation in myocardial infarction." Inflammation 30(3-4): 97-104.

15. Gutierrez, E., R. Sanz-Ruiz, et al. (2010). "General Overview of the Seventh International Symposium on Stem Cell Therapy and Cardiovascular Innovations." J Cardiovasc Transl Res.

16. Hare, J. M., J. H. Traverse, et al. (2009). "A randomized, double-blind, placebo-controlled, dose-escalation study of intravenous adult human mesenchymal stem cells (prochymal) after acute myocardial infarction." J Am Coll Cardiol 54(24): 2277-2286.

17. Hwangbo, S., J. Kim, et al. (2010). "Therapeutic potential of human adipose stem cells in a rat myocardial infarction model." Yonsei Med J 51(1): 69-76.

18. Ii, M., M. Horii, et al. (2010). "Synergistic effect of adipose-derived stem cell therapy and bone marrow progenitor recruitment in ischemic heart." Lab Invest.

19. Joggerst, S. J. and A. K. Hatzopoulos (2009). "Stem cell therapy for cardiac repair: benefits and barriers." Expert Rev Mol Med 11: e20.

20. Kraitchman, D. L., A. W. Heldman, et al. (2003). "In vivo magnetic resonance imaging of mesenchymal stem cells in myocardial infarction." Circulation 107(18): 2290-2293.

21. Leobon, B., J. Roncalli, et al. (2009). "Adipose-derived cardiomyogenic cells: in vitro expansion and functional improvement in a mouse model of myocardial infarction." Cardiovasc Res 83(4): 757-767.

22. Lin, Y. C., S. Leu, et al. (2010). "Early combined treatment with sildenafil and adipose-derived mesenchymal stem cells preserves heart function in rat dilated cardiomyopathy." J Transl Med 8: 88.

23. Miyahara, Y., N. Nagaya, et al. (2006). "Monolayered mesenchymal stem cells repair scarred myocardium after myocardial infarction." Nat Med 12(4): 459-465.

24. Mohyeddin-Bonab, M., M. R. Mohamad-Hassani, et al. (2007). "Autologous in vitro expanded mesenchymal stem cell therapy for human old myocardial infarction." Arch Iran Med 10(4): 467-473.

25. Okura, H., A. Matsuyama, et al. (2010). "Cardiomyoblast-like cells differentiated from human adipose tissue-derived mesenchymal stem cells improve left ventricular dysfunction and survival in a rat myocardial infarction model." Tissue Eng Part C Methods 16(3): 417-425.

26. Planat-Benard, V., C. Menard, et al. (2004). "Spontaneous cardiomyocyte differentiation from adipose tissue stroma cells." Circ Res 94(2): 223-229.

27. Psaltis, P. J., A. C. Zannettino, et al. (2008). "Concise review: mesenchymal stromal cells: potential for cardiovascular repair." Stem Cells 26(9): 2201-2210.

28. Rigol, M., N. Solanes, et al. (2010). "Effects of adipose tissue-derived stem cell therapy after myocardial infarction: impact of the route of administration." J Card Fail 16(4): 357-366.

29. Ripa, R. S., M. Haack-Sorensen, et al. (2007). "Bone marrow derived mesenchymal cell mobilization by granulocyte-colony stimulating factor after acute myocardial infarction: results from the Stem Cells in Myocardial Infarction (STEMMI) trial." Circulation 116(11 Suppl): I24-30.

30. Rodriguez-Serrano, F., P. Alvarez, et al. (2010). "Promotion of human adipose-derived stem cell proliferation mediated by exogenous nucleosides." Cell Biol Int 34(9): 917-924.

31. Schenke-Layland, K., B. M. Strem, et al. (2009). "Adipose tissue-derived cells improve cardiac function following myocardial infarction." J Surg Res 153(2): 217-223.

32. Sheikh, A. Y., S. A. Lin, et al. (2007). "Molecular imaging of bone marrow mononuclear cell homing and engraftment in ischemic myocardium." Stem Cells 25(10): 2677-2684.

33. Tao, Z. W. and L. G. Li (2007). "Cell therapy in congestive heart failure." J Zhejiang Univ Sci B 8(9): 647-660.

34. Valina, C., K. Pinkernell, et al. (2007). "Intracoronary administration of autologous adipose tissue-derived stem cells improves left ventricular function, perfusion, and remodelling after acute myocardial infarction." Eur Heart J 28(21): 2667-2677.

35. Valina, C., K. Pinkernell, et al. (2007). "Intracoronary administration of autologous adipose tissue-derived stem cells improves left ventricular function, perfusion, and remodelling after acute myocardial infarction." Eur Heart J 28(21): 2667-2677.

36. Wang, L., J.Deng, et al. (2009). "Adipose-derived stem cells are an effective cell candidate for treatment of heart failure: an MR imaging study of rat hearts." Am J Physiol Heart Circ Physiol 297(3): H1020-1031.

37. Zhu, Y., T. Liu, et al. (2010). "Enhancement of adipose-derived stem cell differentiation in scaffolds with IGF-I gene impregnation under

dynamic microenvironment." Stem Cells Dev 19(10): 1547-1556.

혈관신생

1. Amos, P. J., H. Shang, et al. (2008). "IFATS collection: The role of human adipose-derived stromal cells in inflammatory microvascular remodeling and evidence of a perivascular phenotype." Stem Cells 26(10): 2682-2690.

2. Kachgal, S. and A. J. Putnam (2010). "Mesenchymal stem cells from adipose and bone marrow promote angiogenesis via distinct cytokine and protease expression mechanisms." Angiogenesis.

3. Neels, J. G., T. Thinnes, et al. (2004). "Angiogenesis in an in vivo model of adipose tissue development." FASEB J 18(9): 983-985.

4. Rasmussen, J. G., O. Frobert, et al. (2010). "Prolonged hypoxic culture and trypsinization increase the pro-angiogenic potential of human adipose tissue-derived stem cells." Cytotherapy.

5. Rehman, J., D. Traktuev, et al. (2004). "Secretion of angiogenic and antiapoptotic factors by human adipose stromal cells." Circulation 109(10): 1292-1298.

하지허혈성질환

1. Comerota, A. J., A. Link, et al. (2010). "Upper extremity ischemia treated with tissue repair cells from adult bone marrow." J Vasc Surg 52(3): 723-729.

2. Guiducci, S., F. Porta, et al. (2010). "Autologous mesenchymal stem cells foster revascularization of ischemic limbs in systemic sclerosis: a case report." Ann Intern Med 153(10): 650-654.

3. Kajiguchi, M., T. Kondo, et al. (2007). "Safety and efficacy of autologous progenitor cell transplantation for therapeutic angiogenesis in patients with critical limb ischemia." Circ J 71(2): 196-201.

4. Moon, M. H., S. Y. Kim, et al. (2006). "Human adipose tissue-derived mesenchymal stem cells improve postnatal neovascularization in a mouse model of hindlimb ischemia." Cell Physiol Biochem 17(5-6): 279-290.

5. Nakagami, H., K. Maeda, et al. (2005). "Novel autologous cell therapy in ischemic limb disease through growth factor secretion by cultured adipose tissue-derived stromal cells." Arterioscler Thromb Vasc Biol 25(12): 2542-2547.

6. Prochazka, V., J. Gumulec, et al. (2010). "Cell therapy, a new standard in management of chronic critical limb ischemia and foot ulcer." Cell Transplant 19(11): 1413-1424.

신경계의 재생능력

총론(신경분화 등)

1. di Summa, P. G., P. J. Kingham, et al. (2010). "Adipose-derived stem cells enhance peripheral nerve regeneration." J Plast Reconstr Aesthet Surg 63(9): 1544-1552.

2. Egusa, H., F. E. Schweizer, et al. (2005). "Neuronal differentiation of bone marrow-derived stromal stem cells involves suppression of discordant phenotypes through gene silencing." J Biol Chem 280(25): 23691-23697.

3. Goldman, S. A. and M. S. Windrem (2006). "Cell replacement therapy in neurological disease." Philos Trans R Soc Lond B Biol Sci 361(1473): 1463-1475.

4. Kim, Y. J., H. J. Park, et al. (2009). "Neuroprotective effects of human mesenchymal stem cells on dopaminergic neurons through anti-inflammatory action." Glia 57(1): 13-23.

5. Kompisch, K. M., C. Lange, et al. (2010). "Neurogenic transdifferentiation of human adipose-derived stem cells? A critical protocol reevaluation with special emphasis on cell proliferation and cell cycle alterations." Histochem Cell Biol 134(5): 453-468.

6. Santiago, L. Y., J. Clavijo-Alvarez, et al. (2009). "Delivery of adipose-derived precursor cells for peripheral nerve repair." Cell Transplant 18(2): 145-158

7. Sharp, J. and H. S. Keirstead (2009). "Stem cell-based cell replacement strategies for the central nervous system." Neurosci Lett 456(3): 107-111.

8. Taupin, P. (2008). "Adult neurogenesis, neuroinflammation and therapeutic potential of adult neural stem cells." Int J Med Sci 5(3): 127-132.

9. Wei, Y., K. Gong, et al. (2010). "Schwann-like cell differentiation of rat adipose-derived stem cells by indirect co-culture with Schwann cells in vitro." Cell Prolif 43(6): 606-616.

척수 손상

1. Abematsu, M., K. Tsujimura, et al. (2010). "Neurons derived from transplanted neural stem cells restore disrupted neuronal circuitry in a mouse model of spinal cord injury." J Clin Invest 120(9): 3255-3266.

2. Ding, Y., Q. Yan, et al. (2009). "Electro-acupuncture promotes survival, differentiation of the bone marrow mesenchymal stem cells as well as functional recovery in the spinal cord-transected rats." BMC Neurosci 10: 35.

3. Kang, S. K., M. J. Shin, et al. (2006). "Autologous adipose tissue-derived stromal cells for treatment of spinal cord injury." Stem Cells Dev 15(4): 583-594.

4. Ko, K. S, I. W. Lee, et al. (2007). Differentiation of Human Adult Adipose

Derived Stem Cell in vitro and Immunohistochemical Study of Adipose Derived Stem Cell after Intracerebral Transplantation in Rats. J Korean Neurosurg Soc. 42(2):118-124.

5. Lee, T. H. (2005). Transplantation of Human Adipose-derived Stromal Cells Promotes Functional Recovery of Rat Spinal Cord Injury. Korean J Anat 38(5):461-468.

6. Park, W. B., S. Y. Kim, et al. (2010). "The effect of mesenchymal stem cell transplantation on the recovery of bladder and hindlimb function after spinal cord contusion in rats." BMC Neurosci 11: 119.

7. Ryu, H. H., J. H. Lim, et al. (2009). "Functional recovery and neural differentiation after transplantation of allogenic adipose-derived stem cells in a canine model of acute spinal cord injury." J Vet Sci 10(4): 273-284.

8. Yan, Q., J. W. Ruan, et al. (2011). "Electro-acupuncture promotes differentiation of mesenchymal stem cells, regeneration ofnerve fibers and partial functional recovery after spinal cord injury." Exp Toxicol Pathol 63(1-2): 151-156.

뇌졸중(뇌경색, 뇌출혈)

1. Bang, O. Y., J. S. Lee, et al. (2005). "Autologous mesenchymal stem cell transplantation in stroke patients." Ann Neurol 57(6): 874-882.

2. Chen, J., Y. Li, et al. (2003). "Intravenous bone marrow stromal cell therapy reduces apoptosis and promotes endogenous cell proliferation after stroke in female rat." J Neurosci Res 73(6): 778-786.

3. Chu, K., M. Kim, et al. (2004). "Human neural stem cells improve sensorimotor deficits in the adult rat brain with experimental focal ischemia." Brain Res 1016(2): 145-153.

4. Goldman, S. A., S. Schanz, et al. (2008). "Stem cell-based strategies for treating pediatric disorders of myelin." Hum Mol Genet 17(R1): R76-83.

5. Ikegame, Y., K. Yamashita, et al. (2011). "Comparison of mesenchymal stem cells from adipose tissue and bone marrow for ischemic stroke therapy." Cytotherapy.

6. Jeong, S. W., K. Chu, et al. (2003). "Human neural stem cell transplantation promotes functional recovery in rats with experimental intracerebral hemorrhage." Stroke 34(9): 2258-2263.

7. Kameda, M., T. Shingo, et al. (2007). "Adult neural stem and progenitor cells modified to secrete GDNF can protect, migrate and integrate after intracerebral transplantation in rats with transient forebrain ischemia." Eur J Neurosci 26(6): 1462-1478.

8. Kang, S. K., D. H. Lee, et al. (2003). "Improvement of neurological deficits by intracerebral transplantation of human adipose tissue-derived stromal cells after cerebral ischemia in rats." Exp Neurol 183(2): 355-366.

9. Kim, J. M., S. T. Lee, et al. (2007). "Systemic transplantation of human adipose stem cells attenuated cerebral inflammation and degeneration in a hemorrhagic stroke model." Brain Res 1183: 43-50.

10. Kim, S. U. (2004). "Human neural stem cells genetically modified for brain repair in neurological disorders." Neuropathology 24(3): 159-171.

11. Komatsu, K., O. Honmou, et al. (2010). "Therapeutic time window of mesenchymal stem cells derived from bone marrow after cerebral ischemia." Brain Res 1334: 84-92.

12. Kondziolka, D. and L. Wechsler (2008). "Stroke repair with cell transplantation: neuronal cells, neuroprogenitor cells, and stem cells." Neurosurg Focus 24(3-4): E13.

13. Lee, H. J., K. S. Kim, et al. (2007). "Brain transplantation of immortalized human neural stem cells promotes functional recovery in mouse intracerebral hemorrhage stroke model." Stem Cells 25(5): 1204-1212.

14. Lee, J. S., J. M. Hong, et al. (2010). "A long-term follow-up study of

intravenous autologous mesenchymal stem cell transplantation in patients with ischemic stroke." Stem Cells 28(6): 1099-1106.

15. Lee, S. T., K. Chu, et al. (2008). "Anti-inflammatory mechanism of intravascular neural stem cell transplantation in haemorrhagic stroke." Brain 131(Pt 3): 616-629.

16. Lee, T. H. and J. G. Yoon (2008). "Intracerebral transplantation of human adipose tissue stromal cells after middle cerebral artery occlusion in rats." J Clin Neurosci 15(8): 907-912.

17. Leu, S., Y. C. Lin, et al. (2010). "Adipose-derived mesenchymal stem cells markedly attenuate brain infarct size and improve neurological function in rats." J Transl Med 8: 63.

18. Li, J., H. Zhu, et al. (2010). "Human mesenchymal stem cell transplantation protects against cerebral ischemic injury and upregulates interleukin-10 expression in Macacafascicularis." Brain Res 1334: 65-72.

19. Safford, K. M. and H. E. Rice (2005). "Stem cell therapy for neurologic disorders: therapeutic potential of adipose-derived stem cells." Curr Drug Targets 6(1): 57-62.

20. Savitz, S. I., J. H. Dinsmore, et al. (2004). "Cell therapy for stroke." NeuroRx 1(4): 406-414.

21. Walker, P. A., S. K. Shah, et al. (2009). "Progenitor cell therapies for traumatic brain injury: barriers and opportunities in translation." Dis Model Mech 2(1-2): 23-38.

22. Yang, Y. C., B. S. Liu, et al. (2011). "Transplantation of adipose tissue-derived stem cells for treatment of focal cerebral ischemia." Curr Neurovasc Res 8(1): 1-13.

뇌성마비

1. Lee, J. A., B. I. Kim, et al. (2010). "Mesenchymal stem-cell transplantation

for hypoxic-ischemic brain injury in neonatal rat model." Pediatr Res 67(1): 42-46.

2. Lee, J. A., B. I. Kim, et al. (2010). "Mesenchymal stem-cell transplantation for hypoxic-ischemic brain injury in neonatal rat model." Pediatr Res 67(1): 42-46.

3. van Velthoven, C. T., A. Kavelaars, et al. (2010). "Mesenchymal stem cell treatment after neonatal hypoxic-ischemic brain injury improves behavioral outcome and induces neuronal and oligodendrocyte regeneration." Brain Behav Immun 24(3): 387-393.

4. van Velthoven, C. T., A. Kavelaars, et al. (2010). "Repeated mesenchymal stem cell treatment after neonatal hypoxia-ischemia has distinct effects on formation and maturation of new neurons and oligodendrocytes leading to restoration of damage, corticospinal motor tract activity, and sensorimotor function." J Neurosci 30(28): 9603-9611.

5. Yang, J., J. Liu, et al. (2009). "In vivo MRI of endogenous stem/ progenitor cell migration from subventricular zone in normal and injured developing brains." Neuroimage 48(2): 319-328.

알츠하이머병

1. Sugaya, K. and C. L. Brannen (2001). "Stem cell strategies for neuroreplacement therapy in Alzheimer's disease." Med Hypotheses 57(6): 697-700.

파킨슨병

1. Blandini, F., L. Cova, et al. (2010). "Transplantation of undifferentiated human mesenchymal stem cells protects against 6-hydroxydopamine neurotoxicity in the rat." Cell Transplant 19(2): 203-217.

2. Bouchez, G., L. Sensebe, et al. (2008). "Partial recovery of dopaminergic pathway after graft of adult mesenchymal stem cells in a rat model of

Parkinson's disease." Neurochem Int 52(7): 1332-1342.

3. Chao, Y. X., B. P. He, et al. (2009). "Mesenchymal stem cell transplantation attenuates blood brain barrier damage and neuroinflammation and protects dopaminergic neurons against MPTP toxicity in the substantia nigra in a model of Parkinson's disease." J Neuroimmunol 216(1-2): 39-50.

4. Cova, L., M. T. Armentero, et al. (2010). "Multiple neurogenic and neurorescue effects of human mesenchymal stem cell after transplantation in an experimental model of Parkinson's disease." Brain Res 1311: 12-27.

5. Fu, Y. S., Y. C. Cheng, et al. (2006). "Conversion of human umbilical cord mesenchymal stem cells in Wharton's jelly to dopaminergic neurons in vitro: potential therapeutic application for Parkinsonism." Stem Cells 24(1): 115-124.

6. Guo, J., J. K. Shen, et al. (2010). "In Vivo Evaluation of Cerebral Transplantation of Resovist-Labeled Bone Marrow Stromal Cells in Parkinson's Disease Rats Using Magnetic Resonance Imaging." Appl Biochem Biotechnol.

7. Jackson, J., C. Chapon, et al. (2009). "In vivo multimodal imaging of stem cell transplantation in a rodent model of Parkinson's disease." J Neurosci Methods 183(2): 141-148.

8. Kim, Y. J., H. J. Park, et al. (2009). "Neuroprotective effects of human mesenchymal stem cells on dopaminergic neurons through anti-inflammatory action." Glia 57(1): 13-23.

9. Lindvall, O. and Z. Kokaia (2009). "Prospects of stem cell therapy for replacing dopamine neurons in Parkinson's disease." Trends Pharmacol Sci 30(5): 260-267.

10. Park, H. J., P. H. Lee, et al. (2008). "Mesenchymal stem cells therapy exerts neuroprotection in a progressive animal model of Parkinson's

disease." J Neurochem 107(1): 141-151.

11. Shi, D., G. Chen, et al. (2011). "The effect of lentivirus-mediated TH and GDNF genetic engineering mesenchymal stem cells on Parkinson's disease rat model." Neurol Sci 32(1): 41-51.

12. Suon, S., M. Yang, et al. (2006). "Adult human bone marrow stromal spheres express neuronal traits in vitro and in a rat model of Parkinson's disease." Brain Res 1106(1): 46-51.

13. Venkataramana, N. K., S. K. Kumar, et al. (2010). "Open-labeled study of unilateral autologous bone-marrow-derived mesenchymal stem cell transplantation in Parkinson's disease." Transl Res 155(2): 62-70.

14. Xiong, N., X. Cao, et al. (2010). "Long-term efficacy and safety of human umbilical cord mesenchymal stromal cells in rotenone-induced hemiparkinsonian rats." Biol Blood Marrow Transplant 16(11): 1519-1529.

다계통 위축증

1. Lee, P. H. and H. J. Park (2009). "Bone marrow-derived mesenchymal stem cell therapy as a candidate disease-modifying strategy in Parkinson's disease and multiple system atrophy." J Clin Neurol 5(1): 1-10.

2. Lee, P. H., J. W. Kim, et al. (2008). "Autologous mesenchymal stem cell therapy delays the progression of neurological deficits in patients with multiple system atrophy." Clin Pharmacol Ther 83(5): 723-730.

헌팅턴질환

1. Bantubungi, K., D. Blum, et al. (2008). "Stem cell factor and mesenchymal and neural stem cell transplantation in a rat model of Huntington's disease." Mol Cell Neurosci 37(3): 454-470.

2. Clelland, C. D., R. A. Barker, et al. (2008). "Cell therapy in Huntington

disease." Neurosurg Focus 24(3-4): E9.

3. Kim, M., S. T. Lee, et al. (2008). "Stem cell-based cell therapy for Huntington disease: a review." Neuropathology 28(1): 1-9..

4. Lee, S. T., K. Chu, et al. (2009). "Slowed progression in models of Huntington disease by adipose stem cell transplantation." Ann Neurol 66(5): 671-681.

근위축성 측삭경화증

1. Badayan, I. and M. E. Cudkowicz (2008). "Is it too soon for mesenchymal stem cell trials in people with ALS?" Amyotroph Lateral Scler 9(6): 321-322.

2. Boucherie, C., S. Schafer, et al. (2009). "Chimerization of astroglial population in the lumbar spinal cord after mesenchymal stem cell transplantation prolongs survival in a rat model of amyotrophic lateral sclerosis." J Neurosci Res 87(9): 2034-2046.

3. Cho, G. W., M. Y. Noh, et al. (2010). "Bone marrow-derived stromal cells from amyotrophic lateral sclerosis patients have diminished stem cell capacity." Stem Cells Dev 19(7): 1035-1042.

4. Choi, M. R., H. Y. Kim, et al. (2010). "Selection of optimal passage of bone marrow-derived mesenchymal stem cells for stem cell therapy in patients with amyotrophic lateral sclerosis." Neurosci Lett 472(2): 94-98.

5. Kim H., J. Y. Paek et al. (2009). "Efficacy Safety of Autologous Bone Marrow-derived Mesenchymal Stem Cell Treatment in Patients With Amyotrophic Lateral Sclerosis" J Korean Neurol Assoc 27(2):163-169.

6. Kim, H., H. Y. Kim, et al. (2010). "Dose-dependent efficacy of ALS-human mesenchymal stem cells transplantation into cisterna magna in SOD1-G93A ALS mice." Neurosci Lett 468(3): 190-194.

7. Mazzini, L., I. Ferrero, et al. (2010). "Mesenchymal stem cell transplantation in amyotrophic lateral sclerosis: A Phase I clinical trial."

Exp Neurol 223(1): 229-237.

8. Mazzini, L., K. Mareschi, et al. (2008). "Stem cell treatment in Amyotrophic Lateral Sclerosis." J Neurol Sci 265(1-2): 78-83.

9. Morita, E., Y. Watanabe, et al. (2008). "A novel cell transplantation protocol and its application to an ALS mouse model." Exp Neurol 213(2): 431-438.

10. Park, K. S., M. R. Choi, et al. (2008). "Diversity of ion channels in human bone marrow mesenchymal stem cells from amyotrophic lateral sclerosis patients." Korean J Physiol Pharmacol 12(6): 337-342.

11. Vercelli, A., O. M. Mereuta, et al. (2008). "Human mesenchymal stem cell transplantation extends survival, improves motor performance and decreases neuroinflammation in mouse model of amyotrophic lateral sclerosis." Neurobiol Dis 31(3): 395-405.

신장손상과 줄기세포

1. Bussolati, B., C. Tetta, et al. (2008). "Contribution of stem cells to kidney repair." Am J Nephrol 28(5): 813-822.

2. Bussolati, B., P. V. Hauser, et al. (2009). "Contribution of stem cells to kidney repair." Curr Stem Cell Res Ther 4(1): 2-8.

3. Choi, S., M. Park, et al. (2009). "The role of mesenchymal stem cells in the functional improvement of chronic renal failure." Stem Cells Dev 18(3): 521-529.

4. Humphreys, B. D. and J. V. Bonventre (2008). "Mesenchymal stem cells in acute kidney injury." Annu Rev Med 59: 311-325.

5. Humphreys, B. D. and J. V. Bonventre (2008). "Mesenchymal stem cells in acute kidney injury." Annu Rev Med 59: 311-325.

6. Kunter, U., S. Rong, et al. (2006). "Transplanted mesenchymal stem cells

accelerate glomerular healing in experimental glomerulonephritis." J Am Soc Nephrol 17(8): 2202-2212.

7. Lange, C., F. Togel, et al. (2005). "Administered mesenchymal stem cells enhance recovery from ischemia/reperfusion-induced acute renal failure in rats." Kidney Int 68(4): 1613-1617.

8. Lin, F. (2006). "Stem cells in kidney regeneration following acute renal injury." Pediatr Res 59(4 Pt 2): 74R-78R.

9. Morigi, M., B. Imberti, et al. (2004). "Mesenchymal stem cells are renotropic, helping to repair the kidney and improve function in acute renal failure." J Am Soc Nephrol 15(7): 1794-1804.

10. Patschan, D., M. Plotkin, et al. (2006). "Therapeutic use of stem and endothelial progenitor cells in acute renal injury: ca ira." Curr Opin Pharmacol 6(2): 176-183.

11. Popp, F. C., E. Eggenhofer, et al. (2008). "Mesenchymal stem cells can induce long-term acceptance of solid organ allografts in synergy with low-dose mycophenolate." Transpl Immunol 20(1-2): 55-60.

12. Romagnani, P. and R. Kalluri (2009). "Possible mechanisms of kidney repair." Fibrogenesis Tissue Repair 2(1): 3.

13. Semedo, P., C. G. Palasio, et al. (2009). "Early modulation of inflammation by mesenchymal stem cell after acute kidney injury." Int Immunopharmacol 9(6): 677-682.

14. Semedo, P., P. M. Wang, et al. (2007). "Mesenchymal stem cells ameliorate tissue damages triggered by renal ischemia and reperfusion injury." Transplant Proc 39(2): 421-423.

15. Togel, F., K. Weiss, et al. (2007). "Vasculotropic, paracrine actions of infused mesenchymal stem cells are important to the recovery from acute kidney injury." Am J Physiol Renal Physiol 292(5): F1626-1635.

16. Togel, F., Z. Hu, et al. (2005). "Administered mesenchymal stem cells protect against ischemic acute renal failure through differentiation-

independent mechanisms." Am J Physiol Renal Physiol 289(1): F31-42.

17. Zhang, W., C. Qin, et al. (2007). "Mesenchymal stem cells modulate immune responses combined with cyclosporine in a rat renal transplantation model." Transplant Proc 39(10): 3404-3408.

18. Choi S, J. Kim et al. (2010). "Mesenchymal stem cell therapy for chronic renal failure." Expert Opin Biol Ther 10(8): 1217-1226.

면역계 조절능력

자가면역총론

1. Uccelli, A. and D. J. Prockop (2010). "Why should mesenchymal stem cells (MSCs) cure autoimmune diseases?" Curr Opin Immunol 22(6): 768-774.

2. Ye, Z., Y. Wang, et al. (2008). "Immunosuppressive effects of rat mesenchymal stem cells: involvement of CD4+CD25+ regulatory T cells." Hepatobiliary Pancreat Dis Int 7(6): 608-614.

아토피

1. Cho, K. S., H. K. Park, et al. (2009). "IFATS collection: Immunomodulatory effects of adipose tissue-derived stem cells in an allergic rhinitis mouse model." Stem Cells 27(1): 259-265.

2. Jang, H. J., K. S. Cho, et al. (2010). "Adipose tissue-derived stem cells for cell therapy of airway allergic diseases in mouse." Acta Histochem.

류머티스 관절염

1. Augello, A., R. Tasso, et al. (2007). "Cell therapy using allogeneic bone marrow mesenchymal stem cells prevents tissue damage in collagen-induced arthritis." Arthritis Rheum 56(4): 1175-1186.

2. Ben-Ami, E., S. Berrih-Aknin, et al. (2011). "Mesenchymal stem cells as an immunomodulatory therapeutic strategy for autoimmune diseases." Autoimmun Rev.

3. Chen, F. H. and R. S. Tuan (2008). "Mesenchymal stem cells in arthritic diseases." Arthritis Res Ther 10(5): 223.

4. Gonzalez-Rey, E., M. A. Gonzalez, et al. (2010). "Human adipose-derived mesenchymal stem cells reduce inflammatory and T cell responses and induce regulatory T cells in vitro in rheumatoid arthritis." Ann Rheum Dis 69(1): 241-248.

5. Gonzalez, M. A., E. Gonzalez-Rey, et al. (2009). "Treatment of experimental arthritis by inducing immune tolerance with human adipose-derived mesenchymal stem cells." Arthritis Rheum 60(4): 1006-1019.

6. Ichim, T. E., R. J. Harman, et al. (2010). "Autologous stromal vascular fraction cells: a tool for facilitating tolerance in rheumatic disease." Cell Immunol 264(1): 7-17.

7. Jones, E., S. M. Churchman, et al. (2010). "Mesenchymal stem cells in rheumatoid synovium: enumeration and functional assessment in relation to synovial inflammation level." Ann Rheum Dis 69(2): 450-457.

8. Kim, K. C., I. H. Lee, et al. (2002). "Autologous stem cell transplantation in the treatment of refractory rheumatoid arthritis." J Korean Med Sci 17(1): 129-132.

9. Ringe, J. and M. Sittinger (2009). "Tissue engineering in the rheumatic diseases." Arthritis Res Ther 11(1): 211.

10. Tyndall, A. and K. LeBlanc (2006). "Stem cells and rheumatology: update on adult stem cell therapy in autoimmune diseases." Arthritis Rheum 55(4): 521-525.

11. Wulffraat, N. M. and W. Kuis (1999). "Autologous stem cell transplantation: a possible treatment for refractory juvenile chronic

arthritis?" Rheumatology (Oxford) 38(8): 764-766.

전신 홍반성 낭창

1. Carrion, F., E. Nova, et al. (2010). "Autologous mesenchymal stem cell treatment increased T regulatory cells with no effect on disease activity in two systemic lupus erythematosus patients." Lupus 19(3): 317-322.

2. Gu, Z., K. Akiyama, et al. (2010). "Transplantation of umbilical cord mesenchymal stem cells alleviates lupus nephritis in MRL/lpr mice." Lupus 19(13): 1502-1514.

3. Liang, J., F. Gu, et al. (2010). "Mesenchymal stem cell transplantation for diffuse alveolar hemorrhage in SLE." Nat Rev Rheumatol 6(8): 486-489.

4. Liang, J., H. Zhang, et al. (2010). "Allogenic mesenchymal stem cells transplantation in refractory systemic lupus erythematosus: a pilot clinical study." Ann Rheum Dis 69(8): 1423-1429.

5. Nie, Y., C. Lau, et al. (2010). "Defective phenotype of mesenchymal stem cells in patients with systemic lupus erythematosus." Lupus 19(7): 850-859.

6. Schena, F., C. Gambini, et al. (2010). "Interferon-gamma-dependent inhibition of B cell activation by bone marrow-derived mesenchymal stem cells in a murine model of systemic lupus erythematosus." Arthritis Rheum 62(9): 2776-2786.

7. Sun, L., K. Akiyama, et al. (2009). "Mesenchymal stem cell transplantation reverses multiorgan dysfunction in systemic lupus erythematosus mice and humans." Stem Cells 27(6): 1421-1432.

8. Zhang, H., X. Zeng, et al. (2010). "Allogenic bone-marrow-derived mesenchymal stem cells transplantation as a novel therapy for systemic lupus erythematosus." Expert Opin Biol Ther 10(5): 701-709.

이식거부(이식편대숙주반응)

1. De Martino, M., S. Zonta, et al. (2010). "Mesenchymal stem cells infusion prevents acute cellular rejection in rat kidney transplantation." Transplant Proc 42(4): 1331-1335.

2. Fang, B., Y. Song, et al. (2007). "Favorable response to human adipose tissue-derived mesenchymal stem cells in steroid-refractory acute graft-versus-host disease." Transplant Proc 39(10): 3358-3362.

3. Fang, B., Y. Song, et al. (2007). "Human adipose tissue-derived mesenchymal stromal cells as salvage therapy for treatment of severe refractory acute graft-vs.-host disease in two children." Pediatr Transplant 11(7): 814-817.

4. Fang, B., Y. Song, et al. (2007). "Using human adipose tissue-derived mesenchymal stem cells as salvage therapy for hepatic graft-versus-host disease resembling acute hepatitis." Transplant Proc 39(5): 1710-1713.

5. Fang, B., Y. Song, et al. (2009). "Mesenchymal stem cells for the treatment of refractory pure red cell aplasia after major ABO-incompatible hematopoietic stem cell transplantation." Ann Hematol 88(3): 261-266.

6. Joo, S. Y., K. A. Cho, et al. (2010). "Bioimaging to monitor the in vivo distribution of infused mesenchymal stem cells: in a mouse model of graft versus host disease." Cell Biol Int.

7. Kebriaei, P. and S. Robinson (2011). "Treatment of graft-versus-host-disease with mesenchymal stromal cells." Cytotherapy.

8. Kebriaei, P., L. Isola, et al. (2009). "Adult human mesenchymal stem cells added to corticosteroid therapy for the treatment of acute graft-versus-host disease." Biol Blood Marrow Transplant 15(7): 804-811.

9. Lazarus, H. M., O. N. Koc, et al. (2005). "Cotransplantation of HLA-identical sibling culture-expanded mesenchymal stem cells and

hematopoietic stem cells in hematologic malignancy patients." Biol Blood Marrow Transplant 11(5): 389-398.

10. Le Blanc, K., H. Samuelsson, et al. (2007). "Transplantation of mesenchymal stem cells to enhance engraftment of hematopoietic stem cells." Leukemia 21(8): 1733-1738.

11. Prasad, V. K., K. G. Lucas, et al. (2010). "Efficacy and Safety of Ex-vivo Cultured Adult Human Mesenchymal Stem Cells (Prochymal(TM)) in Pediatric Patients with Severe Refractory Acute Graft-Versus-Host Disease in a Compassionate Use study." Biol Blood Marrow Transplant.

12. Tian, Y., Y. B. Deng, et al. (2008). "Bone marrow-derived mesenchymal stem cells decrease acute graft-versus-host disease after allogeneic hematopoietic stem cells transplantation." Immunol Invest 37(1): 29-42.

13. Weng, J. Y., X. Du, et al. (2010). "Mesenchymal stem cell as salvage treatment for refractory chronic GVHD." Bone Marrow Transplant 45(12): 1732-1740.

14. Yanez, R., M. L. Lamana, et al. (2006). "Adipose tissue-derived mesenchymal stem cells have in vivo immunosuppressive properties applicable for the control of the graft-versus-host disease." Stem Cells 24(11): 2582-2591.

15. Zhou, H., M. Guo, et al. (2010). "Efficacy of bone marrow-derived mesenchymal stem cells in the treatment of sclerodermatous chronic graft-versus-host disease: clinical report." Biol Blood Marrow Transplant 16(3): 403-412.

다발성 경화증

1. Bai, L., D. P. Lennon, et al. (2009). "Human bone marrow-derived mesenchymal stem cells induce Th2-polarized immune response and promote endogenous repair in animal models of multiple sclerosis." Glia 57(11): 1192-1203.

2. Chandran, S., D. Hunt, et al. (2008). "Myelin repair: the role of stem and precursor cells in multiple sclerosis." Philos Trans R Soc Lond B Biol Sci 363(1489): 171-183.

3. Constantin, G., S. Marconi, et al. (2009). "Adipose-derived mesenchymal stem cells ameliorate chronic experimental autoimmune encephalomyelitis." Stem Cells 27(10): 2624-2635.

4. Cristofanilli, M., V. K. Harris, et al. (2011). "Mesenchymal stem cells enhance the engraftment and myelinating ability of allogeneic oligodendrocyte progenitors in dysmyelinated mice." Stem Cells Dev.

5. Freedman, M. S., A. Bar-Or, et al. (2010). "The therapeutic potential of mesenchymal stem cell transplantation as a treatment for multiple sclerosis: consensus report of the International MSCT Study Group." Mult Scler 16(4): 503-510.

6. Gerdoni, E., B. Gallo, et al. (2007). "Mesenchymal stem cells effectively modulate pathogenic immune response in experimental autoimmune encephalomyelitis." Ann Neurol 61(3): 219-227.

7. Karussis, D., C. Karageorgiou, et al. (2010). "Safety and immunological effects of mesenchymal stem cell transplantation in patients with multiple sclerosis and amyotrophic lateral sclerosis." Arch Neurol 67(10): 1187-1194.

8. Kassis, I., N. Grigoriadis, et al. (2008). "Neuroprotection and immunomodulation with mesenchymal stem cells in chronic experimental autoimmune encephalomyelitis." Arch Neurol 65(6): 753-761.

9. Lanza, C., S. Morando, et al. (2009). "Neuroprotective mesenchymal stem cells are endowed with a potent antioxidant effect in vivo." J Neurochem 110(5): 1674-1684.

10. Liang, J., H. Zhang, et al. (2009). "Allogeneic mesenchymal stem cells transplantation in treatment of multiple sclerosis." Mult Scler 15(5): 644-

646.

11. Mohyeddin Bonab, M., S. Yazdanbakhsh, et al. (2007). "Does mesenchymal stem cell therapy help multiple sclerosis patients? Report of a pilot study." Iran J Immunol 4(1): 50-57.

12. Riordan, N. H., T. E. Ichim, et al. (2009). "Non-expanded adipose stromal vascular fraction cell therapy for multiple sclerosis." J Transl Med 7: 29.

13. Siatskas, C., N. L. Payne, et al. (2010). "A consensus statement addressing mesenchymal stem cell transplantation for multiple sclerosis: it's time!" Stem Cell Rev 6(4): 500-506.

14. Witherick, J., A. Wilkins, et al. (2010). "Mechanisms of oxidative damage in multiple sclerosis and a cell therapy approach to treatment." Autoimmune Dis 2011: 164608.

15. Zappia, E., S. Casazza, et al. (2005). "Mesenchymal stem cells ameliorate experimental autoimmune encephalomyelitis inducing T-cell anergy." Blood 106(5): 1755-1761.

크론씨병

1. Garcia-Bosch, O., E. Ricart, et al. (2010). "Review article: stem cell therapies for inflammatory bowel disease - efficacy and safety." Aliment Pharmacol Ther 32(8): 939-952.

2. Garcia-Olmo, D., D. Herreros, et al. (2009). "Treatment of enterocutaneous fistula in Crohn's Disease with adipose-derived stem cells: a comparison of protocols with and without cell expansion." Int J Colorectal Dis 24(1): 27-30.

3. Garcia-Olmo, D., D. Herreros, et al. (2010). "Adipose-derived stem cells in Crohn's rectovaginal fistula." Case Report Med 2010: 961758.

4. Garcia-Olmo, D., M. Garcia-Arranz, et al. (2003). "Autologous stem cell transplantation for treatment of rectovaginal fistula in perianal Crohn's

disease: a new cell-based therapy." Int J Colorectal Dis 18(5): 451-454.

5. Garcia-Olmo, D., M. Garcia-Arranz, et al. (2005). "A phase I clinical trial of the treatment of Crohn's fistula by adipose mesenchymal stem cell transplantation." Dis Colon Rectum 48(7): 1416-1423.

자가면역성 갑상선염

1. Choi, E. W., I. S. Shin, et al. (2011). "Transplantation of CTLA4Ig gene-transduced adipose tissue-derived mesenchymal stem cells reduces inflammatory immune response and improves Th1/Th2 balance in experimental autoimmune thyroiditis." J Gene Med 13(1): 3-16.

베체트병

1. Ahn, J. K., H. S. Cha, et al. (2008). "Behcet's disease associated with bone marrow failure in Korean patients: clinical characteristics and the association of intestinal ulceration and trisomy 8." Rheumatology (Oxford) 47(8): 1228-1230.

2. Lim, S. H., M. Hulsey, et al. (2009). "Resolution of Behcet's disease after non-myeloablative allogeneic stem cell transplant for acute myeloid leukaemia." Rheumatology (Oxford) 48(1): 88-89.

3. Marmont, A. M., F. Gualandi, et al. (2006). "Allogeneic bone marrow transplantation (BMT) for refractory Behcet's disease with severe CNS involvement." Bone Marrow Transplant 37(11): 1061-1063.

4. Maurer, B., M. Hensel, et al. (2006). "Autologous haematopoietic stem cell transplantation for Behcet's disease with pulmonary involvement: analysis after 5 years of follow up." Ann Rheum Dis 65(1): 127-129.

5. Nonami, A., K. Takenaka, et al. (2007). "Successful treatment of myelodysplastic syndrome (MDS)-related intestinal Behcet's disease by up-front cord blood transplantation." Intern Med 46(20): 1753-1756.

6. Rossi, G., A. Moretta, et al. (2004). "Autologous hematopoietic stem cell

transplantation for severe/refractory intestinal Behcet disease." Blood 103(2): 748-750.

7. Siva, A., A. Altintas, et al. (2004). "Behcet's syndrome and the nervous system." Curr Opin Neurol 17(3): 347-357.

8. Statkute, L., Y. Oyama, et al. (2008). "Autologous non-myeloablative haematopoietic stem cell transplantation for refractory systemic vasculitis." Ann Rheum Dis 67(7): 991-997.

9. Tada, Y., S. Koarada, et al. (2006). "The association of Behcet's disease with myelodysplastic syndrome in Japan: a review of the literature." Clin Exp Rheumatol 24(5 Suppl 42): S115-119.

10. Tomonari, A., A. Tojo, et al. (2004). "Resolution of Behcet's disease after HLA-mismatched unrelated cord blood transplantation for myelodysplastic syndrome." Ann Hematol 83(7): 464-466.

11. Yamashita, N., H. Kaneoka, et al. (1997). "Role of gammadelta T lymphocytes in the development of Behcet's disease." Clin Exp Immunol 107(2): 241-247.

12. Yamato, K. (2003). "Successful cord blood stem cell transplantation for myelodysplastic syndrome with Behcet disease." Int J Hematol 77(1): 82-85.

피부재생과 줄기세포

주름

1. Kim, W. S., B. S. Park, et al. (2009). "Antiwrinkle effect of adipose-derived stem cell: activation of dermal fibroblast by secretory factors." J Dermatol Sci 53(2): 96-102.

2. Lozito, T. P. and R. S. Tuan (2011). "Mesenchymal stem cells inhibit both endogenous and exogenous MMPs via secreted TIMPs." J Cell Physiol

226(2): 385-396.

3. Orciani, M., S. Gorbi, et al. (2010). "Oxidative stress defense in human-skin-derived mesenchymal stem cells versus human keratinocytes: Different mechanisms of protection and cell selection." Free Radic Biol Med 49(5): 830-838.

4. Song, S. Y., H. M. Chung, et al. (2010). "The pivotal role of VEGF in adipose-derived-stem-cell-mediated regeneration." Expert Opin Biol Ther 10(11): 1529-1537.

5. Song, S. Y., J. E. Jung, et al. (2010). "Determination of adipose-derived stem cell application on photo-aged fibroblasts, based on paracrine function." Cytotherapy.

화상 및 상처 치유

1. Alexeev, V., J. Uitto, et al. (2011). "Geneexpression signatures of mouse bone marrow-derived mesenchymal stem cells in the cutaneous environment and therapeutic implications for blistering skin disorder." Cytotherapy 13(1): 30-45.

2. Byun H. J., S. H. Lee, et al. (2008). "The Effects of Adipose Tissue-Derived Mesenchymal Stem Cells on the Formation ofEpidermis and Basement Membrane in Artificial Skin Models." Korean J Dermatol. 46(9):1186-1193.

3. Conget, P., F. Rodriguez, et al. (2010). "Replenishment of type VII collagen and re-epithelialization of chronically ulcerated skin after intradermal administration of allogeneic mesenchymal stromal cells in two patients with recessive dystrophic epidermolysis bullosa." Cytotherapy 12(3): 429-431.

4. Falanga, V., S. Iwamoto, et al. (2007). "Autologous bone marrow-derived cultured mesenchymal stem cells delivered in a fibrin spray accelerate healing in murine and human cutaneous wounds." Tissue Eng 13(6):

1299-1312.

5. Hong, S. J., D. O. Traktuev, et al. (2010). "Therapeutic potential of adipose-derived stem cells in vascular growth and tissue repair." Curr Opin Organ Transplant 15(1): 86-91.

6. Kim, W. S., B. S. Park, et al. (2007). "Wound healing effect of adipose-derived stem cells: a critical role of secretory factors on human dermal fibroblasts." J Dermatol Sci 48(1): 15-24.

7. Liu, P., Z. Deng, et al. (2008). "Tissue-engineered skin containing mesenchymal stem cells improves burn wounds." Artif Organs 32(12): 925-931.

8. Luo, G., W. Cheng, et al. (2010). "Promotion of cutaneous wound healing by local application of mesenchymal stem cells derived from human umbilical cord blood." Wound Repair Regen 18(5): 506-513.

9. Nakagawa, H., S. Akita, et al. (2005). "Human mesenchymal stem cells successfully improve skin-substitute wound healing." Br J Dermatol 153(1): 29-36.

10. Neuss, S.,E. Becher, et al. (2004). "Functional expression of HGF and HGF receptor/c-met in adult human mesenchymal stem cells suggests a role in cell mobilization, tissue repair, and wound healing." Stem Cells 22(3): 405-414.

11. Nie, C., D. Yang, et al. (2010). "Locally Administered Adipose-derived Stem Cells Accelerate Wound Healing through Differentiation and Vasculogenesis." Cell Transplant.

12. Schneider, R. K., J. Anraths, et al. (2010). "The role of biomaterials in the direction of mesenchymal stem cell properties and extracellular matrix remodelling in dermal tissue engineering." Biomaterials 31(31): 7948-7959.

13. Tark, K. C., J. W. Hong, et al. (2010). "Effects of human cord blood mesenchymal stem cells on cutaneous wound healing in leprdb mice."

Ann Plast Surg 65(6): 565-572.

14. Trottier, V., G. Marceau-Fortier, et al. (2008). "IFATS collection: Using human adipose-derived stem/stromal cells for the production of new skin substitutes." Stem Cells 26(10): 2713-2723.

15. Uysal, C. A., R. Ogawa, et al. (2010). "Effect of mesenchymal stem cells on skin graft to flap prefabrication: an experimental study." Ann Plast Surg 65(2): 237-244.

16. Walter, M. N., K. T. Wright, et al. (2010). "Mesenchymal stem cell-conditioned medium accelerates skin wound healing: an in vitro study of fibroblast and keratinocyte scratch assays." Exp Cell Res 316(7): 1271-1281.

17. Watson, S. L., H. Marcal, et al. (2010). "The effect of mesenchymal stem cell conditioned media on corneal stromal fibroblast wound healing activities." Br J Ophthalmol 94(8): 1067-1073.

18. Wu, Y., R. C. Zhao, et al. (2010). "Concise review: bone marrow-derived stem/progenitor cells in cutaneous repair and regeneration." Stem Cells 28(5): 905-915.

19. Ye, J., K. Yao, et al. (2006). "Mesenchymal stem cell transplantation in a rabbit corneal alkali burn model: engraftment and involvement in wound healing." Eye (Lond) 20(4): 482-490.

20. Zhu, M., Z. Zhou, et al. (2010). "Supplementation of fat grafts with adipose-derived regenerative cells improves long-term graft retention." Ann Plast Surg 64(2): 222-228.

21. Zhuo, S., J. Chen, et al. (2010). "Monitoring dermal wound healing after mesenchymal stem cell transplantation using nonlinear optical microscopy." Tissue Eng Part C Methods 16(5): 1107-1110.

미백

1. Kim, W. S., S. H. Park, et al. (2008). "Whitening effect of adipose-derived

stem cells: a critical role of TGF-beta 1." Biol Pharm Bull 31(4): 606-610.

지방이식시 생착 증진

1. Matsumoto, D., K. Sato, et al. (2006). "Cell-assisted lipotransfer: supportive use of human adipose-derived cells for soft tissue augmentation with lipoinjection." Tissue Eng 12(12): 3375-3382.

2. Yoshimura, K., K. Sato, et al. (2008). "Cell-assisted lipotransfer for cosmetic breast augmentation: supportive use of adipose-derived stem/ stromal cells." Aesthetic Plast Surg 32(1): 48-55; discussion 56-47.

3. Yoshimura, K., K. Sato, et al. (2008). "Cell-assisted lipotransfer for facial lipoatrophy: efficacy of clinical use of adipose-derived stem cells." Dermatol Surg 34(9): 1178-1185.

간질환과 줄기세포

1. Aleem Khan, A., N. Parveen, et al. (2006). "Journey from hepatocyte transplantation to hepatic stem cells: a novel treatment strategy for liver diseases." Indian J Med Res 123(5): 601-614.

2. Allen, K. J., D. M. Cheah, et al. (2004). "The potential of bone marrow stem cells to correct liver dysfunction in a mouse model of Wilson's disease." Cell Transplant 13(7-8): 765-773.

3. Banas, A., T. Teratani, et al. (2008). "IFATS collection: in vivo therapeutic potential of human adipose tissue mesenchymal stem cells after transplantation into mice with liver injury." Stem Cells 26(10): 2705-2712.

4. Banas, A., T. Teratani, et al. (2008). "IFATS collection: in vivo therapeutic potential of human adipose tissue mesenchymal stem cells after

transplantation into mice with liver injury." Stem Cells 26(10): 2705-2712.

5. Furst, G., J. Schulte am Esch, et al. (2007). "Portal vein embolization and autologous CD133+ bone marrow stem cells for liver regeneration: initial experience." Radiology 243(1): 171-179.

6. Gangadharan, B., E. T. Parker, et al. (2006). "High-level expression of porcine factor VIII from genetically modified bone marrow-derived stem cells." Blood 107(10): 3859-3864.

7. Gasbarrini, A., G. L. Rapaccini, et al. (2007). "Rescue therapy by portal infusion of autologous stem cells in a case of drug-induced hepatitis." Dig Liver Dis 39(9): 878-882.

8. Kharaziha, P., P. M. Hellstrom, et al. (2009). "Improvement of liver function in liver cirrhosis patients after autologous mesenchymal stem cell injection: a phase I-II clinical trial." Eur J Gastroenterol Hepatol 21(10): 1199-1205.

9. Kuo, T. K., S. P. Hung, et al. (2008). "Stem cell therapy for liver disease: parameters governing the success of using bone marrow mesenchymal stem cells." Gastroenterology 134(7): 2111-2121, 2121 e2111-2113.

10. Lorenzini, S., S. Gitto, et al. (2008). "Stem cells for end stage liver disease: how far have we got?" World J Gastroenterol 14(29): 4593-4599.

11. Mohamadnejad, M., K. Alimoghaddam, et al. (2007). "Phase 1 trial of autologous bone marrow mesenchymal stem cell transplantation in patients with decompensated liver cirrhosis." Arch Iran Med 10(4): 459-466.

12. Okura, H., A. Saga, et al. (2011). "Transplantation of human adipose tissue-derived multilineage progenitor cells reduces serum cholesterol in hyperlipidemic watanabe rabbits." Tissue Eng Part C Methods 17(2): 145-154.

13. Okura, H., H. Komoda, et al. (2010). "Properties of hepatocyte-like cell clusters from human adipose tissue-derived mesenchymal stem cells." Tissue Eng Part C Methods 16(4): 761-770.

14. Popp, F. C., P. Renner, et al. (2009). "Mesenchymal stem cells as immunomodulators after liver transplantation." Liver Transpl 15(10): 1192-1198.

15. Salama, H., A. R. Zekri, et al. (2010). "Autologous CD34+ and CD133+ stem cells transplantation in patients with end stage liver disease." World J Gastroenterol 16(42): 5297-5305.

16. Sato, Y., H. Araki, et al. (2005). "Human mesenchymal stem cells xenografted directly to rat liver are differentiated into human hepatocytes without fusion." Blood 106(2): 756-763.

17. Stieger, B., R. Peters, et al. (2006). "Hepatocyte transplantation: potential of hepatocyte progenitor cells and bone marrow derived stem cells." Swiss Med Wkly 136(35-36): 552-556.

18. van Poll, D., B. Parekkadan, et al. (2008). "Mesenchymal stem cell-derived molecules directly modulate hepatocellular death and regeneration in vitro and in vivo." Hepatology 47(5): 1634-1643.

19. Wan, C. D., R. Cheng, et al. (2008). "Immunomodulatory effects of mesenchymal stem cells derived from adipose tissues in a rat orthotopic liver transplantation model." Hepatobiliary Pancreat Dis Int 7(1): 29-33.

20. Wang, M., H. Pei, et al. (2010). "Hepatogenesis of adipose-derived stem cells on poly-lactide-co-glycolide scaffolds: in vitro and in vivo studies." Tissue Eng Part C Methods 16(5): 1041-1050.

21. Yadav, N., S. Kanjirakkuzhiyil, et al. (2009). "The therapeuticeffect of bone marrow-derived liver cells in the phenotypic correction of murine hemophilia A." Blood 114(20): 4552-4561.

22. Zhao, D. C., J. X. Lei, et al. (2005). "Bone marrow-derived mesenchymal

stem cells protect against experimental liver fibrosis in rats." World J Gastroenterol 11(22): 3431-3440.

골격계 질환과 줄기세포

퇴행성 관절염(연골재생)

1. Ge, Z., Y. Hu, et al. (2006). "Osteoarthritis and therapy." Arthritis Rheum 55(3): 493-500.

2. Hollander, A. P., S. C. Dickinson, et al. (2006). "Maturation of tissue engineered cartilage implanted in injured and osteoarthritic human knees." Tissue Eng 12(7): 1787-1798.

3. Jaing, T. H., S. H. Hsia, et al. (2008). "Successful unrelated cord blood transplantation in a girl with malignant infantile osteopetrosis." Chin Med J (Engl) 121(13): 1245-1246.

4. Jorgensen, C., D. Noel, et al. (2001). "Stem cells for repair of cartilage and bone: the next challenge in osteoarthritis and rheumatoid arthritis." Ann Rheum Dis 60(4): 305-309.

5. Kafienah, W., S. Mistry, et al. (2007). "Three-dimensional cartilage tissue engineering using adult stem cells from osteoarthritis patients." Arthritis Rheum 56(1): 177-187.

6. Lee, K. B., J. H. Hui, et al. (2007). "Injectable mesenchymal stem cell therapy for large cartilage defects--a porcine model." Stem Cells 25(11): 2964-2971.

7. Mahmoudifar, N. and P. M. Doran (2010). "Extent of cell differentiation and capacity for cartilage synthesis in human adult adipose-derived stem cells: comparison with fetal chondrocytes." Biotechnol Bioeng 107(2): 393-401.

8. Murphy, J. M., D. J. Fink, et al. (2003). "Stem cell therapy in a caprine

model of osteoarthritis." Arthritis Rheum 48(12): 3464-3474.

9. Murphy, J. M., D. J. Fink, et al. (2003). "Stem cell therapy in a caprine model of osteoarthritis." Arthritis Rheum 48(12): 3464-3474.

10. Natesan, S., D. G. Baer, et al. (2010). "Adipose-derived stem cell delivery into collagen gels using chitosan microspheres." Tissue Eng Part A 16(4): 1369-1384.

11. Sekiya, I., J. T. Vuoristo, et al. (2002). "In vitro cartilage formation by human adult stem cells from bone marrow stroma defines the sequence of cellular and molecular events during chondrogenesis." Proc Natl Acad Sci U S A 99(7): 4397-4402.

12. Wakitani, S., T. Okabe, et al. (2010). "Safety of autologous bone marrow-derived mesenchymal stem cell transplantation for cartilage repair in 41 patients with 45 joints followed for up to 11 years and 5 months." J Tissue Eng Regen Med.

13. Winter, A., S. Breit, et al. (2003). "Cartilage-like gene expression in differentiated human stem cell spheroids: a comparison of bone marrow-derived and adipose tissue-derived stromal cells." Arthritis Rheum 48(2): 418-429.

뼈 형성

1. Chung, H. J., J. S. Jung, et al. (2010). "Fabrication of Adipose-Derived Mesenchymal Stem Cell Aggregates using Biodegradable Porous Microspheres for Injectable Adipose Tissue Regeneration." J Biomater Sci Polym Ed.

2. Cowan, C. M., Y. Y. Shi, et al. (2004). "Adipose-derived adult stromal cells heal critical-size mouse calvarial defects." Nat Biotechnol 22(5): 560-567.

3. Di Bella, C., P. Farlie, et al. (2008). "Bone regeneration in a rabbit critical-sized skull defect using autologous adipose-derived cells."

Tissue Eng Part A 14(4): 483-490.

4. Dragoo, J. L., G. Carlson, et al. (2007). "Healing full-thickness cartilage defects using adipose-derived stem cells." Tissue Eng 13(7): 1615-1621.

5. Fickert, S., U. Schroter-Bobsin, et al. (2010). "Human mesenchymal stem cell proliferation and osteogenic differentiation during long-term ex vivo cultivation is not age dependent." J Bone Miner Metab.

6. Hattori, H., K. Masuoka, et al. (2006). "Bone formation using human adipose tissue-derived stromal cells and a biodegradable scaffold." J Biomed Mater Res B Appl Biomater 76(1): 230-239.

7. Jeon, O., J. W. Rhie, et al. (2008). "In vivo bone formation following transplantation of human adipose-derived stromal cells that are not differentiated osteogenically." Tissue Eng Part A 14(8): 1285-1294.

8. Lee, K., H. Kim, et al. (2010). "Systemic transplantation of human adipose-derived stem cells stimulates bone repair by promoting osteoblast and osteoclast function." J Cell Mol Med.

9. Lendeckel, S., A. Jodicke, et al. (2004). "Autologous stem cells (adipose) and fibrin glue used to treat widespread traumatic calvarial defects: case report." J Craniomaxillofac Surg 32(6): 370-373.

10. Levi, B. and M. T. Longaker (2011). "Adipose Derived Stromal Cells for Skeletal Regenerative Medicine." Stem Cells.

11. Oh, C. H., S. J. Hong, et al. (2010). "Development of robotic dispensed bioactive scaffolds and human adipose-derived stem cell culturing for bone tissue engineering." Tissue Eng Part C Methods 16(4): 561-571.

12. Pieri, F., E. Lucarelli, et al. (2010). "Dose-dependent effect of adipose-derived adult stem cells on vertical bone regeneration in rabbit calvarium." Biomaterials 31(13): 3527-3535.

13. Rada, T., T. C. Santos, et al. (2011). "Osteogenic differentiation of two distinct subpopulations of human adipose-derived stem cells: an in vitro and in vivo study." J Tissue Eng Regen Med.

14. Rhee, S. C., Y. H. Ji, et al. (2011). "In vivo evaluation of mixtures of uncultured freshly isolated adipose-derived stem cells and demineralized bone matrix for bone regeneration in a rat critically sized calvarial defect model." Stem Cells Dev 20(2): 233-242.

15. Shoji, T., M. Ii, et al. (2010). "Local transplantation of human multipotent adipose-derived stem cells accelerates fracture healing via enhanced osteogenesis and angiogenesis." Lab Invest 90(4): 637-649.

16. Wang, Y., L. Zhao, et al. (2010). "Support of human adipose-derived mesenchymal stem cell multipotency by a poloxamer-octapeptide hybrid hydrogel." Biomaterials 31(19): 5122-5130.

대퇴골두 무혈성 괴사증

1. Xu, M. and D. Peng (2011). "Mesenchymal stem cells cultured on tantalum used in early-stage avascular necrosis of the femoral head." Med Hypotheses 76(2): 199-200.

인대 손상

1. Nourissat, G., A. Diop, et al. (2010). "Mesenchymal stem cell therapy regenerates the native bone-tendon junction after surgical repair in a degenerative rat model." PLoS One 5(8): e12248.

2. Nourissat, G., A. Diop, et al. (2010). "Mesenchymal stem cell therapy regenerates the native bone-tendon junction after surgical repair in a degenerative rat model." PLoS One 5(8): e12248.

디스크

1. Ganey, T., W. C. Hutton, et al. (2009). "Intervertebral disc repair using adipose tissue-derived stem and regenerative cells: experiments in a canine model." Spine (Phila Pa 1976) 34(21): 2297-2304.

2. Jeong, J. H., J. H. Lee, et al. (2010). "Regeneration of intervertebral discs

in a rat disc degeneration model by implantedadipose-tissue-derived stromal cells." Acta Neurochir (Wien) 152(10): 1771-1777.

3. Richardson, S. M., J. A. Hoyland, et al. (2010). "Mesenchymal stem cells in regenerative medicine: opportunities and challenges for articular cartilage and intervertebral disc tissue engineering." J Cell Physiol 222(1): 23-32.

4. Yoshikawa, T., Y. Ueda, et al. (2010). "Disc regeneration therapy using marrow mesenchymal cell transplantation: a report of two case studies." Spine (Phila Pa 1976) 35(11): E475-480.

골격근육의 이상(근이영양증)

1. Davies, K. E. and M. D. Grounds (2006). "Treating muscular dystrophy with stem cells?" Cell 127(7): 1304-1306.

2. Di Rocco, G., M. G. Iachininoto, et al. (2006). "Myogenic potential of adipose-tissue-derived cells." J Cell Sci 119(Pt 14): 2945-2952.

3. Rodriguez, A. M., D. Pisani, et al. (2005). "Transplantation of a multipotent cell population from human adipose tissue induces dystrophin expression in the immunocompetent mdx mouse." J Exp Med 201(9): 1397-1405.

4. Shabbir, A., D. Zisa, et al. (2009). "Muscular dystrophy therapy by nonautologous mesenchymal stem cells: muscle regeneration without immunosuppression and inflammation." Transplantation 87(9): 1275-1282.

5. Torrente, Y., G. Camirand, et al. (2003). "Identification of a putative pathway for the muscle homing of stem cells in a muscular dystrophy model." J Cell Biol 162(3): 511-520.

6. Vieira, N. M., C. R. Bueno, Jr., et al. (2008). "SJL dystrophic mice express a significant amount of human muscle proteins following systemic delivery of human adipose-derived stromal cells without

immunosuppression." Stem Cells 26(9): 2391-2398.

폐질환과 줄기세포

1. Alvarez, P. D., M. Garcia-Arranz, et al. (2008). "A new bronchoscopic treatment of tracheomediastinal fistula using autologous adipose-derived stem cells." Thorax 63(4): 374-376.

2. Bitencourt, C. S., P. A. Pereira, et al. (2011). "Hyaluronidase recruits mesenchymal-like cells to the lung and ameliorates fibrosis." Fibrogenesis Tissue Repair 4(1): 3.

3. Bonfield, T. L., M. T. Nolan Koloze, et al. (2010). "Defining human mesenchymal stem cell efficacy in vivo." J Inflamm (Lond) 7: 51.

4. Chistiakov, D. A. (2010). "Endogenous and exogenous stem cells: a role in lung repair and use in airway tissue engineering and transplantation." J Biomed Sci 17: 92.

5. Giangreco, A., E. N. Arwert, et al. (2009). "Stem cells are dispensable for lung homeostasis but restore airways after injury." Proc Natl Acad Sci U S A 106(23): 9286-9291.

6. Gupta, N., X. Su, et al. (2007). "Intrapulmonary delivery of bone marrow-derived mesenchymal stem cells improves survival and attenuates endotoxin-induced acute lung injury in mice." J Immunol 179(3): 1855-1863.

7. Jang, H. J., K. S. Cho, et al. (2010). "Adipose tissue-derived stem cells for cell therapy of airway allergic diseases in mouse." Acta Histochem.

8. Lee, J. W., X.Fang, et al. (2009). "Allogeneic human mesenchymal stem cells for treatment of E. coli endotoxin-induced acute lung injury in the ex vivo perfused human lung." Proc Natl Acad Sci U S A 106(38): 16357-16362.

9. Loebinger, M. R. and S. M. Janes (2007). "Stem cells for lung disease." Chest 132(1): 279-285.

10. Martin, U. (2008). "Methods for studying stem cells: adult stem cells for lung repair." Methods 45(2): 121-132.

11. Matthay, M. A., B. T. Thompson, et al. (2010). "Therapeutic potential of mesenchymal stem cells for severe acute lung injury." Chest 138(4): 965-972.

12. Neuringer, I. P. and S. H. Randell (2004). "Stem cells and repair of lung injuries." Respir Res 5: 6.

13. Ortiz, L. A., F. Gambelli, et al. (2003). "Mesenchymal stem cell engraftment in lung is enhanced in response to bleomycin exposure and ameliorates its fibrotic effects." Proc Natl Acad Sci U S A 100(14): 8407-8411.

14. Rock, J. R., S. H. Randell, et al. (2010). "Airway basal stem cells: a perspective on their roles in epithelial homeostasis and remodeling." Dis Model Mech 3(9-10): 545-556.

15. Rojas, M., J. Xu, et al. (2005). "Bone marrow-derived mesenchymal stem cells in repair of the injured lung." Am J Respir Cell Mol Biol 33(2): 145-152.

16. Roomans, G. M. (2010). "Tissue engineering and the use of stem/ progenitor cells for airway epithelium repair." Eur Cell Mater 19: 284-299.

17. Schweitzer, K. S., B. H. Johnstone, et al. (2011). "Adipose stem cell treatment in mice attenuates lung and systemic injury induced by cigarette smoking." Am J Respir Crit Care Med 183(2): 215-225.

18. Serikov, V. B., B. Popov, et al. (2007). "Evidence of temporary airway epithelial repopulation and rare clonal formation by BM-derived cells following naphthalene injury in mice." Anat Rec (Hoboken) 290(9): 1033-1045.

19. Shigemura, N., M. Okumura, et al. (2006). "Autologous transplantation of adipose tissue-derived stromal cells ameliorates pulmonary emphysema." Am J Transplant 6(11): 2592-2600.

20. Siniscalco, D., N. Sullo, et al. (2008). "Stem cell therapy: the great promise in lung disease." Ther Adv Respir Dis 2(3): 173-177.

21. van Haaften, T., R. Byrne, et al. (2009). "Airway delivery of mesenchymal stem cells prevents arrested alveolar growth in neonatal lung injury in rats." Am J Respir Crit Care Med 180(11): 1131-1142.

22. Warburton, D., L. Perin, et al. (2008). "Stem/progenitor cells in lung development, injury repair, and regeneration." Proc Am Thorac Soc 5(6): 703-706.

23. Yamada, M., H. Kubo, et al. (2004). "Bone marrow-derived progenitor cells are important for lung repair after lipopolysaccharide-induced lung injury." J Immunol 172(2): 1266-1272.

당뇨병과 성체줄기세포

1. Han, S. K., H. R. Kim, et al. (2010). "The treatment of diabetic foot ulcers with uncultured, processed lipoaspirate cells: a pilot study." Wound Repair Regen 18(4): 342-348.

2. Lin, G., G. Wang, et al. (2009). "Treatment of type 1 diabetes with adipose tissue-derived stem cells expressing pancreatic duodenal homeobox 1." Stem Cells Dev 18(10): 1399-1406.

3. Shibata, T., K. Naruse, et al. (2008). "Transplantation of bone marrow-derived mesenchymal stem cells improves diabetic polyneuropathy in rats." Diabetes 57(11): 3099-3107.

4. Trivedi, H. L., A. V. Vanikar, et al. (2008). "Human adipose tissue-derived mesenchymal stem cells combined with hematopoietic stem

cell transplantation synthesize insulin." Transplant Proc 40(4): 1135-1139.

5. Volarevic, V., N. Arsenijevic, et al. (2010). "Mesenchymal Stem Cell Treatment of Complications of Diabetes Mellitus." Stem Cells.

6. Volarevic, V., N. Arsenijevic, et al. (2011). "Concise review: mesenchymal stem cell treatment of the complications of diabetes mellitus." Stem Cells 29(1): 5-10.

7. Xu, Y. X., L. Chen, et al. (2008). "Mesenchymal stem cell therapy for diabetes through paracrine mechanisms." Med Hypotheses 71(3): 390-393.

8. Yang, Z., K. Li, et al. (2010). "Amelioration of diabetic retinopathy by engrafted human adipose-derived mesenchymal stem cells in streptozotocin diabetic rats." Graefes Arch Clin Exp Ophthalmol 248(10): 1415-1422.

9. Yang, Z., K. Li, et al. (2010). "Amelioration of diabetic retinopathy by engrafted human adipose-derived mesenchymal stem cells in streptozotocin diabetic rats." Graefes Arch Clin Exp Ophthalmol 248(10): 1415-1422.

10. Dinarvand, P., S. M. Hashemi, et al. (2010). "Effect of transplantation of mesenchymal stem cells induced into early hepatic cells in streptozotocin-induced diabetic mice." Biol Pharm Bull 33(7): 1212-1217.

암과 줄기세포

1. Aquino, J. B., M. F. Bolontrade, et al. (2010). "Mesenchymal stem cells as therapeutic tools and gene carriers in liver fibrosis and hepatocellular carcinoma." Gene Ther 17(6): 692-708.

2. Cavarretta, I. T., V. Altanerova, et al. (2010). "Adipose tissue-derived mesenchymal stem cells expressing prodrug-converting enzyme inhibit human prostate tumor growth." Mol Ther 18(1): 223-231.

3. Cousin, B., E. Ravet, et al. (2009). "Adult stromal cells derived from human adipose tissue provoke pancreatic cancer cell death both in vitro and in vivo." PLoS One 4(7): e6278.

4. Dwyer, R. M., S. Khan, et al. (2010). "Advances in mesenchymal stem cell-mediated gene therapy for cancer." Stem Cell Res Ther 1(3): 25.

5. El-Haibi, C. P. and A. E. Karnoub (2010). "Mesenchymal stem cells in the pathogenesis and therapy of breast cancer." J Mammary Gland Biol Neoplasia 15(4): 399-409.

6. Gao, Y., A. Yao, et al. (2010). "Human mesenchymal stem cells overexpressing pigment epithelium-derived factor inhibit hepatocellular carcinoma in nude mice." Oncogene 29(19): 2784-2794.

7. Grisendi, G., R. Bussolari, et al. (2010). "Adipose-derived mesenchymal stem cells as stable source of tumor necrosis factor-related apoptosis-inducing ligand delivery for cancer therapy." Cancer Res 70(9): 3718-3729.

8. Herr, I., A. Groth, et al. (2007). "Adult stem cells in progression and therapy of hepatocellular carcinoma." Int J Cancer 121(9): 1875-1882.

9. Khakoo, A. Y., S. Pati, et al. (2006). "Human mesenchymal stem cells exert potent antitumorigenic effects in a model of Kaposi's sarcoma." J Exp Med 203(5): 1235-1247.

10. Kleintjes, W. G. (2010). "Treatment of basal cell carcinoma with autogenous growth factors and adipose-derived stem cells." Plast Reconstr Surg 126(6): 312e-313e.

11. Kucerova, L., V. Altanerova, et al. (2007). "Adipose tissue-derived human mesenchymal stem cells mediated prodrug cancer gene therapy." Cancer Res 67(13): 6304-6313.

12. Placencio, V. R., X. Li, et al. (2010). "Bone marrow derived mesenchymal stem cells incorporate into the prostate during regrowth." PLoS One 5(9): e12920.

13. Qiao, L., Z. Xu, et al. (2008). "Suppression of tumorigenesis by human mesenchymal stem cells in a hepatoma model." Cell Res 18(4): 500-507.

14. Rejto, L., A. Schlammadinger, et al. (2010). "Treatment of mantle cell lymphoma with autologous stem-cell transplantation in a patient with severe congenital haemophilia-A and chronic (B and C virus) hepatitis." Haemophilia 16(4): 706-707.

15. Rosland, G. V., A. Svendsen, et al. (2009). "Long-term cultures of bone marrow-derived human mesenchymal stem cells frequently undergo spontaneous malignant transformation." Cancer Res 69(13): 5331-5339.

16. Studeny, M., F. C. Marini, et al. (2004). "Mesenchymal stem cells: potential precursors for tumor stroma and targeted-delivery vehicles for anticancer agents." J Natl Cancer Inst 96(21): 1593-1603.

기타

안과질환

1. Arnalich-Montiel, F., S. Pastor, et al. (2008). "Adipose-derived stem cells are a source for cell therapy of the corneal stroma." Stem Cells 26(2): 570-579.

2. Dahlmann-Noor, A., S. Vijay, et al. (2010). "Current approaches and future prospects for stem cell rescue and regeneration of the retina and optic nerve." Can J Ophthalmol 45(4): 333-341.

3. Du, Y., E. C. Carlson, et al. (2009). "Stem cell therapy restores transparency to defective murine corneas." Stem Cells 27(7): 1635-1642.

4. Espinosa-Heidmann, D. G., A. Caicedo, et al. (2003). "Bone marrow-

derived progenitor cells contribute to experimental choroidal neovascularization." Invest Ophthalmol Vis Sci 44(11): 4914-4919.

5. Gu, S., C. Xing, et al. (2009). "Differentiation of rabbit bone marrow mesenchymal stem cells into corneal epithelial cells in vivo and ex vivo." Mol Vis 15: 99-107.

6. Huang, Y., V. Enzmann, et al. (2010). "Stem Cell-Based Therapeutic Applications in Retinal Degenerative Diseases." Stem Cell Rev.

7. Jiang, T. S., L. Cai, et al. (2010). "Reconstruction of the corneal epithelium with induced marrow mesenchymal stem cells in rats." Mol Vis 16: 1304-1316.

8. Johnson, T. V., N. D. Bull, et al. (2010). "Identification of barriers to retinal engraftment of transplanted stem cells." Invest Ophthalmol Vis Sci 51(2): 960-970.

9. Johnson, T. V., N. D. Bull, et al. (2010). "Neuroprotective effects of intravitreal mesenchymal stem cell transplantation in experimental glaucoma." Invest Ophthalmol Vis Sci 51(4): 2051-2059.

10. Nakamura, T., F. Ishikawa, et al. (2005). "Characterization and distribution of bone marrow-derived cells in mouse cornea." Invest Ophthalmol Vis Sci 46(2): 497-503.

11. Wang, S., B. Lu, et al. (2010). "Non-invasive stem cell therapy in a rat model for retinal degeneration and vascular pathology." PLoS One 5(2): e9200.

12. Yang, X., N. I. Moldovan, et al. (2008). "Reconstruction of damaged cornea by autologous transplantation of epidermal adult stem cells." Mol Vis 14: 1064-1070.

모발관련

1. Park, B. S., W. S. Kim, et al. (2010). "Hair growth stimulated by conditioned medium of adipose-derived stem cells is enhanced by

hypoxia: evidence of increased growth factor secretion." Biomed Res 31(1): 27-34.

방사선조사에 의한 손상 회복

1. Abdel-Mageed, A. S., A. J. Senagore, et al. (2009). "Intravenous administration of mesenchymal stem cells genetically modified with extracellular superoxide dismutase improves survival in irradiated mice." Blood 113(5): 1201-1203.

2. Akita, S., K. Akino, et al. (2010). "Mesenchymal stem cell therapy for cutaneous radiation syndrome." Health Phys 98(6): 858-862.

3. Feng, W., Y. Cui, et al. (2010). "Prevention of premature ovarian failure and osteoporosis induced by irradiation using allogeneic ovarian/bone marrow transplantation." Transplantation 89(4): 395-401.

4. Hu, K.X., Q. Y. Sun, et al. (2010). "The radiation protection and therapy effects of mesenchymal stem cells in mice with acute radiation injury." Br J Radiol 83(985): 52-58.

5. Ikebe, T., Y. Miyazaki, et al. (2010). "Successful treatment of refractory enteropathy-associated T-cell lymphoma using high-dose chemotherapy and autologous stem cell transplantation." Intern Med 49(19): 2157-2161.

6. Konoplyannikov, A. G., V. M. Petriev, etal. (2008). "Effects of (60)co whole-body gamma-irradiation in different doses on the distribution of (188)Re-labeled autologous mesenchymal stem cells in wistar rats after intravenous (systemic) transplantation during different periods after exposure." Bull Exp Biol Med 145(4): 520-525.

7. Kudo, K., Y. Liu, et al. (2010). "Transplantation of mesenchymal stem cells to prevent radiation-induced intestinal injury in mice." J Radiat Res (Tokyo) 51(1): 73-79.

8. Kursova, L. V., A. G. Konoplyannikov, et al. (2009). "Possibilities for the

use of autologous mesenchymal stem cells in the therapy of radiation-induced lung injuries." Bull Exp Biol Med 147(4): 542-546.

9. Lange, C., B. Brunswig-Spickenheier, et al. (2011). "Radiation rescue: mesenchymal stromal cells protect from lethal irradiation." PLoS One 6(1): e14486.

10. Li, J., D. L. Kwong, et al. (2007). "The effects of various irradiation doses on the growth and differentiation of marrow-derived human mesenchymal stromal cells." Pediatr Transplant 11(4): 379-387.

11. Mouiseddine, M., S. Francois, et al. (2007). "Human mesenchymal stem cells home specifically to radiation-injured tissues in a non-obese diabetes/severe combined immunodeficiency mouse model." Br J Radiol 80 Spec No 1: S49-55.

12. Semont, A., M. Mouiseddine, et al. (2010). "Mesenchymal stem cells improve small intestinal integrity through regulation of endogenous epithelial cell homeostasis." Cell Death Differ 17(6): 952-961.

13. Sumita, Y., Y. Liu, et al. (2011). "Bone marrow-derived cells rescue salivary gland function in mice with head and neck irradiation." Int J Biochem Cell Biol 43(1): 80-87.

14. Zhang, J., J. F. Gong, et al. (2008). "Effects of transplanted bone marrow mesenchymal stem cells on the irradiated intestine of mice." J Biomed Sci 15(5): 585-594.

청력

1. Kamiya, K., Y. Fujinami, et al. (2007). "Mesenchymal stem cell transplantation accelerates hearing recovery through the repair of injured cochlear fibrocytes." Am J Pathol 171(1): 214-226.

요실금

1. Fu, Q., X. F. Song, et al. (2010). "Myoblasts differentiated from adipose-

derived stem cells to treat stress urinary incontinence." Urology 75(3): 718-723.

2. Lin, G., G. Wang, et al. (2010). "Treatment of stress urinary incontinence with adipose tissue-derived stem cells." Cytotherapy 12(1): 88-95.

3. Mitterberger, M., G. M. Pinggera, et al. (2008). "Adult stem cell therapy of female stress urinary incontinence." Eur Urol 53(1): 169-175.

4. Roche, R., F. Festy, et al. (2010). "Stem cells for stress urinary incontinence: the adipose promise." J Cell Mol Med 14(1-2): 135-142.

5. Strasser, H., R. Marksteiner, et al. (2007). "Transurethral ultrasonography-guided injection of adult autologous stem cells versus transurethral endoscopic injection of collagen in treatment of urinary incontinence." World J Urol 25(4): 385-392

6. Yamamoto, T., M. Gotoh, et al. (2010). "Periurethral injection of autologous adipose-derived stem cells for the treatment of stress urinary incontinence in patients undergoing radical prostatectomy: report of two initial cases." Int J Urol 17(1): 75-82.

7. Zhao, W., C. Zhang, et al. (2010). "Periurethral Injection of Autologous Adipose-Derived Stem Cells with Controlled-Release Nerve Growth Factor for the Treatment of Stress Urinary Incontinence in a Rat Model." Eur Urol.

8. Zhu, W. D., Y. M. Xu, et al. (2010). "Bladder reconstruction with adipose-derived stem cell-seeded bladder acellular matrix grafts improve morphology composition." World J Urol 28(4): 493-498.

발기부전

1. Albersen, M., T. M. Fandel, et al. (2010). "Injections of adipose tissue-derived stem cells and stem cell lysate improve recovery of erectile function in a rat model of cavernous nerve injury." J Sex Med 7(10): 3331-3340.

2. Garcia, M. M., T. M. Fandel, et al. (2010). "Treatment of erectile dysfunction in the obese type 2 diabetic ZDF rat with adipose tissue-derived stem cells." J Sex Med 7(1 Pt 1): 89-98.